Dr. med. Günter Krämer

Schlaganfall: Was Sie jetzt wissen sollten

- Ursachen, Erscheinungsformen und Folgen
- Untersuchungs- und Behandlungsmöglichkeiten
- Mit Ratschlägen zur Lebensführung und Betreuung

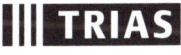

Leserservice:

Wenn Sie Fragen oder Anregungen zu diesem Buch haben, schreiben Sie uns: TRIAS Verlag, Steiermärker Straße 3–5, 70469 Stuttgart

Anschrift des Autors:

Dr. med. Günter Krämer
Medizinischer Direktor
Schweizerische Epilepsie-Klinik
Bleulerstr. 60
CH-8008 Zürich

Umschlag- und Textzeichnungen:
Friedrich Hartmann, Nagold

Lektorat:
Dr. Ingrid Hönig

Die Deutsche Bibliothek –
CIP Einheitsaufnahme
Krämer, Günter:
Schlaganfall : was Sie jetzt wissen sollten ; Ursachen, Erscheinungsformen und Folgen ; Untersuchungs- und Behandlungsmöglichkeiten ; mit Ratschlägen zur Lebensführung und Betreuung / Günter Krämer – Stuttgart: TRIAS, 1998

Wichtiger Hinweis:
Wie jede Wissenschaft ist die Medizin ständigen Entwicklungen unterworfen. Forschung und klinische Erfahrung erweitern unsere Erkenntnisse, insbesondere was Behandlung und medikamentöse Therapie anbelangt. Soweit in diesem Werk eine Dosierung oder eine Applikation erwähnt wird, darf der Leser zwar darauf vertrauen, daß Autoren, Herausgeber und Verlag große Sorgfalt darauf verwandt haben, daß diese Angabe **dem Wissensstand bei Fertigstellung des Werkes** entspricht. Für Angaben über Dosierungsanweisungen und Applikationsformen kann vom Verlag jedoch keine Gewähr übernommen werden. **Jeder Benutzer ist angehalten,** durch sorgfältige Prüfung der Beipackzettel der verwendeten Präparate und gegebenenfalls nach Konsultation eines Spezialisten festzustellen, ob die dort gegebene Empfehlung für Dosierungen oder die Beachtung von Kontraindikationen gegenüber der Angabe in diesem Buch abweicht. Eine solche Prüfung ist besonders wichtig bei selten verwendeten Präparaten oder solchen, die neu auf den Markt gebracht worden sind. **Jede Dosierung oder Applikation erfolgt auf eigene Gefahr des Benutzers.** Autoren und Verlag appellieren an jeden Benutzer, ihm etwa auffallende Ungenauigkeiten dem Verlag mitzuteilen.

Gedruckt auf chlorfrei gebleichtem Papier

© 1998 Georg Thieme Verlag
Rüdigerstraße 14, D-70469 Stuttgart
Printed in Germany
Satz: Fotosatz H. Buck, Kumhausen
Druck: Gutmann, Talheim

ISBN 3-89373-365-5   1 2 3 4 5 6

Zu diesem Buch

Häufigkeit und Bedeutung

Aufbau und Aufgaben des Gehirns

Durchblutung des Gehirns

● Ursachen und Risikofaktoren

● Gefäßveränderungen

● **Erscheinungsformen**

● Krankheitszeichen

● Typische Beschwerdebilder

● Untersuchung

● **Behandlung**

● **Verhinderung eines Wiederauftretens**

● Rehabilitation

● Sozialmedizinische Fragen

● Anhang

Zu diesem Buch

Dieses Buch ist aus einem anderen TRIAS-Titel von mir mit einem ähnlichen Thema entstanden. In der 1993 erschienenen ersten Auflage von »Dem Schlaganfall vorbeugen« hatte ich neben den Warnzeichen sowie Ursachen und Risikofaktoren für Schlaganfälle zur besseren Verständlichkeit gleichzeitig auch die Funktionsweise des Gehirns erklärt und die verschiedenen Erscheinungsformen und Auswirkungen von Schlaganfällen relativ ausführlich dargestellt. Dies führte aber dazu, daß letztlich weniger als die Hälfte des Textes wirklich dem Thema der Vorbeugung gewidmet war. Bei der Vorbereitung der 1997 erschienenen zweiten Auflage entschloß ich mich daher, die Thematik auf zwei Bücher zu verteilen. In Ergänzung zu »Dem Schlaganfall vorbeugen«, von dem einige Textpassagen und Abbildungen für das vorliegende Buch weitgehend unverändert übernommen wurden, werden in dem vorliegenden Buch jetzt noch umfassender die Grundlagen, Schlaganfallformen sowie die derzeitigen Untersuchungs- und Behandlungsmethoden erläutert.

In den letzten Jahren sind bemerkenswerte Fortschritte bei den Untersuchungs- und Behandlungsmöglichkeiten erzielt worden. Endlich wird dem Schlaganfall auch im öffentlichen Bewußtsein derselbe Stellenwert eingeräumt wie etwa dem Herzinfarkt, von dem heute allgemein bekannt ist, daß es sich um einen absoluten Notfall handelt, der auf schnellstmöglichem Weg in ein Krankenhaus gehört. Die Zeiten fataler Auffassungen selbst mancher Ärzte etwa nach dem Motto »Ach so – ein Schlaganfall; na ja, da kann man ja doch nichts mehr machen« scheinen endgültig der Vergangenheit anzugehören. Es ist zwar noch immer zu früh, um von einem endgültigen Durchbruch in der Schlaganfallbehandlung zu sprechen, aber es spricht doch vieles dafür, daß dieses Ziel in absehbarer Zeit erreicht wird.

Neben interessierten Laien kann das Buch ebenso wie sein »Schwestertitel« auch für Krankenpflegepersonal und Angehörige anderer Berufsgruppen (Krankengymnastik, Logopädie, Sozialarbeit) von Interesse sein, die mit Schlaganfallbetroffenen zu tun haben. Häufige Querverweise im Text ermöglichen es auch hier, das Buch nicht unbedingt von vorne nach hinten durchlesen zu müssen, sondern anhand des Inhalts- oder Sachverzeichnisses bei beliebigen Fragen einzusteigen. Fachwörter werden ebenfalls zwar möglichst im Text erklärt, für weitergehende Informationen verweise ich aber auf mein weiteres TRIAS-Buch »Schlaganfall von A–Z. Medizinische Fachwörter verstehen«.

Wie fast jedes Buch ist auch dieses mit Sicherheit nicht ganz frei von Fehlern oder Mißverständnissen. Konstruktive Kritik, Anregungen und Verbesserungsvorschläge sind für weitere Auflagen daher stets willkommen!

Zürich, im Januar 1998   Günter Krämer

Häufigkeit und Bedeutung

Was ist ein Schlaganfall?

Ein Schlaganfall ist nach einer Definition der Weltgesundheitsorganisation WHO eine sich rasch entwickelnde Krankheit mit Beschwerden und Befunden, die auf eine umschriebene oder allgemeine Störung des Gehirns zu beziehen sind und entweder länger als 24 Stunden anhalten oder zum Tod führen, ohne daß eine andere Ursache als Durchblutungsstörungen ersichtlich ist. Diese Erklärung ist etwas lang und umständlich; einfacher ausgedrückt ist ein Schlaganfall eine akut (plötzlich) auftretende Durchblutungsstörung des Gehirns, die zu einem Absterben von Nervenzellen und länger als einen Tag lang anhaltenden Beschwerden führt.

Wenn jemand »vom Schlag getroffen« wurde, kann damit ein »Herzschlag« oder »Hirnschlag« gemeint sein. Beide sind in weiten Bereichen Folge derselben Herz-Kreislauf-Erkrankung mit vergleichbaren Ursachen, wobei sich das Geschehen entweder am Herz oder im Gehirn abspielt. Der Hirnschlag wird auch als Schlaganfall bezeichnet. Wie beim Herzinfarkt kommt es auch beim Hirninfarkt durch Verstopfung von Blutgefäßen zu einer Funktionsstörung oder zu einem Absterben von Zellen. Am Herz äußern sich Durchblutungsstörungen recht einheitlich als Schmerzen, die auch als Angina-pectoris-Anfälle (Brustenge) bezeichnet werden. Im Gehirn führen Durchblutungsstörungen, je nach ihrer Art sowie dem Ort und Ausmaß, zu sehr verschiedenartigen und meist schmerzlosen Störungen, die zum Beispiel die Kraft, das Sprechen oder Sehen betreffen können.

Viele Menschen stellen sich unter einem Schlaganfall eine durch Platzen eines Gefäßes bedingte Blutung in das Gehirn mit Lähmungen, Ausfall der Sprache und lebenslanger Pflegebedürftigkeit vor. Dies stimmt jedoch für die meisten Schlaganfälle in mehrfacher Hinsicht nicht. Auch bei hohem Blutdruck ist eine verminderte Durchblutung oder Mangeldurchblutung durch teilweise oder vollständige Verstopfung eines Blutgefäßes rund viermal häufiger als eine Blutung in das Gehirn. Ein Schlaganfall führt auch nicht zwangsläufig zu Lähmungen und Sprachverlust und damit zur Pflegebedürftigkeit. Die häufigsten Ursachen für Schlaganfälle bestehen in Einengungen der vom Herz kommenden Arterien

(Schlagadern) am Hals und im Kopf oder in Krankheiten des Herzens selbst. Es kann zu einer Minderdurchblutung oder Einblutung kommen, und die Beschwerden können vorübergehend sein oder lebenslang anhaltende Schäden hinterlassen. Obwohl den Betroffenen zum Beispiel eine Schwäche eines Armes oder Beines auffällt, handelt es sich um eine Durchblutungsstörung des Gehirns.

Es gibt nicht »den« Schlaganfall, sondern eine Vielzahl unterschiedlicher Schlaganfälle, die sich sowohl in ihren Ursachen als auch Mechanismen und Ausdehnungen unterscheiden. Die wichtigsten Schlaganfallformen sind zerebrale Ischämien bzw. Hirninfarkte, Hirnblutungen und Subarachnoidalblutungen; sonstige Formen wie Sinusthrombosen oder Gefäßentzündungen sind sehr selten. Bei den meisten Menschen ist die Ursache eine Einengung einer Halsschlagader mit Minderdurchblutung großer Hirnabschnitte, bei anderen Betroffenen liegt ein vom Herz in eine Arterie des Gehirns verschlepptes Blutgerinnsel zugrunde, und bei einer weiteren Gruppe kommt es schließlich zu einer Blutung in das Gehirn. Der Begriff Schlaganfall stammt aus einer Zeit, als es noch nicht möglich war, diese Unterformen zuverlässig zu erkennen. Dies ist erst seit Mitte der 70er Jahre durch die Einführung der Computertomographie (CT) und später der Magnetresonanztomographie (MRT) der Fall, also seit etwa 20 Jahren.

Zerebrale Ischämie heißt Minder- oder Mangeldurchblutung des Gehirns und ist der Oberbegriff für alle Durchblutungsstörungen, bei denen es zu einer vorübergehenden oder dauerhaften Abnahme der Blutversorgung des Gehirns unter eine kritische Schwelle kommt. Weil das Auftreten einer Ischämie nicht zwangsläufig bedeutet, daß es auch zu Beschwerden kommt, wird manchmal auch von einem ischämischen Insult (Insult = plötzlich eintretendes Ereignis) gesprochen. Es kann sich um allgemeine, das ganze Hirn betreffende, oder umschriebene Durchblutungsstörungen handeln. Zerebrale Ischämien mit nur vorübergehenden Beschwerden werden bei einer Dauer bis zu 24 Stunden transitorische ischämische Attacken (TIA; siehe S. 107) und bei längerer Dauer (bis zu einer Woche) prolongiertes oder partiell reversibles ischämisches neurologisches Defizit (PRIND, siehe S. 112) genannt. Ischämien mit bleibenden Störungen sind Hirninfarkte.

Eine Hirnblutung ist eine Blutung in das Innere des Gehirns. Hirnblutungen werden im medizinischen Sprachgebrauch auch Hämatome oder Hämorrhagien genannt. Sie nehmen im Vergleich zu den anderen Schlaganfallformen meist einen ungünstigeren Verlauf. Blutungsquelle sind bei sogenannten hypertonen Massenblutungen durch hohen Blutdruck veränderte Arterien in der Tiefe des Gehirns und bei sogenannten Angiomblutungen Gefäßfehlbildungen innerhalb des Gehirns. Daneben gibt es Einblutungen in Tumoren oder Blutungen bei Gerinnungsstörungen.

Eine Subarachnoidalblutung (SAB) ist eine Blutung in den schmalen Raum zwischen der weichen Hirnhaut und der Gehirnoberfläche, also nicht in das Gehirn selbst. Die Vorsilbe »Sub-« heißt »unter«, und die Arachnoidea ist ein Teil der weichen Hirnhaut. Allerdings kann es bei Subarachnoidalblutungen vorkommen, daß sich Blut von der Oberfläche in das weiche Gehirngewebe »hineinwühlt« oder daß es im Verlauf durch Komplikationen zu zusätzlichen Hirninfarkten kommt.

Bei sogenannten Sinusthrombosen und Gefäßentzündungen kommt es häufiger zu gemischten Schlaganfallformen, bei denen gleichzeitig Infarkte und Blutungen auftreten. Eine Sinusthrombose ist eine Thrombose der sogenannten Hirnsinus, der großen und von harter Hirnhaut umgebenen venösen Blutgefäße an der Gehirnoberfläche, die häufig mit einer Thrombose auch tieferliegender Venen im Gehirn vergesellschaftet ist. Wie bei Gefäßentzündungen finden sich häufiger gleichzeitig Blutungen und Infarkte.

Andere, im wesentlichen austauschbare Bezeichnungen für einen Schlaganfall sind Apoplex beziehungsweise Apoplexie (griechisch: »vom Schlag gerührt sein«) oder Hirninsult; andere Namen für Hirninfarkt sind ischämischer Infarkt oder Enzephalomalazie (Gehirnerweichung). Heute benutzen viele Ärzte den allgemeinen Begriff Schlaganfall wegen seiner Ungenauigkeit zunehmend weniger und sprechen genauer von einem Hirninfarkt, wenn es durch eine Minderdurchblutung des Gehirns zu einem Absterben von Gewebe kommt. Bei Blutungen im Kopf handelt es sich entweder um Einblutungen in das Gehirn oder um sogenannte Subarachnoidalblutungen an der Gehirnoberfläche. Es kann auch im Rückenmark, das zusammen mit dem Gehirn das Zentralnervensystem (ZNS) bildet, zu Schlaganfällen kommen. Infarkte und Blutungen im Rückenmark sind aber insgesamt so selten, daß sie im vorliegenden Buch nicht berücksichtigt werden.

Bei sonst nicht ohne weiteres zu erklärenden Beschwerden älterer Menschen werden ursächlich oft *chronische* Durchblutungsstörungen angenommen. Dabei wird zum Beispiel von Verkalkung, Zerebralsklerose (wörtlich übersetzt = Gehirnverhärtung) oder zerebrovaskulärer Insuffizienz (unzureichender Hirndurchblutung) gesprochen. Die Bezeichnungen

Verkalkung oder Zerebralsklerose beruhen auf der Beobachtung, daß es in den Schlagadern ähnlich wie in Wasser- oder Heizungsrohren vermehrt zu Kalkablagerungen kommen kann. Für Durchblutungsstörungen spielen neben diesen Kalkablagerungen aber viele andere Vorgänge eine Rolle, und oft gehen selbst ausgeprägte Verkalkungen der Gefäße nicht mit Durchblutungsstörungen einher. Dies gilt auch für einen bei manchen älteren Menschen zu beobachtenden zunehmenden Verlust der geistigen Leistungsfähigkeit. Heute weiß man, daß dies meist nichts mit der Hirndurchblutung zu tun hat, sondern Ausdruck einer Alzheimer-Krankheit ist.

Auch der Begriff der sogenannten zerebrovaskulären Insuffizienz ist so allgemein und ungenau, daß darunter zum Beispiel ebenso Beschwerden wie Vergeßlichkeit oder Schwindelgefühle unterschiedlichster Art verstanden werden wie Zeichen eines Schlaganfalls. Dieser Begriff sollte nicht mehr benutzt werden. Abbildung 1 faßt die verschiedenen Formen von Durchblutungsstörungen des Gehirns schematisch zusammen.

Womit können Schlaganfälle verwechselt werden?

Ein Schlaganfall ist nicht immer leicht zu erkennen, und eine ganze Reihe von Krankheiten wird häufiger mit Schlaganfällen verwechselt oder kann einen Schlaganfall vortäuschen. Dabei handelt es sich auch um vergleichsweise harmlose Störungen wie eine *periphere Fazialisparese*, eine Gesichtslähmung aufgrund einer wahrscheinlich entzündlichen und außerhalb des Gehirns ablaufenden Erkrankung des siebten Hirnnerven, die auch Bellsche Lähmung genannt wird. Bei dieser Krankheit wird besonders bei älteren Menschen irrtümlicherweise oft vermutet, daß es sich um einen Schlaganfall handelt. Die Unterscheidung ist aber auch für Laien im Prinzip recht einfach: Während Betroffene bei einer Gesichtslähmung im Rahmen eines Schlaganfalls das Auge auf der kranken Seite noch gut zukneifen können, gelingt dies bei einer peripheren Fazialisparese nicht mehr (siehe Abb. 2).

Als *Synkope* oder *Kollaps* werden Zustände bezeichnet, bei denen es zu einer Bewußtlosigkeit kommt, meist aufgrund einer kurzzeitig verminderten Sauerstoffversorgung des Gehirns oder einer plötzlichen Abnahme der Durchblutung. Bei vielen »Ohnmachtsanfällen« (z.B. bei schlechter Luft oder auch starker Gefühlserregung) besteht die beste Behandlung schon im Umfallen der Betroffenen, weil im Liegen wieder vermehrt Blut in den Kopf strömt. Aber auch ernstzunehmende Krankheiten wie ein

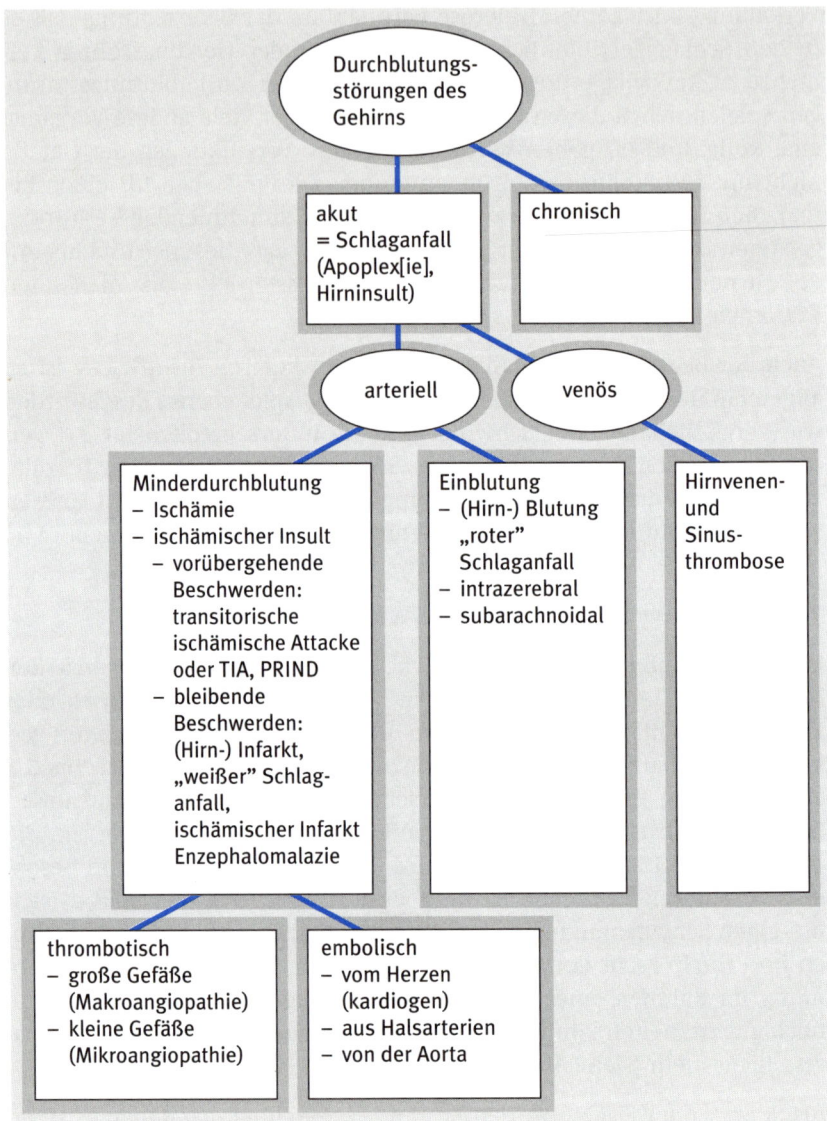

Abb. 1: Bezeichnungen für verschiedene Formen von Durchblutungsstörungen des Gehirns.

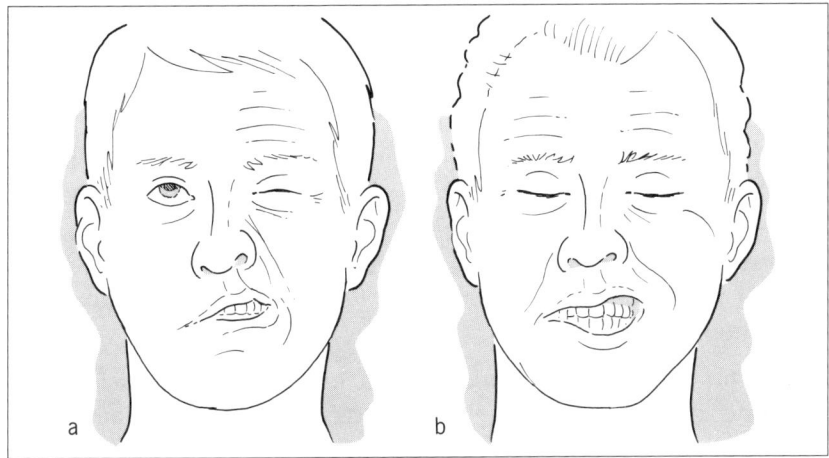

Abb. 2: Rechtsseitige periphere (a) und zentrale (b) Fazialisparese jeweils beim Versuch, gleichzeitig beide Augen zu schließen und die »Zähne zu zeigen«.

Herzinfarkt und Herzrhythmusstörungen können zu einer Synkope führen. Beispiele sind sogenannte Adams-Stokes-Anfälle mit gestörter Erregungsüberleitung der Herzmuskulatur von den Vorhöfen auf die Kammern.

Bei einer *Hypoglykämie* (Unterzuckerung) kommt es meist zu Benommenheit oder sogar Bewußtlosigkeit. Halbseitenstörungen oder andere herdförmige neurologische Ausfälle sind sehr selten. Bevorzugt betroffen sind zuckerkranke Menschen, die lang wirkende Blutzuckermittel einnehmen oder sich Insulin spritzen.

Andere Störungen bestehen z.B. in einem *nächtlichen »Einschlafen« der Arme oder Beine* mit Taubwerden und Kraftlosigkeit durch lagerungsbedingtes Abklemmen von Arterien oder Druck auf Nerven. Auch bei dem sogenannten *Raynaud-Syndrom* handelt es sich um eine Durchblutungsstörung, die aber typischerweise nur Arterien einer Hand betrifft und zu einem starken Abblassen zum Beispiel der ersten drei Finger führt. Ein sogenanntes *Karpaltunnelsyndrom* ist eine ebenfalls oft mit nächtlich betonten Schmerzen und Mißempfindungen in einer Hand einhergehende Störung. Ursächlich ist eine Druckschädigung eines Nerven am Handgelenk. Schließlich kommt es noch vor, daß knöcherne Halswirbelsäulenveränderungen oder Bandscheibenvorfälle Lähmungen oder Gefühlsstörungen in einem Arm hervorrufen.

Sowohl gutartige als auch bösartige *Tumoren* können einen Schlaganfall vortäuschen. Ein »apoplektiformes« Auftreten kann zum Beispiel durch Einbluten in ein bis dahin keine Beschwerden verursachendes Tumorgewebe entstehen. Durch ein Computertomogramm oder Magnetresonanztomogramm, in Zweifelsfällen mit zusätzlicher Kontrastmittelgabe, gelingt fast immer eine Abgrenzung.

Ein *Subduralhämatom* (siehe S. 120) ist besonders dann in Erwägung zu ziehen, wenn die Betroffenen gestürzt sind oder eine leichtere Halbseitenstörung von einer Bewußtseinsstörung beziehungsweise Verhaltensauffälligkeiten begleitet wird.

Die wichtigsten *Entzündungen*, die einen Schlaganfall vortäuschen können, sind ein Hirnabszeß (abgekapselte Eiterung im Gehirn) und eine Virus-Enzephalitis (Hirnentzündung). Gerade bei jüngeren Erwachsenen mit sich über 1–2 Tage entwickelnden Störungen muß rechtzeitig an die Möglichkeit einer sogenannten Herpes-simplex-Enzephalitis gedacht werden. Gelegentlich kann auch eine Multiple Sklerose (MS) mit einer plötzlichen Halbseitenlähmung oder anderen, zunächst auf einen Schlaganfall verdächtigen Beschwerden beginnen. Da eine Meningitis (Hirnhautentzündung) meist nur Kopfschmerzen und Nackensteifigkeit sowie eine leichte Benommenheit hervorruft, bestehen dabei weniger Verwechslungsgefahren.

Epileptische Anfälle können gelegentlich einmal Probleme bei der Abgrenzung gegenüber einem Schlaganfall bereiten. Bei einer sogenannten Toddschen Lähmung treten nach herdförmigen epileptischen Anfällen in den davon betroffenen Gliedmaßen (zum Beispiel dem rechten Arm und Bein) bis zu wenige Tage anhaltende Lähmungen auf. Daneben kann es bei Menschen mit bereits früher aufgetretenen Schlaganfällen zu herdförmigen epileptischen Anfällen kommen, die einen erneuten Schlaganfall vortäuschen. Eine Sprechhemmung mit Innehalten der Sprache kann dabei mit einer Aphasie verwechselt werden.

Auch sogenannte komplizierte *Migräne-Attacken* können einem Schlaganfall ähneln. Dies liegt daran, daß es auch bei einer Migräne zu einer vorübergehend verminderten Durchblutung des Gehirns kommt.

Wie häufig sind Schlaganfälle?

Erfreulicherweise wird seit einigen Jahrzehnten weltweit trotz eines steigenden Altersdurchschnitts der Bevölkerung eine rückläufige Schlaganfallhäufigkeit beobachtet. Die Hauptgründe wurden neben einer allgemeinen Verbesserung der Lebensverhältnisse und Verbesserung der medizinischen Versorgung in so einfachen Dingen wie einem Rückgang des Salzverbrauchs zur Haltbarmachung von Lebensmitteln parallel zur Einführung des Kühlschranks und anderen medikamentösen und nichtmedikamentösen Maßnahmen gesehen, die ebenfalls zu einer Senkung des Blutdrucks führen. Dennoch sind Schlaganfälle besonders bei älteren Menschen nach wie vor sehr häufig, und die meisten Leser werden einen oder mehrere betroffene Menschen in ihrer Familie kennen.

Für die Angaben zur Häufigkeit einer Krankheit gibt es verschiedene Möglichkeiten und Begriffe:

1. Die Zahl von Neuerkrankungen in einem bestimmten Zeitraum (meist einem Jahr) wird als *Inzidenz* bezeichnet. Bezieht man diese Zahl auf einen bestimmten Teil der Bevölkerung (meist 100 000 Menschen), so ergibt sich die *Inzidenzrate*. Die Inzidenzrate von Schlaganfällen wird in den westlichen Industrieländern auf etwa 200 geschätzt. Bei rund 80 Millionen Einwohnern sind dies in Deutschland etwa 150 000 Schlaganfälle pro Jahr. In Österreich ergeben sich rund 14 000 und in der Schweiz zirka 12 000 Schlaganfälle pro Jahr. Neuerkrankungen bedeutet, daß es bei diesen Menschen erstmals zu einem Schlaganfall kommt. Es ist aber bekannt, daß sich Schlaganfälle bei etwa jedem dritten Betroffenen wiederholen. Bezieht man diese Ereignisse mit ein, erhöht sich die Inzidenzrate schon auf gut 250. Für die nur Minuten bis Stunden anhaltenden transitorischen ischämischen Attacken (TIAs; siehe S. 107) als wichtigste Vorboten eines Schlaganfalls wird nochmals von einer Inzidenzrate von 50 ausgegangen, wodurch sich eine Gesamtzahl von 300 pro 100 000 Menschen ergibt. Parallel zum Ansteigen des durchschnittlichen Lebensalters wird es in den nächsten Jahrzehnten zu einer weiteren Zunahme kommen. Wird noch berücksichtigt, daß viele leichte Schlaganfälle nicht erkannt werden und in keine Statistik eingehen, so dürfte die tatsächliche Zahl der Durchblutungsstörungen des Gehirns noch viel höher liegen.

2. Die Zahl der zu einem bestimmten Zeitpunkt von einer Störung oder Krankheit betroffenen Menschen wird als *Prävalenz* bezeichnet. Sie

wird neben der Zahl an Neuerkrankungen durch die Krankheitsdauer bestimmt. Nur rund jeder vierte bis fünfte Schlaganfall führt innerhalb eines Monats zum Tod, der überwiegende Teil wird oft viele Jahre überlebt. Die Prävalenz von Schlaganfällen wird in Deutschland auf rund 650 Betroffene pro 100 000 Einwohner und damit auf insgesamt 500 000 Menschen geschätzt. In Österreich sind dies etwa 50 000 und in der Schweiz 45 000 Menschen.

3. Die Zahl der sogenannten Rezidive (erneut auftretenden Erscheinungen derselben Krankheit) in einem bestimmten Zeitraum (meist einem Jahr) bei einem bestimmten Teil der Bevölkerung (meist 100 000 Menschen) wird als *Rezidivrate* (Wiederholungshäufigkeit) bezeichnet. In einer amerikanischen Untersuchung war die jährliche Rezidivrate von Schlaganfällen für die »Risikogruppe« von 45–64jährigen mit bereits früher erlittenen Durchblutungsstörungen des Gehirns beispielsweise mit 1 800–3 700 pro 100 000 Menschen etwa 15mal höher als für Gleichaltrige ohne frühere Ereignisse.

4. Die Wahrscheinlichkeit, mit der eine Krankheit auftritt, wird als *Morbiditätsrisiko* (Erkrankungsrisiko) bezeichnet. So wird bezogen auf das Lebensalter geschätzt, daß mindestens 5 % der über 65jährigen Menschen, 10 % der 75jährigen und mehr als 20 % der über 85jährigen von Durchblutungsstörungen des Gehirns betroffen sind. Rechnerisch beträgt das Risiko für jeden 50jährigen, bis zu seinem Lebensende einen Schlaganfall zu erleiden, etwa 1 % pro Jahr. Hat man eine bekannte Stenose (Einengung) der Halsschlagader, steigt dieses Risiko auf über 2 % pro Jahr an. Ist es durch diese Stenose schon einmal zu einer TIA gekommen, verdoppelt sich das jährliche Schlaganfallrisiko nochmals auf etwa 5 %, und nach einem bereits erfolgten Schlaganfall beträgt es zirka 10 %!

Ischämien sind mit einem Anteil von etwa 80 % die mit Abstand häufigste Form von Schlaganfällen. Blutungen in das Gehirn machen rund 15 % aller Schlaganfälle aus, und der Anteil der Subarachnoidalblutungen liegt bei rund 5 %. Im Vergleich zu den durch Erkrankungen der Hirnarterien bedingten Ischämien und Blutungen sind Thrombosen der Hirnsinus sehr selten und machen weniger als 1 % aller Schlaganfälle aus. Berücksichtigt man das Lebensalter, sieht die Häufigkeitsverteilung der wichtigsten Schlaganfallformen bei jüngeren Patienten anders aus als bei älteren. Beispielsweise machen Subarachnoidalblutungen bis zum 45. Lebensjahr etwa 30 % aller Schlaganfälle aus, bevor ihr Anteil mit zunehmendem Alter immer mehr zurückgeht. Während die Häufigkeit von

Subarachnoidalblutungen mit dem Lebensalter praktisch nicht und diejenige von sonstigen Hirnblutungen nur mäßig zunimmt, steigt die Häufigkeit der Hirninfarkte nach dem 50. Lebensjahr steil an (Abb. 3).

Daß die Erkrankungen der Hirngefäße weltweit eine immer größere Bedeutung erlangen, zeigt sich auch an einem Bericht einer Arbeitsgruppe der Weltgesundheitsorganisation WHO von 1996, im dem einer Rangliste der zehn wichtigsten Gesundheitsrisiken für die Weltbevölkerung im Jahr 1990 eine gleichartige Liste für das Jahr 2020 gegenübergestellt wird (Tab. 1). Während die in der Vergangenheit oft verheerenden entzündlichen Krankheiten immer mehr an Bedeutung verlieren, und selbst die Immunschwächekrankheit AIDS im Jahr 2020 erst an letzter Stelle rangiert, werden Erkrankungen der Hirngefäße ebenso wie sonstige Herz- und Gefäßkrankheiten immer wichtiger.

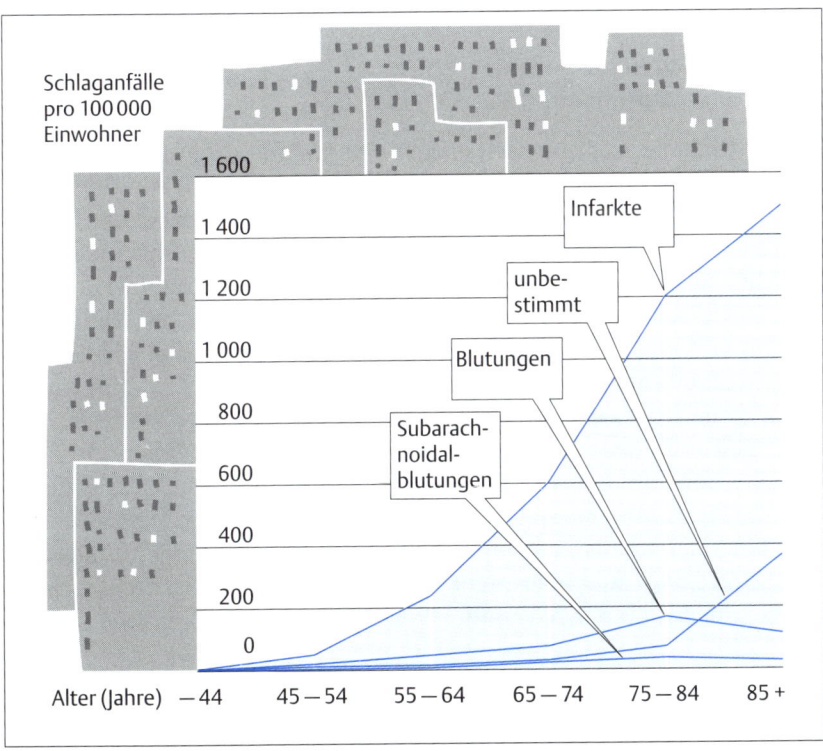

Abb. 3: Häufigkeit der verschiedenen Schlaganfallformen in Abhängigkeit vom Lebensalter.

● **Tab. 1: Rangliste der weltweit wichtigsten Gesundheitsrisiken für die Jahre 1990 und 2020 (WHO 1996)**

Krankheit bzw. Risiko	2020	1990
Depressionen	1	4
Verkehrsunfälle	2	11
Herz- und Gefäßkrankheiten	3	8
Chronische Lungenkrankheiten	4	12
Erkrankungen der Hirngefäße	5	10
Tuberkulose	6	5
Infektionen der unteren Atemwege	7	1
Kriege	8	16
Durchfallerkrankungen	9	2
AIDS	10	–

Wen kann ein Schlaganfall treffen, und wie viele Menschen sterben daran?

Im Prinzip kann jeder Mensch einen Schlaganfall bekommen, vom Neugeborenen bis zum Greis. Schlaganfälle können aufgrund von Gefäßfehlbildungen, Venenthrombosen oder Hirnblutungen schon bei der Geburt auftreten. Bei Kindern sind Herzfehler und Bluterkrankungen häufigste Ursache, bei Jugendlichen und jungen Erwachsenen Herzfehler und Unfälle sowie seltene angeborene Besonderheiten des Gefäßsystems, die sich oft erst mit einer gewissen Verzögerung bemerkbar machen. Allerdings stellen Schlaganfälle in der Kindheit, in der Jugend und im frühen Erwachsenenalter eine große Ausnahme dar. Der mit Abstand wichtigste Risikofaktor für Schlaganfälle besteht im zunehmenden Lebensalter (siehe S. 59), ohne daß Schlaganfälle deswegen eine Alterskrankheit sind, die ebenso wie ein zunehmender Verschleiß der Gelenke oder der Zähne einfach hinzunehmen ist. Betroffen von einem drohenden oder aufgetretenen Schlaganfall sind aber nicht nur die direkt daran erkrankten Menschen, sondern die ganze Familie, Freunde und andere Bezugspersonen.

Die weitaus meisten Schlaganfälle treten zwischen dem 65. und 85. Lebensjahr auf. Das heißt nicht, daß das Risiko jenseits des 85. Lebensjahres wieder geringer wird. Dies wird nur vorgetäuscht, weil die Zahl noch lebender Menschen dann immer mehr abnimmt. Bezogen auf die jeweilige Altersgruppe nimmt die Häufigkeit von Schlaganfällen auch jenseits des 85. Lebensjahres immer weiter zu. Nach dem 65. Lebensjahr verdoppelt sich die relative Häufigkeit von Schlaganfällen etwa alle 10 Jahre (siehe auch S. 23).

Erfreulicherweise ist die Sterblichkeit an einem Schlaganfall in den letzten Jahrzehnten weltweit in vielen Ländern deutlich zurückgegangen. Entsprechende Daten aus den USA zeigen, daß sich dies besonders auf Betroffene bis zum 65. Lebensjahr bezieht, bei denen die Sterblichkeit auf etwa ein Drittel (unter 60jährige) bzw. die Hälfte (60–65jährige) gesenkt werden konnte. Die Hauptgründe dürften neben der ebenfalls zurückgegangen Häufigkeit von Schlaganfällen überhaupt (siehe auch S. 21) darin bestehen, daß es immer besser gelingt, früher meist tödlich verlaufende Komplikationen wie Lungenentzündungen, Beinvenenthrombosen und Lungenembolien zu verhüten bzw. zu behandeln.

In Deutschland, Österreich und der Schweiz ist die jährliche Abnahme der Sterblichkeit an einem Schlaganfall allerdings nicht so deutlich gewesen wie beispielsweise in den USA. Während dort zwischen 1970 und 1985 ein Rückgang von etwa 6 % pro Jahr zu verzeichnen war, liegt diese Zahl für die deutschsprachigen Länder zwischen gut 2 % für Österreich, 3 % für Deutschland und gut 4 % für die Schweiz. Auch dies ist zwar ein deutlicher Rückgang der Schlaganfallsterblichkeit, nach wie vor sterben aber immer noch viel zu viele Menschen daran.

Die Sterblichkeit nach einem Schlaganfall hängt in erster Linie von der Form des Schlaganfalls, seinem Ort und seiner Ausdehnung sowie dem Alter der Betroffenen ab. Sie ist bei Blutungen sehr viel höher als bei Infarkten (Tab. 2), bei ausgedehnten Schädigungen höher als bei umschriebenen und bei älteren Betroffenen höher als bei jüngeren. Zusätzlich spielen unter anderem das Geschlecht und die Frage eine Rolle, ob es sich um den ersten oder einen erneuten Schlaganfall handelt. Läßt man all diese Unterschiede unberücksichtigt und betrachtet alle Schlaganfälle

● **Tab. 2: Durchschnittliche Sterblichkeit nach den verschiedenen Schlaganfallformen**

Sterblichkeit	1. Woche	1. Monat	1. Jahr
Hirninfarkt	ca. 5 %	ca. 10 %	ca. 25 %
Hirnblutung	ca. 30 %	ca. 50 %	ca. 60 %
Subarachnoidalblutung	ca. 25 %	ca. 40 %	ca. 50 %

gemeinsam, beträgt die Sterblichkeit im ersten Monat knapp 20 % und im ersten Jahr gut 30 %.

Die Sterblichkeit bei über 75jährigen Frauen nach einem Schlaganfall ist höher als bei gleich alten Männern. Dabei könnte eine Rolle spielen, daß diejenigen Männer, die überhaupt so alt werden, im Vergleich zu den Frauen robuster sind und daher einen Schlaganfall eher überleben. Möglicherweise spielt aber auch eine Rolle, daß Männer in der Regel durch ihre Frauen zu Hause besser betreut werden als oft verwitwete oder von ihren Männern nicht so gut betreute Frauen.

Aufbau und Aufgaben des Gehirns

Aus welchen Teilen ist das Gehirn und Nervensystem aufgebaut?

Das Gehirn besteht aus Großhirn, Hirnstamm und Kleinhirn. Es liegt innerhalb des knöchernen Schädels am oberen Ende des Rückenmarks, mit dem und den Sehnerven es zusammen das Zentralnervensystem (ZNS) bildet. Das Zentralnervensystem sammelt und verarbeitet alle die von verschiedenen Stellen des Körpers eintreffenden Signale. Diese erreichen das Gehirn über das sogenannte periphere Nervensystem, ein System vielfältigster Nervenbahnen, die vom Rückenmark aus eine Verbindung zu jedem Winkel des Körpers herstellen. Dies gilt für die Fingerspitzen ebenso wie für das Herz, den Darm oder die Wadenmuskulatur (Abb. 4).

Die Nervenzellen des zentralen und peripheren Nervensystems stehen in einem ununterbrochenen und lebhaften Kontakt miteinander. Sie senden gleichzeitig in Form elektrischer Impulse sowohl Informationen an andere Zellen und erhalten Nachrichten von vielen anderen Zellen. Sogenannte *sensible Nervenfasern* sind für die Übermittlung von Berührungs-, Schmerz- und Temperaturempfindungen an das Gehirn zuständig, *die sensorischen Nervenfasern* der Hirnnerven für die Übermittlung von Sehen, Hören, Riechen, Schmecken und Gleichgewicht. Die sogenannten *motorischen Nervenfasern* übertragen die Bewegungsbefehle des zentralen Nervensystems an die Muskulatur. Darüber hinaus kontrolliert das Gehirn verschiedene Körpervorgänge auch über die Steuerung der Bildung und Freisetzung von Hormonen, unter anderem aus der Hypophyse (Hirnanhangsdrüse).

Das Großhirn ist beim Menschen im Vergleich zum Tierreich am weitesten entwickelt und macht mehr als Dreiviertel des Gehirns aus. Es enthält die Schaltstellen oder »Zentren« für das Denken, Wahrnehmen, Sprechen und bewußtes Handeln. Diese Funktionen werden oft auch als »höhere« bezeichnet, weil sie den Menschen vom Tier unterscheiden.

Das Gehirn hat in etwa die Größe und Form von zwei Fäusten, die an den Handgelenken aneinandergepreßt werden. An der Oberfläche ähnelt es den zwei Hälften einer übergroßen, verschrumpelten Walnuß. Im Gegensatz zu einer Walnuß ist es aber ziemlich weich.

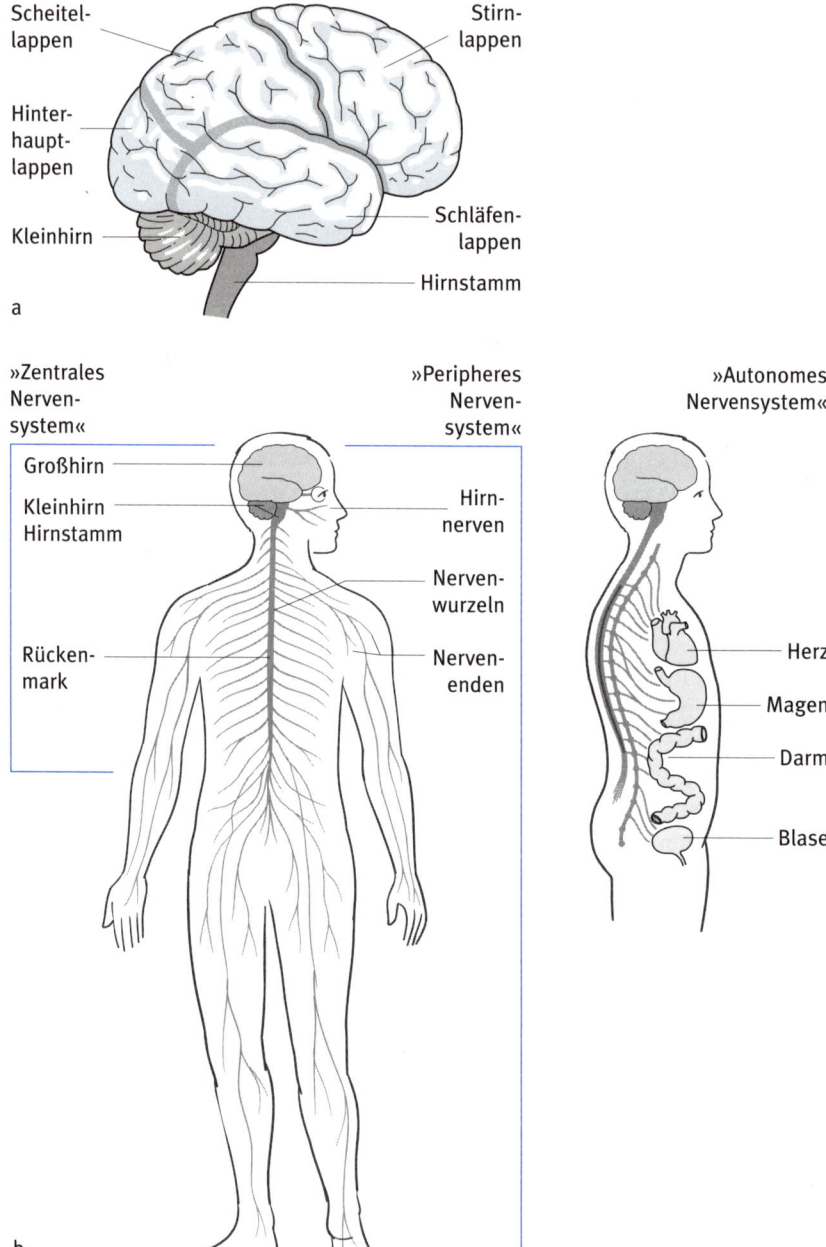

Abb. 4a: Schematische Darstellung des Gehirns mit Ansicht von der Seite (a) sowie des zentralen, peripheren und autonomen Nervensystems (b).

Was ist die graue Substanz, und was ist die weiße Substanz?

Das gesamte Gehirn ist aus zwei Hauptarten von Gewebe oder Schichten aufgebaut, die nach ihrem Aussehen als graue und weiße Substanz bezeichnet werden (Abb. 5). Die graue Substanz bildet zunächst den auch als Kortex (Hirnrinde) bezeichneten, wenige Millimeter schmalen Rand an der Oberfläche und beherbergt die Nervenzellen. Daneben setzen sich auch die sogenannten Stammganglien in der Tiefe des Gehirns aus Nervenzellen zusammen und gehören daher zur grauen Substanz.

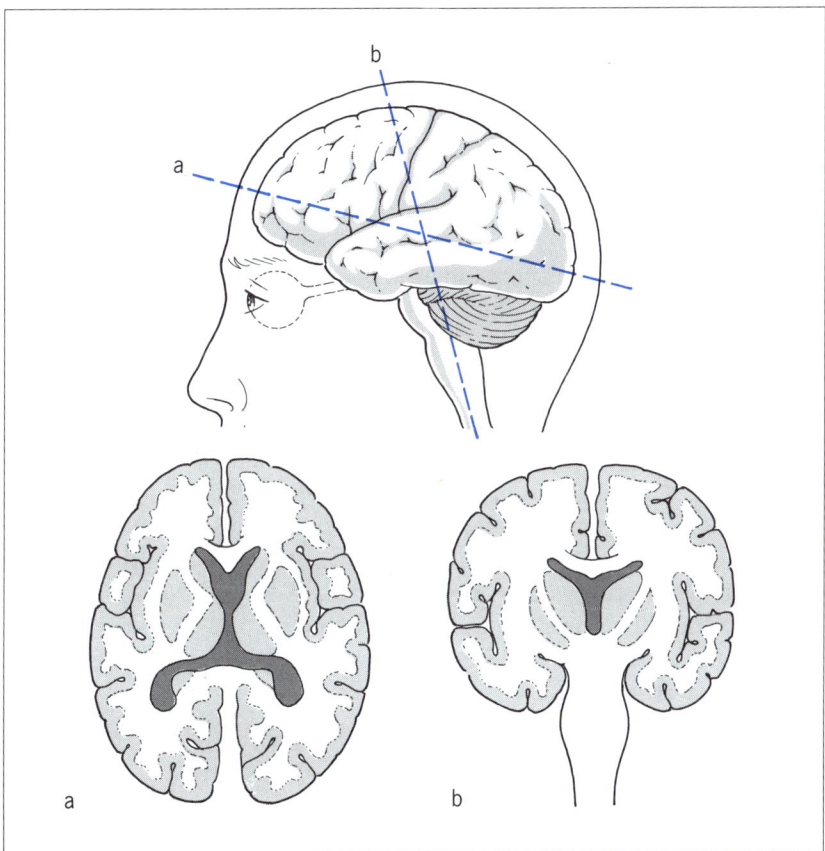

Abb. 5: Schematische Darstellung der grauen und weißen Substanz des Gehirns in zwei Schnittebenen (a und b).

Die Hirnrinde zeigt an der Oberfläche wie manche Baumrinden Einkerbungen und Erhebungen. Am Gehirn werden die Einkerbungen in der Fachsprache als Sulci (Furchen) und die Erhebungen als Gyri (Windungen) bezeichnet. Durch die Einkerbungen ist die Gehirnoberfläche im Vergleich zu einer glatten Kugel etwa dreimal größer. Eine größere Oberfläche ist gleichbedeutend mit mehr Nervenzellen, was wiederum mit einem besseren Denkvermögen bzw. einem erhöhten Leistungsvermögen des Gehirns einhergeht.

Die drei tiefsten Furchen trennen die verschiedenen Hirnlappen voneinander (siehe übernächster Abschnitt). Die Längsfurche (Fissura longitudinalis) verläuft in der Kopfmitte von der Stirn bis zum Hinterkopf und trennt die beiden Großhirnhälften voneinander. Eine weitere Furche (Fissura Sylvii oder Sylvische Furche) verläuft auf der seitlichen Oberfläche jeder Hirnhälfte und eine dritte (Sulcus centralis oder Zentralfurche) von der Scheitelgegend beidseits nach unten.

Die weiße Substanz besteht hauptsächlich aus den mit Kabeln vergleichbaren Nervenfasern, die für die Verbindungen zwischen den mindestens 20 Milliarden (!) Nervenzellen innerhalb des Gehirns und sonstigem Nervensystem verantwortlich sind.

Welche Spezialisierung innerhalb des Gehirns gibt es?

Das Gehirn ist eine aus vielen verschiedenen Teilen zusammengesetzte, hochspezialisierte Steuerzentrale vieler Abläufe im Körper. Es ist das mit Abstand komplizierteste Organ des Menschen und einem Computer nicht nur vergleichbar, sondern in fast allen Bereichen deutlich überlegen. Der Hauptgrund dafür besteht darin, daß jede Nervenzelle der Hirnrinde mit bis zu einigen hundert bis tausend anderen Nervenzellen in Verbindung steht und zwischen diesen ein dauernder Informationsaustausch stattfindet.

Das Gehirn ist und hat unendlich viele Aufgaben zu erfüllen. Es kontrolliert und steuert fast alle Abläufe in unserem Körper. Wie wir uns bewegen, was wir wahrnehmen und empfinden, wie wir uns verhalten und was wir denken und planen, all dies ist das Ergebnis der Tätigkeit von Nervenzellen in unserem Gehirn. Selbst unsere Gefühle werden vom Gehirn kontrolliert. Vieles von dem, was wir tun, erfolgt absichtlich. Üblicherweise denken wir beispielsweise nach, bevor wir etwas sagen. Viele unserer Handlungen oder der Abläufe in unserem Körper erfolgen aber auch unbewußt bzw. ohne daß wir vorher nachdenken. So ziehen wir unsere Hand von einer heißen Herdplatte rasch zurück oder bekommen eine Gänsehaut, wenn wir nicht warm genug angezogen sind. Auch diese Abläufe werden aber, ohne daß wir es »mitbekommen«, vom Gehirn gesteuert.

Verschiedene Nervenzellen haben jeweils bestimmte, nur ihnen zugeordnete Funktionen. Im Gehirn hat eine Aufgabenverteilung in der Weise stattgefunden, daß nicht jede Zelle – wie etwa in der Lunge oder Leber – mehr oder weniger für dieselben Vorgänge verantwortlich ist. Vielmehr ist es zu einer weitgehenden Spezialisierung gekommen. Es gibt Gehirnzellen, die Kommandos für das Ingangsetzen von Bewegungen geben, andere sind für die Wahrnehmung von Schmerz verantwortlich und wieder andere für das Sprechen oder Sehen.

Diese strenge Zuordnung der verschiedenen Nervenzellen zu bestimmten Aufgaben hat Vor- und Nachteile. Der Hauptvorteil besteht wie bei allen Spezialisierungen in einer hohen Leistungsfähigkeit. Der Hauptnachteil liegt darin, daß die anderen Nervenzellen bei einer Störung wie bei einem Schlaganfall nicht in der Lage sind, die Aufgaben ausgefallener Gehirnabschnitte zu übernehmen. Dies macht sich auch deswegen besonders nachteilig bemerkbar, weil abgestorbene Nervenzellen des Gehirns im Gegensatz zu vielen anderen Geweben des Körpers nicht ohne weiteres nachwachsen können.

Welche Aufgaben haben die verschiedenen Abschnitte des Großhirns?

Das Großhirn ist spiegelbildlich in zwei weitgehend gleiche Hälften oder Hemisphären unterteilt (siehe S. 35). Jede Hälfte untergliedert sich nochmals in den *Frontal-*(Stirn-)Lappen, den *Temporal-*(Schläfen-)Lappen, den *Parietal-*(Scheitel-)Lappen und den *Okzipital-*(Hinterkopf-)Lappen (Abb. 6).

Die für die *Kraftentwicklung* verantwortlichen Nervenzellen liegen beidseits in einem relativ schmalen Streifen am hinteren Ende des Frontallappens. Dieser Streifen erstreckt sich jeweils vom Scheitel vor dem sogenannten Sulcus centralis (= der Zentralfurche) nach unten und außen. Direkt dahinter auf der anderen Seite der Zentralfurche liegen am Vorderrand des Scheitellappens weitgehend spiegelbildlich dazu diejenigen Nervenzellen, die für die *Gefühlswahrnehmung* verantwortlich sind.

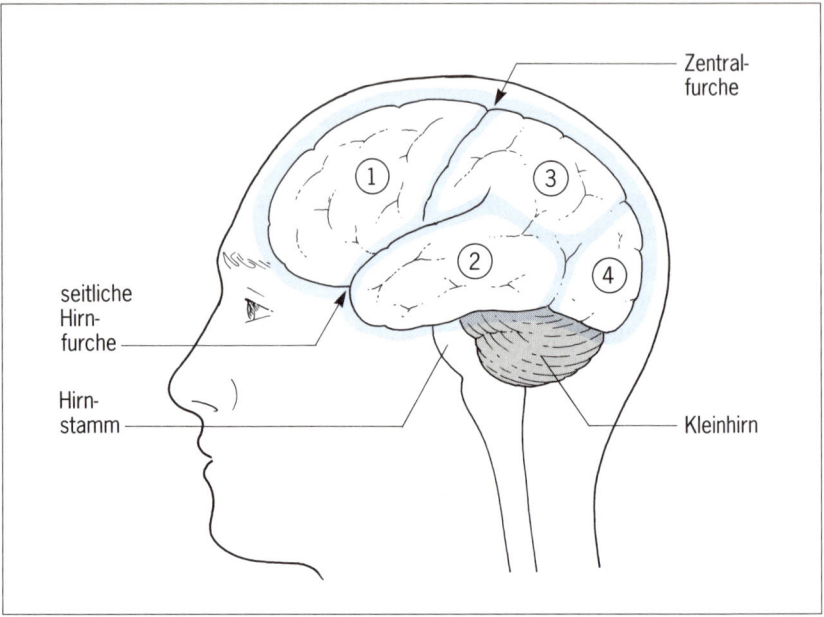

Abb. 6: Aufbau des Großhirns mit Stirnlappen (1), Schläfenlappen (2), Scheitellappen (3) und Hinterkopflappen (4); Stirn- und Scheitellappen werden durch die Zentralfurche getrennt, Stirn- und Schläfenlappen durch die seitliche Hirnfurche.

Die Abschnitte für Kraft und Gefühl sind zusätzlich so unterteilt, daß zum Beispiel die oben an der Innenseite beider Hirnhälften liegenden Abschnitte für die Beine und die außen unten liegenden Abschnitte für den Arm und das Gesicht zuständig sind. Der ganze Körper liegt dabei gewissermaßen wie ein Homunkulus (Menschlein) über der Gehirnoberfläche verteilt, beziehungsweise er ist in dieser Verteilung in den darunterliegenden Nervenzellen vertreten (Abb. 7).

Das *Sprachzentrum* ist um die seitliche Hirnfurche (Fissura Sylvii) herum angeordnet und schließt die angrenzenden Abschnitte des Stirn-, Schläfen-, Scheitel- und Hinterkopflappens mit ein. Ein Teil wird auch als »motorisches« und ein anderer Teil als »sensorisches« Zentrum bezeichnet. Das motorische Zentrum heißt nach einem französischen Arzt auch Broca-Zentrum und ist vorwiegend für das Formulieren der Sprache verantwortlich. Das sensorische Zentrum heißt nach einem deutschen Arzt auch Wernicke-Zentrum und ist vorwiegend für das Verstehen von Sprache zuständig (siehe auch Broca- und Wernicke-Aphasie, S. 136).

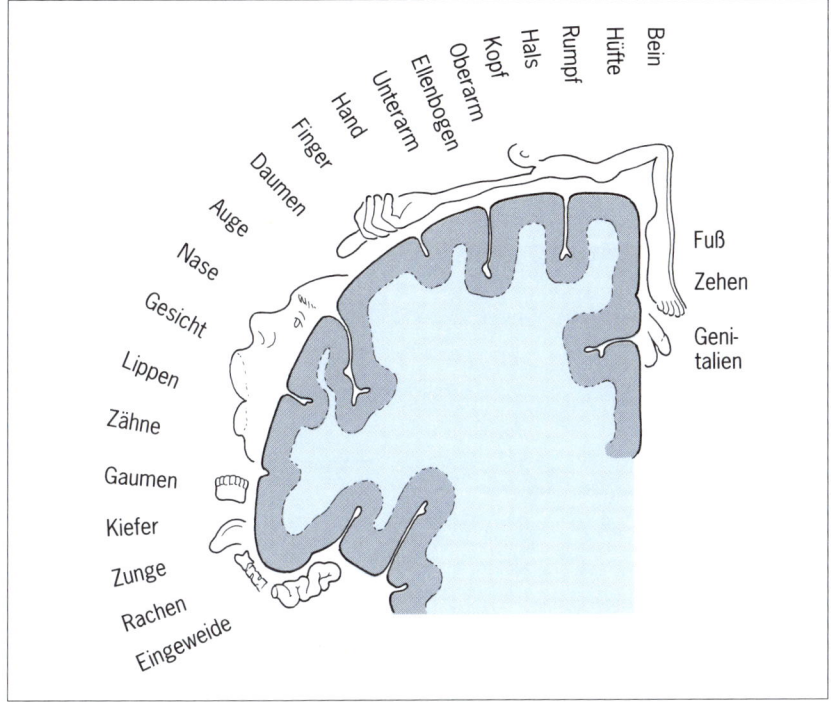

Abb. 7a: »Homunkulus« der Verteilung der motorischen Nervenzellen für die Kraftentwicklung (vor der Zentralfurche gelegen).

Das *Sehzentrum* liegt ganz hinten im Hinterkopflappen. Die Nervenfasern innerhalb des Gehirns, die ihre Informationen von der Netzhaut über die Sehnerven erhalten und zum Sehzentrum weiterleiten, werden als Sehbahn bezeichnet.

Welche Aufgaben haben der Hirnstamm, die Stammganglien und das Kleinhirn?

Der Hirnstamm und die Stammganglien sind Sitz »tieferer«, auch bei Tieren vorhandener Funktionen wie der Kontrolle von Atmung und Kreislauf. Darüber hinaus liegen die Nervenzellen der Hirnnerven im Hirnstamm verteilt. Schließlich verlaufen alle Nervenbahnen vom Körper zum Großhirn und umgekehrt von der Großhirnrinde zum Körper durch den Hirnstamm und die Stammganglien, die man sich wie dichtgedrängte Umschalt- und Kabelstationen vorstellen kann.

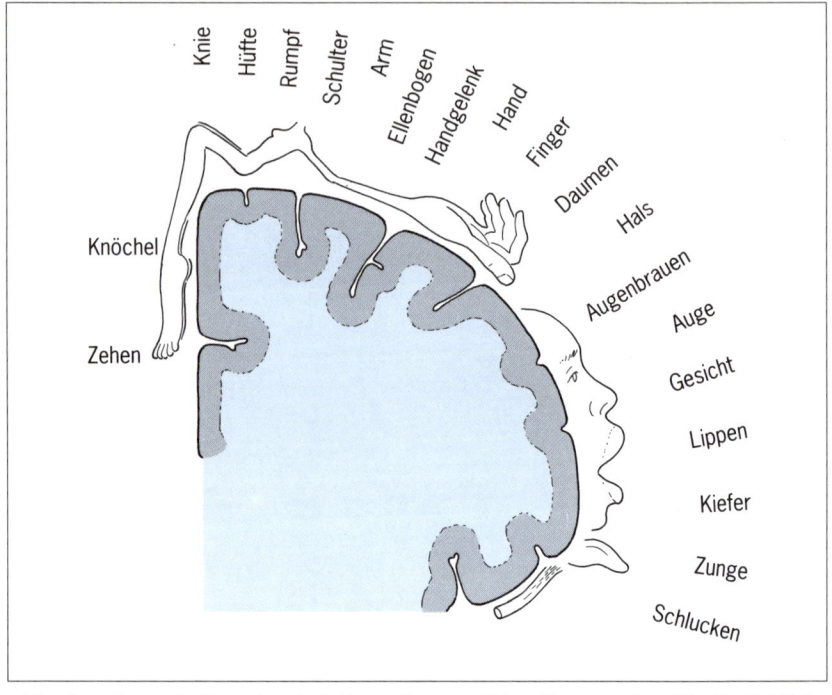

Abb. 7b: »Homunkulus« der Verteilung der sensiblen Nervenzellen für die Gefühlswahrnehmung (hinter der Zentralfurche gelegen).

Der Hirnstamm liegt am Übergangsbereich zwischen Gehirn und
Rückenmark und kann nochmals in *Mesenzephalon* (Mittelhirn), *Pons*
(Brücke) und *Medulla oblongata* (verlängertes Mark) unterteilt werden
(Abb. 8). In der Medulla oblongata liegen die für die Steuerung der le-
benswichtigen, aber weitgehend unbewußt ablaufenden Körpervorgänge
wichtigen Nervenzentren. Atmen, Schlucken, Blutdruck und Herzschlag
werden alle von hier aus kontrolliert. Wie der Name schon vermuten
läßt, bildet die Brücke ein Verbindungsteil zwischen verschiedenen anderen Abschnitten des Gehirns. Das Mittelhirn bildet den Übergang zwischen Hirnstamm und Großhirn.

Von den Stammganglien spielt vor allem der *Thalamus* (Abb. 8) eine wichtige Rolle bei Schlaganfällen. Alle zum Großhirn laufenden Nervenimpul-
se mit Berührungs- und Schmerzinformationen werden hier gesammelt,
»umgeschaltet« und an die richtigen Teile der Großhirnrinde weitergege-
ben. Unterhalb des Thalamus liegt das noch kleinere Gebiet des *Hypothalamus*. Ob wir müde sind, Hunger und Durst haben oder eine gleichmäßi-

ge Körpertemperatur haben oder nicht, wird ebenso wie die Ausschüttung von Sexualhormonen unter anderem vom Hypothalamus gesteuert.

Auch das Kleinhirn ist Sitz »tieferer«, schon bei Tieren vorhandener Funktionen wie wesentlicher Teile der Kontrolle von Gleichgewicht und unwillkürlich-reflektorisch ablaufender Bewegungsmuster, die im Laufe des Lebens zur Gewohnheit werden. Dabei ist die Verschaltung der zahlreichen Nervenbahnen zum und vom Kleinhirn sehr komplex und die Leistungsfähigkeit auch derjenigen allerneuester Computer weit überlegen. Unter anderem erreichen Signale aus dem Gleichgewichtsorgan des Innenohrs in der knöchernen Schädelbasis das Kleinhirn und informieren über die Lage und Bewegungen des Kopfes im Raum. Signale vom Rückenmark spiegeln neben dem Stand der Anspannung von Muskeln und Gelenken auch Berührungs- und Druckreize wider. Von den zahlreichen vom Kleinhirn ausgehenden Nervenbahnen ist ein großer Teil an der Feinabstimmung und Kontrolle von Bewegungen beteiligt.

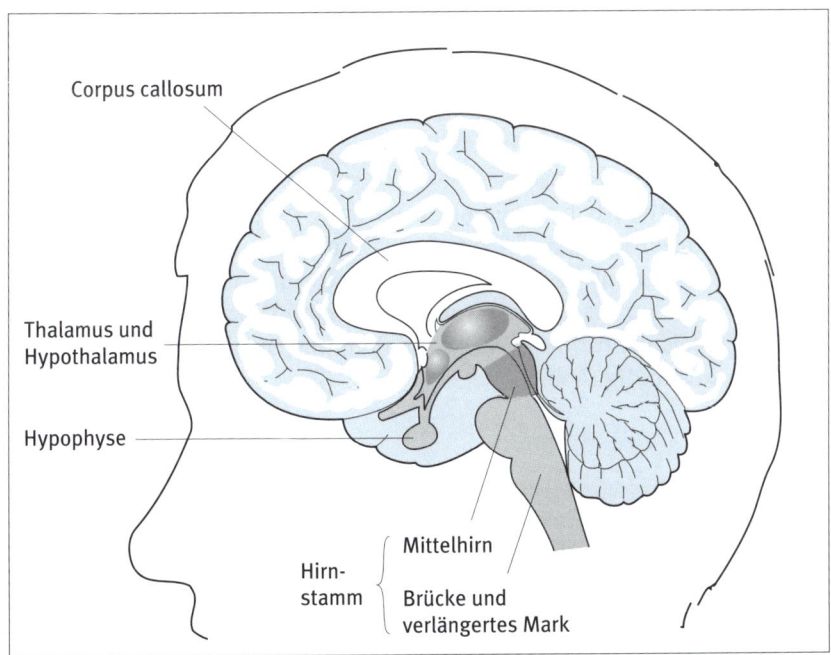

Abb. 8: Der Hirnstamm mit seinem wichtigsten Abschnitt sowie benachbarte Strukturen.

Was ist der Unterschied zwischen den beiden Großhirnhälften?

Wie bereits erwähnt, entsprechen sich die beiden Großhirnhälften vom Äußeren her spiegelbildlich wie die beiden Hälften einer Walnuß, und auch der innere Aufbau ist weitgehend gleich. In der Aufgabenverteilung sind manche Leistungen des Gehirns aber nur oder bevorzugt einer Seite beziehungsweise Hirnhälfte zugeordnet. Diese arbeiten bei vielen Aufgaben weitgehend unabhängig voneinander, stehen aber nicht nur über den Hirnstamm und die Stammganglien, sondern auch über einen bandförmigen Verbindungsteil in der Mitte (das sogenannte Corpus callosum, siehe auch Abb. 8) miteinander in Verbindung.

Bei über 95 % aller Menschen ist die linke Großhirnhälfte für die Sprache verantwortlich. Nur bei 1–2 % befindet sich das Sprachzentrum in der rechten Hirnhälfte, und etwa gleich selten sind beide Hirnhälften zuständig. Es ist also nicht so, daß die Händigkeit immer mit einer Zuständigkeit der gegenüberliegenden Hirnhälfte für die Sprache einhergeht. Bei Rechtshändern stimmt dies zwar fast immer, aber auch zwei von drei Linkshändern haben ihr Sprachzentrum in der linken Hirnhälfte. Der Sitz des Sprachzentrums in der rechten Hirnhälfte ist also weitaus seltener als Linkshändigkeit.

Weil die Sprache eine so große Bedeutung hat, heißt die für sie verantwortliche Hirnhälfte dominante (beherrschende) Hemisphäre, obwohl die andere Hirnhälfte ansonsten gleichwertig ist und sogar für einige Leistungen verantwortlich ist, die nur von ihr aus gesteuert werden können. Die dominante Hirnhälfte ist nur für das Sprechen und Schreiben sowie das sogenannte analytische, logische Denken und unser bewußtes, willkürliches Handeln wichtiger als die Gegenseite. Die nichtdominante Seite ist zum Beispiel für unbewußtes Erleben und intuitive, gefühlsmäßige Vorgänge zuständig (Abb. 9).

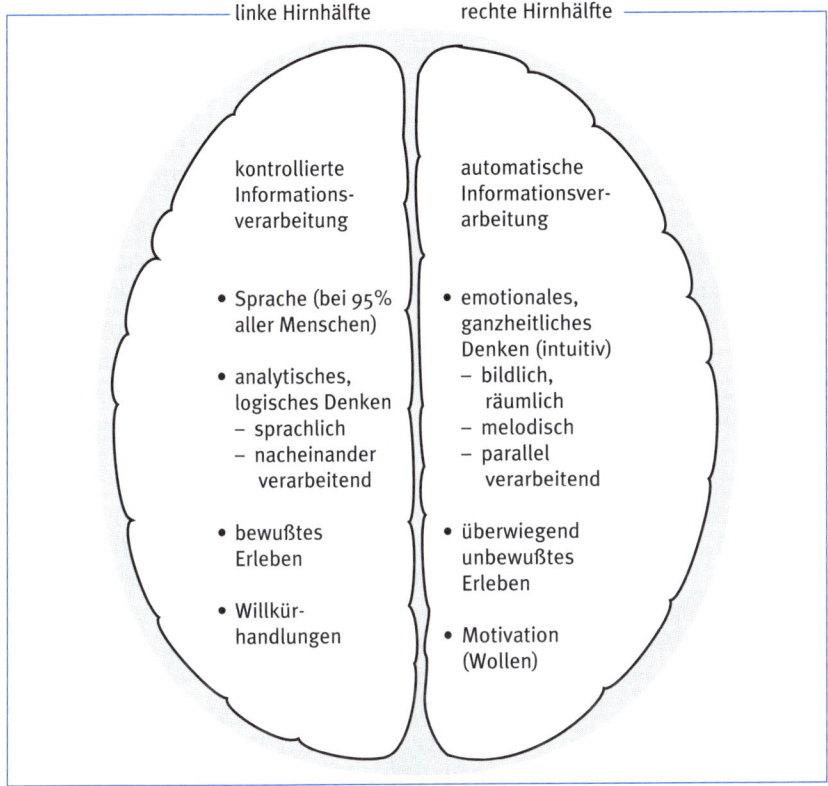

linke Hirnhälfte   rechte Hirnhälfte

kontrollierte
Informations-
verarbeitung

• Sprache (bei 95 %
aller Menschen)

• analytisches,
logisches Denken
– sprachlich
– nacheinander
verarbeitend

• bewußtes
Erleben

• Willkür-
handlungen

automatische
Informationsver-
arbeitung

• emotionales,
ganzheitliches
Denken (intuitiv)
– bildlich,
räumlich
– melodisch
– parallel
verarbeitend

• überwiegend
unbewußtes
Erleben

• Motivation
(Wollen)

Abb. 9: Verteilung der verschiedenen Aufgaben in den beiden Großhirnhälften.

Wieso ist jede Hirnhälfte für die gegenüberliegende Körperseite zuständig?

Mit Ausnahme der im letzten Abschnitt erläuterten Unterschiede haben die beiden Großhirnhälften einen gleichartigen Aufbau und eine gleichartige Funktion. Das heißt aber nicht, daß beispielsweise die Nervenzellen für die Bewegung der Beine mit der entsprechenden Muskulatur beider Beine in Verbindung stehen. Vielmehr ist jeweils eine Hirnhälfte mehr oder weniger für eine Körperseite zuständig, und zwar für die gegenüberliegende. Der genaue Grund dafür ist nicht bekannt, aber diese Zuordnung hat sich offenbar auch im Tierreich bewährt.

Fast alle Nervenbahnen zwischen Gehirn und Körper kreuzen in ihrem Verlauf irgendwo die Mittellinie. Für die von den Extremitäten zum Gehirn »aufsteigenden« Bahnen der Gefühlswahrnehmung (für Schmerz, Temperatur und teilweise Berührung) ist dies beispielsweise überwiegend direkt nach dem Eintritt in das Rückenmark der Fall. Die vom Gehirn »absteigenden« Bahnen kreuzen für den Kopf beziehungsweise die sogenannten Hirnnerven noch innerhalb des Gehirns im Hirnstamm und für alle anderen Körperabschnitte im oberen Halsabschnitt des Rückenmarks (Abb. 10).

Dies führt dazu, daß die linke Hirnhälfte die meisten Körperfunktionen auf der rechten Körperseite kontrolliert und die rechte Hirnhälfte für die linke Körperseite verantwortlich ist. Für eine Bewegung des linken Beines sind beispielsweise Nervenzellen in der rechten Großhirnrinde zuständig. Eine Berührung an der rechten Hand führt umgekehrt zur Aktivität von Nervenzellen der linken Großhirnrinde.

Wenn es daher bei einem Schlaganfall zu Gefühlsstörungen und Kraftlosigkeit der linken Körperseite kommt, spricht dies für Durchblutungsstörungen der rechten Großhirnhälfte. Schlaganfälle im Hirnstamm führen oft zu sogenannten gekreuzten neurologischen Störungen. Dies liegt daran, daß die Nervenbahnen im Hirnstamm nicht alle gemeinsam, sondern in verschiedenen »Höhen« auf die Gegenseite kreuzen. Tritt dann in einem bestimmten Abschnitt des Hirnstamms ein Schlaganfall auf, können davon beispielsweise die Nervenzellen und Nervenbahnen für Kraft und Gefühl der gleichseitigen Gesichtshälfte und der gegenseitigen Arme und Beine betroffen sein (siehe auch S. 151).

Was sind die Voraussetzungen einer normalen Funktion des Gehirns?

Das Gehirn besteht im wesentlichen aus Neuronen (Nervenzellen), Gliazellen (Stütz- und Ernährungszellen), Liquor (Nervenwasser) sowie Blutgefäßen. Davon sind die Nervenzellen für die Funktion des Gehirns verantwortlich. Voraussetzung für ihre normale Tätigkeit ist, daß sie mit von einer ausreichenden Energieversorgung abhängigen »Pumpen« in ihrer Zellwand einen elektrischen Spannungsunterschied zwischen ihrer Innen- und Außenseite aufrechterhalten.

Das Gehirn hat bei einem sehr hohen Energiebedarf nur einen sehr kleinen Vorrat an energieliefernden Substanzen. Um normal funktionieren zu können, benötigt es daher eine stetige Versorgung mit Sauerstoff und Energie. Beides wird mit dem Blut herantransportiert: der Sauerstoff mit dem roten Hämoglobin (Blutfarbstoff) in den Erythrozyten (roten Blut-

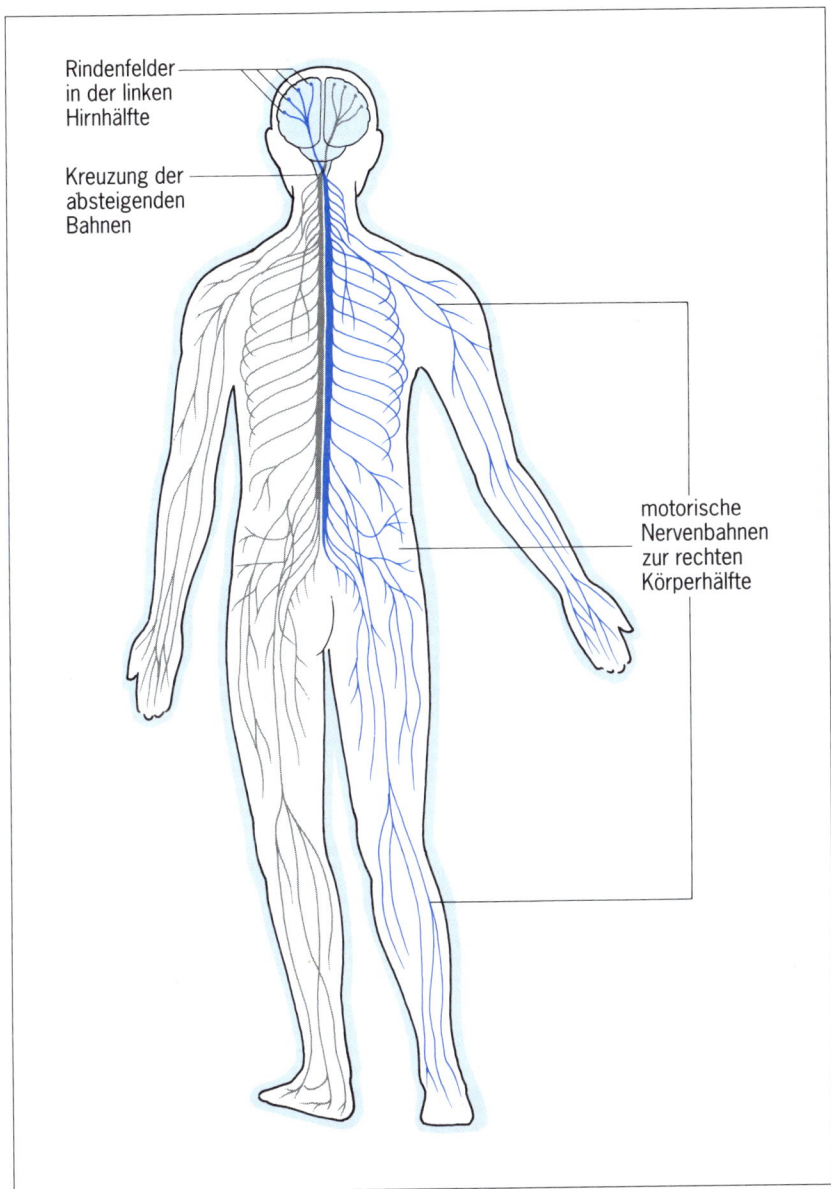

Rindenfelder
in der linken
Hirnhälfte

Kreuzung der
absteigenden
Bahnen

motorische
Nervenbahnen
zur rechten
Körperhälfte

Abb. 10: Schematische Darstellung der Kreuzung der Nervenbahnen von einer Groß-
hirnseite auf die andere Körperseite; hier blau für die Nerven der linken Großhirnhälfte und rechten Körperhälfte sowie grau für die Nerven der rechten Großhirnhälfte und linken Körperhälfte dargestellt.

körperchen) und die Energie als Glukose (Zucker) im Plasma (in der Blut-flüssigkeit). Während der Zucker frei im Blut schwimmt, ist der Sauer-stoff an das Hämoglobin gebunden. In Abhängigkeit vom Bedarf des Ge-hirns löst sich der Sauerstoff und tritt in die Nervenzellen über.

Im Ruhezustand wird vom Herz in der Minute rund ein dreiviertel Liter Blut durch das Gehirn gepumpt, was etwa 15 % der gesamten Blutmenge und am Tag immerhin rund 1 000 Litern entspricht. Das ist auch deswe-gen bemerkenswert, weil das Gehirn nur 2 % des Körpergewichts aus-macht. Diese Sonderstellung wird noch deutlicher, wenn man sich den Sauerstoff- und Zuckerverbrauch vor Augen führt: Das Gehirn verbraucht nämlich ein Viertel des Sauerstoffes und der Energie, die für den gesam-ten Körper zur Verfügung steht.

Wenn die Blut- und damit Energiezufuhr zu bestimmten Gehirnabschnit-ten unterbrochen wird, werden die betroffenen Nervenzellen zunächst im wahrsten Sinn des Wortes sauer. Sie müssen dann nämlich ihren Stoffwechsel umstellen, wodurch vermehrt Säuren entstehen. Anfangs funktionieren die Nervenzellen nur nicht mehr richtig, leben aber noch und können sich im Prinzip erholen. Kommt es aber nicht innerhalb kur-zer Zeit wieder zur Normalisierung der Blutzufuhr, stellen sie unwider-ruflich ihre Funktion ein und sterben ab (siehe auch S. 56).

Durchblutung des Gehirns

Woraus besteht das Herz-Kreislauf-System?

Das Herz-Kreislauf-System besteht aus dem Herz sowie den Blutgefäßen (Arterien, Venen und Kapillaren) mit der dazugehörigen Steuerung der Durchblutung einschließlich des Blutdrucks (Abb. 11). Arterie kommt von dem lateinischen Wort Arteria und Vene von Vena. Der Blutkreislauf im Körper setzt voraus, daß das Herz regelmäßig und oft genug schlägt, unter normalen Umständen rund 100 000mal am Tag. Ein funktionsfähiges Herz-Kreislauf-System beruht außer auf einer normalen Herzleistung auf durchgängigen und elastischen Gefäßen sowie auf einer normalen Zusammensetzung und einem normalen Verhalten des Blutes.

Das Herz ist ein Hohlmuskel, der als Druck- und Saugpumpe den Blutkreislauf in Gang hält. Es besteht aus zwei sogenannten Vorhöfen und aus zwei eigentlichen Kammern, die durch Trennwände und Klappen voneinander getrennt sind. Bevor das Blut in die Kammern gelangt, muß es durch die Vorhöfe fließen. Eine Trennwand zwischen rechter und linker Herzhälfte sorgt dabei dafür, daß sich sauerstoffarmes und sauerstoffreiches Blut nicht vermischen.

Die nicht der bewußten, willkürlichen Kontrolle unterliegende Herzmuskulatur zieht sich im Rhythmus des Pulsschlags regelmäßig zusammen und erschlafft wieder. Bei der Systole (dem Zusammenziehen) steigt der Druck in den Herzkammern an, und das Blut wird in die Aorta (große Körper- oder Hauptschlagader) gepreßt. Dabei schließen sich die Klappen zwischen Vorhöfen und Kammer und verhindern wie Ventile einen Rückfluß des Blutes in die Vorhöfe und Venen.

Aus der Aorta wird das Blut auf die verschiedenen Körperabschnitte und Organe verteilt. Es fließt dabei in einem weitverzweigten Netz von Arterien vom Herz weg und in entsprechenden Venen zum Herz zurück. Die großen Arterien können das Blut dabei nicht direkt zu den Nervenzellen und anderen Zellen in den einzelnen Organen bringen. Zuvor muß es über kleinere Arterien oder Arteriolen in als Kapillaren bezeichnete haarfeine Äderchen gelangen. Erst in diesen kann ein Übertritt von Sauerstoff und Glukose vom Blut in die Körperzellen erfolgen. Gleichzeitig werden in den Kapillaren Abfallprodukte des Zellstoffwechsels wie zum Beispiel

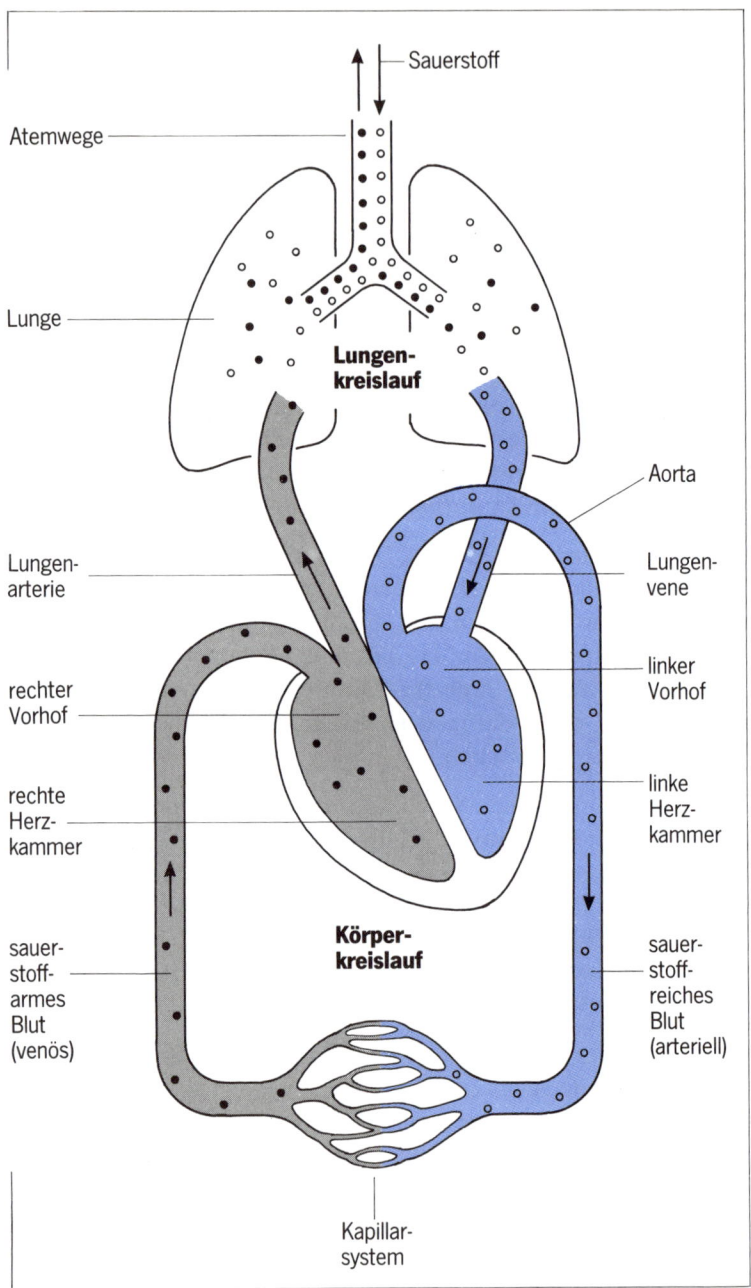

Abb. 11: Schematische Darstellung des Herz-Kreislauf-Systems.

Kohlendioxid vom Blut aufgenommen. Aus den Kapillaren gelangt das Blut in Venen, in denen es zum Herz zurückfließt. Ehe es wieder zum Gehirn kommt, wird es in der Lunge und Leber erneut mit Sauerstoff und Glukose sowie anderen Nährstoffen angereichert.

Im Gegensatz zu den Venen ist die Wand der Arterien relativ dick und wird von einem eigenen Muskel- und Bindegewebsmantel umgeben, der bei den größeren Arterien wie etwa der Halsschlagader sehr kräftig und bei den kleinen Arteriolen nur noch andeutungsweise vorhanden ist (Abb. 12). Diese Muskelschicht bewirkt eine hohe Elastizität oder Dehnungsfähigkeit der Arterien, die über ein wechselndes Erweitern und Zusammenziehen die Pumpwirkung des Herzens unterstützt. Wären die Schlagadern nur starrwandige Rohre, die sich nicht ausdehnen und zusammenziehen könnten, käme es zwischen zwei Herzschlägen jeweils zu einem Stillstand des Blutes.

Die Meßwerte des Blutdrucks werden auf eine Bestimmungsmethode bezogen, bei der der Druck in Millimetern Quecksilbersäule (Abkürzung für Quecksilber = Hg) angegeben wird. Werte bis zu 120/80 mmHg sind nor-

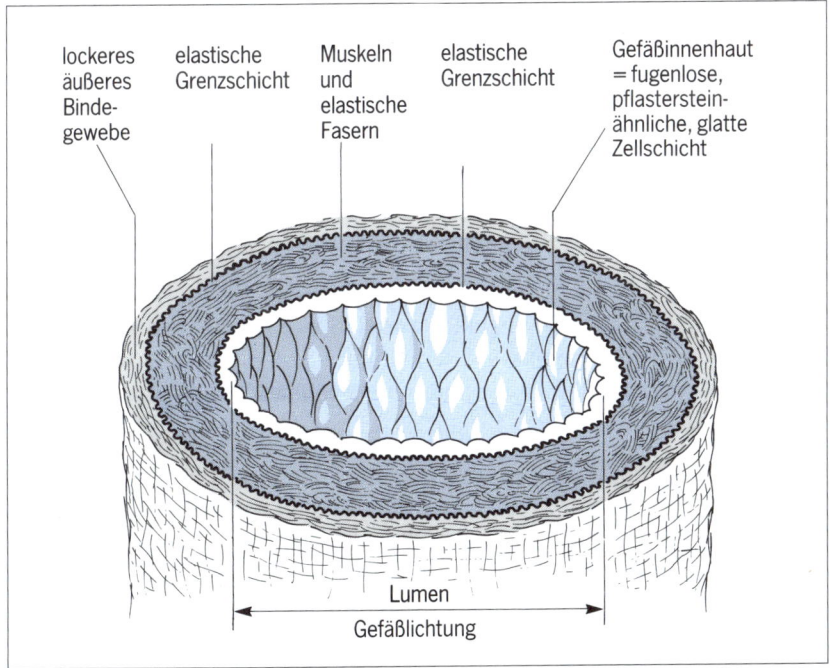

Abb. 12: Aufbau einer Arterienwand.

mal, Werte bis zu 160/95 mmHg sind grenzwertig, und alle höheren Werte sind ein erhöhter Blutdruck oder Hypertonus. Der erste, höhere Wert ist der sogenannte systolische Wert und entspricht dem höchsten Druck in den Arterien beim Zusammenziehen des Herzmuskels. Die systolische Blutdruckwelle führt zu einer kurzdauernden Ausdehnung der Arterienwände, die als Pulsschlag zum Beispiel am Hals oder Handgelenk tastbar ist. Der zweite, tiefere Meßwert ist der sogenannte diastolische Wert zum Zeitpunkt der Herzerschlaffung. Wegen der Elastizität der Arterien sinkt der Blutdruck auch in dieser Zeit nicht auf Null ab; der diastolische Wert ist also der Mindestblutdruck.

Man kann sich das arterielle Gefäßsystem stark vereinfacht wie einen Gartenschlauch an einer automatischen Berieselungsanlage mit verschiedenen kleinen Löchern zum Wasseraustritt vorstellen. Der Druck im Schlauch hängt davon ab, welchen Druck die Wasserpumpe erzeugt, wieviel Wasser bereits im Schlauch ist und wie elastisch der Schlauch ist. Wenn in den bereits vollen Schlauch weiterhin Wasser gepumpt wird, steigt der Druck darin weiter an. Der Schlauch dehnt sich dann entweder vorübergehend aus, bis wieder eine entsprechende Menge Wasser abgeflossen ist oder bis er platzt.

Was sind die wichtigsten Bestandteile des Blutes?

Herz und Kreislauf und damit auch die Durchblutung des Gehirns können nur dann normal funktionieren, wenn der Körper über ausreichend viel und normal zusammengesetztes Blut verfügt. Ein erwachsener Mensch mit einem Körpergewicht von 70 Kilogramm hat etwa sechs Liter Blut.

Das Blut setzt sich jeweils ungefähr zur Hälfte aus dem Plasma (der Blutflüssigkeit) und den im Plasma schwimmenden Blutzellen zusammen. Das Plasma transportiert unter anderem lebenswichtige Substanzen wie Proteine (Eiweiße) und die Nährstoffe Glukose (Zucker) und Fett.

Bei den Blutzellen sind drei verschiedene Arten zu unterscheiden. Die Erythrozyten (roten Blutkörperchen) verdanken ihren Namen dem roten Hämoglobin (Blutfarbstoff) für den Sauerstofftransport. Die Leukozyten (weißen Blutkörperchen) sind als eine Art Gesundheitspolizei im wesentlichen für die Bekämpfung von Entzündungen zuständig. Die Aufgabe der Thrombozyten (Blutplättchen) besteht schließlich darin, zusammen mit Fibrin – einer Art Klebstoff im Blut – Verletzungen der Blutgefäße zu reparieren, indem sie das Blut an dieser Stelle gerinnen lassen. Dabei zerfallen Thrombozyten und setzen Stoffe frei, die Wunden abdichten.

Diese in der Regel heilenden Abläufe können aber auch Schaden anrichten, wenn sich in den Arterien auf den durch die Blutplättchen abgedichteten Rissen in den Gefäßwänden zunehmende Ablagerungen und Verklumpungen bilden, die zur Entstehung und Verstärkung einer Arteriosklerose beitragen (siehe S. 86).

Was sind die Besonderheiten der Gefäße für die Hirndurchblutung?

Die Hirndurchblutung erfolgt über ein ziemlich kompliziertes Gefäßsystem (Abb. 13). Eine Besonderheit besteht darin, daß manche Abschnitte des Gehirns ausschließlich von einer Arterie versorgt werden, ohne daß ausreichende weitere Zuflußmöglichkeiten über Ersatzgefäße oder Seitenwege bestehen. Man kann sich dies modellhaft so vorstellen, als ob das Gehirn eine kleine Stadt und die Arterien die Straßen wären. Bei manchen Arterien würde es sich dann um Sackgassen ohne Verbindung untereinander handeln.

Um bei dem Bild einer Stadt zu bleiben, ist es am einfachsten, sich den Kopf mit dem Gehirn zusätzlich als Halbinsel vorzustellen. Insgesamt gibt es vom Festland (= Körper) vier zur Halbinsel führende Versorgungsstraßen oder Arterien. Für jede Stadthälfte gibt es jeweils eine größere, vordere und eine kleinere, hintere Zufahrtsstraße. Die beiden größeren, vorderen Verbindungsstraßen bilden die Zufahrt des sogenannten vorderen Kreislaufs (siehe nächster Abschnitt) und die beiden kleineren, hinteren Straßen bilden die Zufahrt des sogenannten hinteren Kreislaufs (siehe S. 47). Beide Kreislaufsysteme stehen in der Stadt über eine Ringstraße sowohl miteinander als auch mit den Gefäßen der anderen Hirnhälfte in Verbindung (siehe S. 50).

Schon einzelne der in die jeweiligen Stadtviertel ziehenden Hauptstraßen sind Sackgassen, was bei den Nebenstraßen noch häufiger der Fall ist. Wenn eine dieser Sackgassen aus irgendeinem Grund verstopft ist, ist die jeweilige Gegend von jeglicher Versorgung abgeschnitten und zum Untergang verurteilt, sofern die Zufahrt nicht innerhalb kürzester Zeit wieder freigemacht wird.

Die herausragende Bedeutung der hirnversorgenden Arterien außerhalb des Kopfes für die Entstehung von Schlaganfällen ist erst seit rund 40 Jahren bekannt. Bis dahin glaubte man, daß die ursächlichen Gefäßveränderungen praktisch immer innerhalb des Gehirns zu suchen seien.

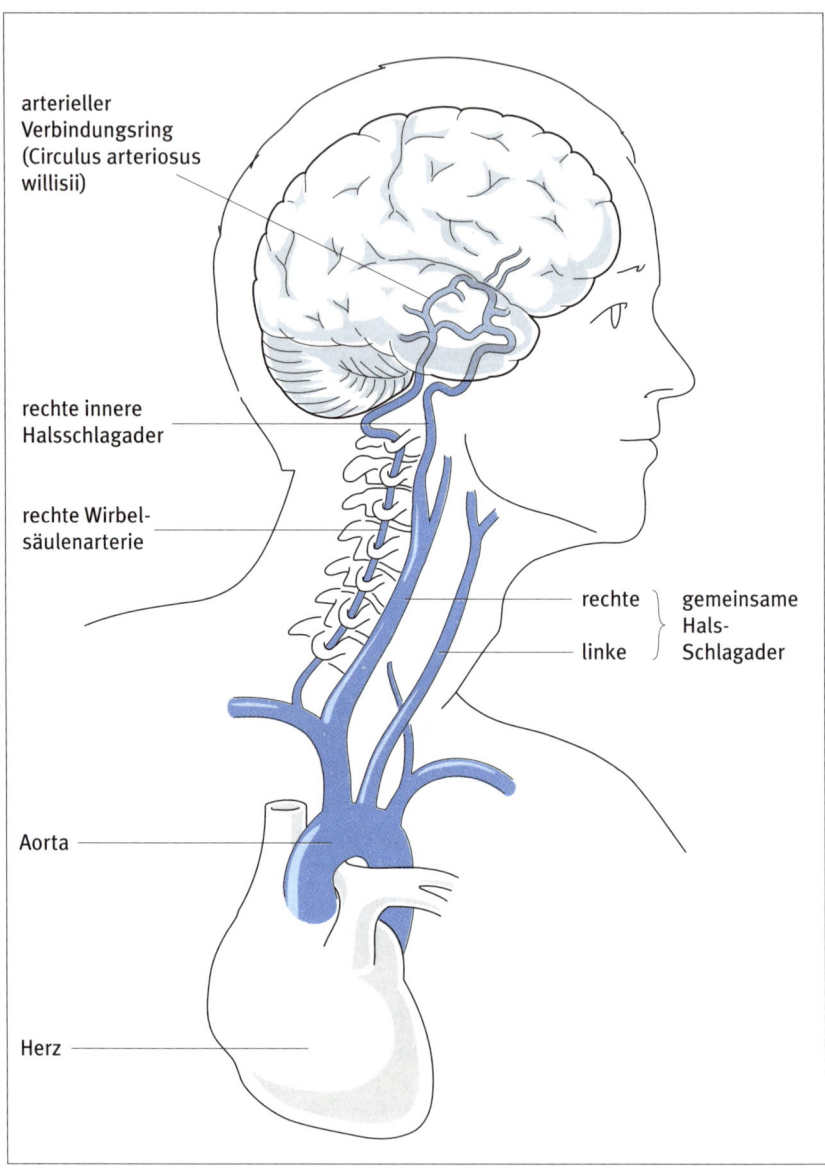

arterieller
Verbindungsring
(Circulus arteriosus
willisii)

rechte innere
Halsschlagader

rechte Wirbel-
säulenarterie

rechte ⎫ gemeinsame
⎬ Hals-
linke ⎭ Schlagader

Aorta

Herz

Abb. 13: Die wichtigsten Blutgefäße für die Hirndurchblutung.

Was ist der vordere Hirnkreislauf?

Der vordere Hirnkreislauf wird von der Arteria carotis interna (inneren Halsschlagader) gespeist und ist für die Blutversorgung fast des gesamten Großhirns zuständig.

Nach dem Verlauf am Hals und durch eine spezielle Öffnung im Schädel geht von der inneren Halsschlagader als erster Ast die Arteria ophthalmica (Augenarterie) ab. Danach teilt sich die innere Halsschlagader in die Arteria cerebri anterior (vordere Hirnarterie) und Arteria cerebri media (mittlere Hirnarterie) auf (Abb. 14). Die Arteria cerebri posterior (hintere Hirnarterie) gehört bei 90 % aller Menschen zu dem hinteren Kreislauf.

Die mittlere Hirnarterie ist von allen Arterien des Gehirns bei Schlaganfällen mit Abstand am häufigsten beteiligt. Sie versorgt rund 70 % der Großhirnhälften einschließlich derjenigen Anteile mit Blut, die für die Sprache, die Kraft und die Gefühlswahrnehmung zuständig sind. Dies betrifft insbesondere Arme und Gesicht, während das für die Beine zuständige Hirngebiet hauptsächlich von der vorderen Hirnarterie versorgt wird (Abb. 15). Diese Gefäßversorgung ist der Grund dafür, daß es bei den meisten zerebralen Ischämien zu »brachiofazial« (arm- und gesichts-)betonten Störungen kommt, und bei Infarkten im Gebiet der vorderen Hirnarterie mit beinbetonten Störungen zu rechnen ist (siehe auch S. 148 und 149).

Etwa 80 % des Blutes für das Gehirn fließt durch den vorderen Kreislauf, pro Hirnhälfte jeweils 40 %.

Was ist der hintere Hirnkreislauf?

Die wichtigsten Gefäße des hinteren Kreislaufs sind die beiden Arteriae vertebrales (Wirbelsäulenarterien) und die aus deren Zusammenfluß entstehende Arteria basilaris (Hirnbasisarterie). Daneben sind unter anderem die verschiedenen Arteriae cerebelli (Kleinhirnarterien) sowie die Arteriae cerebri posteriores (hintere Hirnarterien) als Endäste der Hirnbasisarterie von Bedeutung.

Etwa 20 % des Blutes für das Gehirn fließt durch den hinteren Kreislauf. Schematisch sind die wichtigsten Arterien des hinteren Kreislaufs in Abbildung 16 dargestellt.

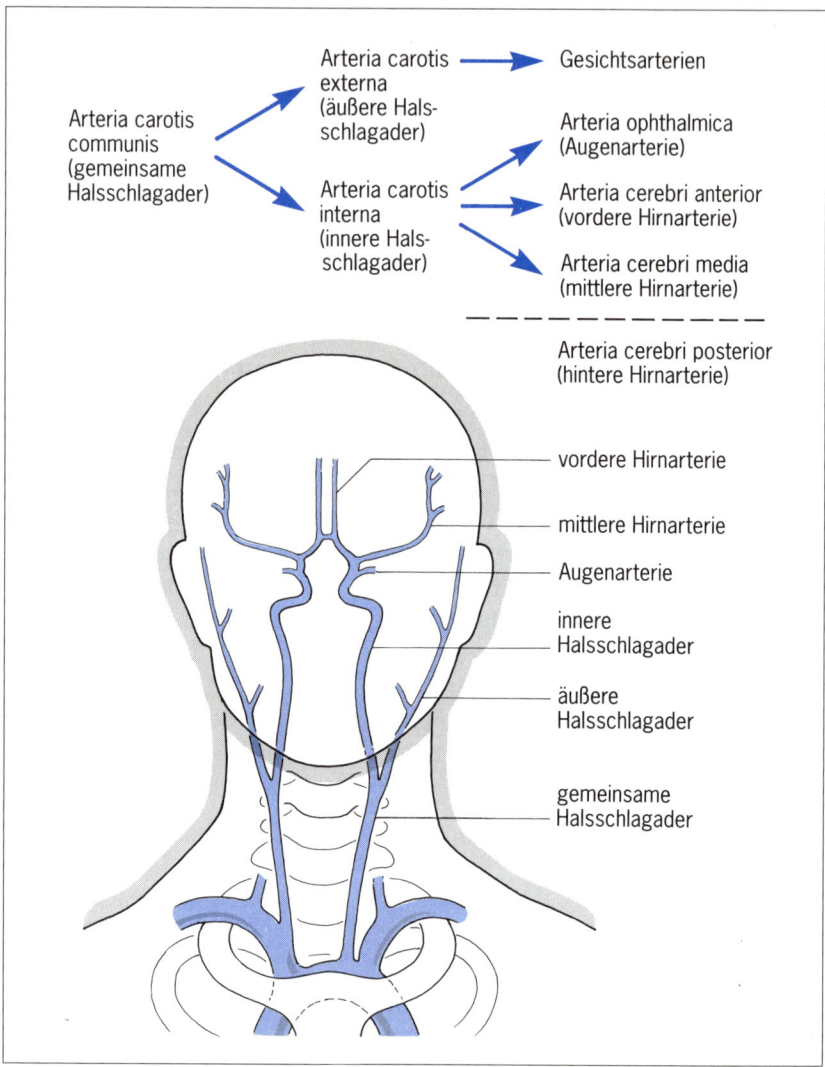

Arteria carotis
communis
(gemeinsame
Halsschlagader)

Arteria carotis
externa
(äußere Hals-
schlagader) → Gesichtsarterien

Arteria carotis
interna
(innere Hals-
schlagader)

Arteria ophthalmica
(Augenarterie)

Arteria cerebri anterior
(vordere Hirnarterie)

Arteria cerebri media
(mittlere Hirnarterie)

Arteria cerebri posterior
(hintere Hirnarterie)

vordere Hirnarterie

mittlere Hirnarterie

Augenarterie

innere
Halsschlagader

äußere
Halsschlagader

gemeinsame
Halsschlagader

Abb. 14: Schematische Darstellung der wichtigsten Arterien des vorderen Hirnkreis-laufs.

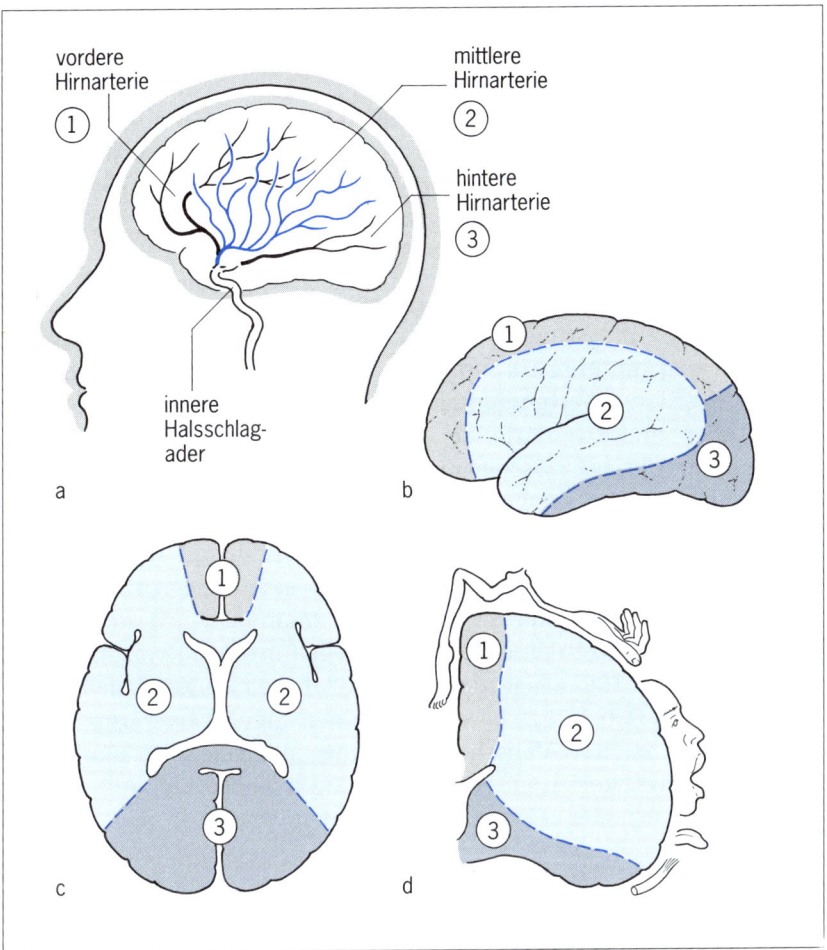

Abb. 15: Versorgungsgebiete der vorderen (1), mittleren (2) und hinteren (3) Hirnarterie in schematischer Sicht von der Seite (a und b) sowie in verschiedenen
Schnittebenen des Gehirns (c und d).

Wie stehen vorderer und hinterer Hirnkreislauf miteinander in Verbindung?

Der vordere und hintere Hirnkreislauf stehen über einen Verbindungsring der Anfangsabschnitte der verschiedenen Hirnarterien sowie über ein Verbindungsnetz der verschiedenen Endäste der Gehirnarterien in den weichen Hirnhäuten und im Gehirn selbst miteinander in Verbindung.

Der nach einem englischen Arzt benannte Circulus arteriosus Willisii (arterieller Verbindungsring) besteht aus den Anfangsteilen der vorderen, mittleren und hinteren Hirnarterien sowie einer Arteria communicans anterior (vorderen Verbindungsarterie) zwischen den beiden vorderen Hirnarterien und zwei Arteriae communicantes posteriores (hinteren Verbindungsarterien) zwischen den mittleren und hinteren Hirnarterien jeder Seite (Abb. 16, S. 51).

Dieser Verbindungsring umschlingt das obere Ende des relativ dünnen Hirnstamms an der Basis des Gehirns, bevor sich dieses zu den beiden Großhirnhälften aufweitet. Er ermöglicht zusammen mit anderen Gefäßen Umgehungskreisläufe oder Seitenwege für die Blutversorgung bei Verschlüssen der Halsschlagader und von Arterien im Kopf (siehe nächster Abschnitt). Dabei ist zu beachten, daß der Circulus arteriosus Willisii nur bei jedem zweiten Menschen völlig normal angelegt ist. Häufig sind die Verbindungsarterien ein- oder beidseitig hypoplastisch (dünn angelegt), fehlen ganz oder zeigen einen abnormen Verlauf.

Was ist eine Kollateralversorgung?

Damit wird eine Aufrechterhaltung der Blutversorgung bei Gefäßverschlüssen über Kollateralen (den Verschluß umgehende Gefäße oder Seitenwege) bezeichnet. Normalerweise fließt über die im letzten Abschnitt dargestellten Verbindungsarterien nur sehr wenig Blut von einer Seite auf die andere beziehungsweise vom hinteren Kreislauf in den vorderen und umgekehrt. Bei einer hochgradigen Einengung oder einem Verschluß einer vorgeschalteten großen Arterie können sich die Verbindungsäste jedoch stark aufweiten und dadurch zu einer ausreichenden Kollateralversorgung führen.

ACI-Verschluß (s. Abb. 18 [a], S. 53) Bei einem einseitigen Verschluß einer inneren Halsschlagader außerhalb des Kopfes stehen unter anderem

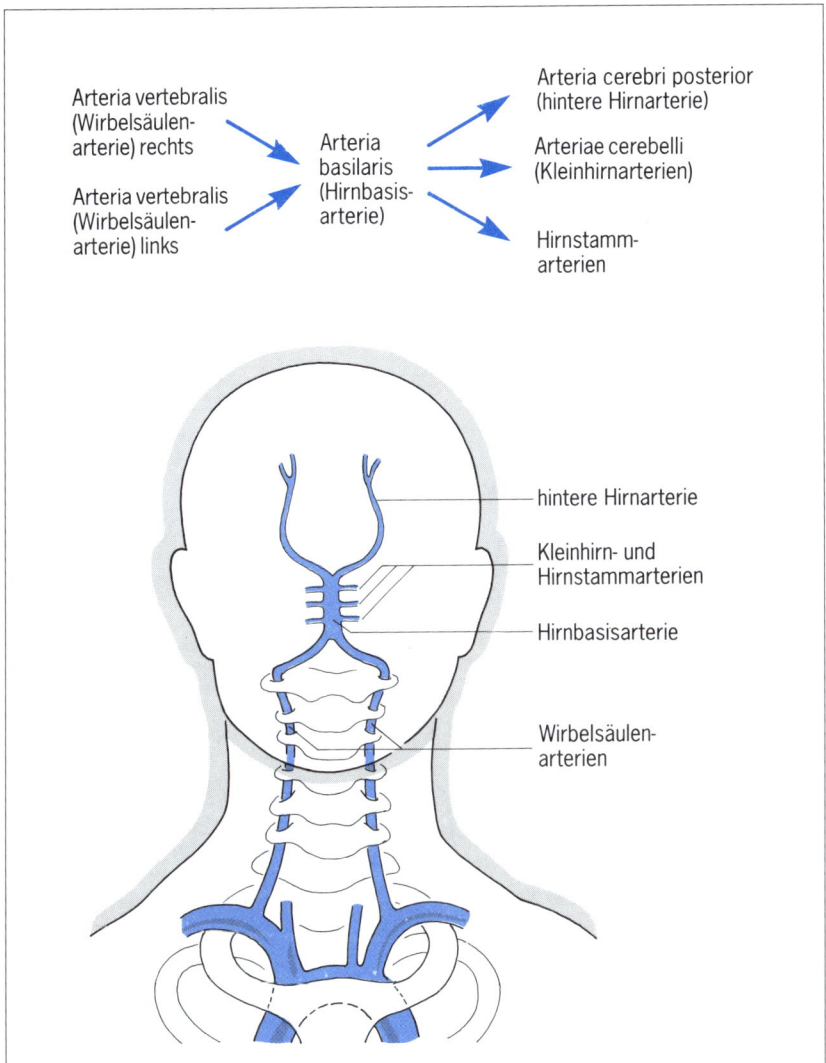

Abb. 16: Schematische Darstellung der wichtigsten Arterien des hinteren Hirnkreislaufs (oben: schematisch, unten: tatsächlicher Gefäßverlauf).

Anastomosen (Verbindungen) zwischen Ästen der äußeren Halsschlagader, die in der Gesichtsmuskulatur zum Auge ziehen, mit dem im Kopf liegenden Endabschnitt der inneren Halsschlagader zur Verfügung.

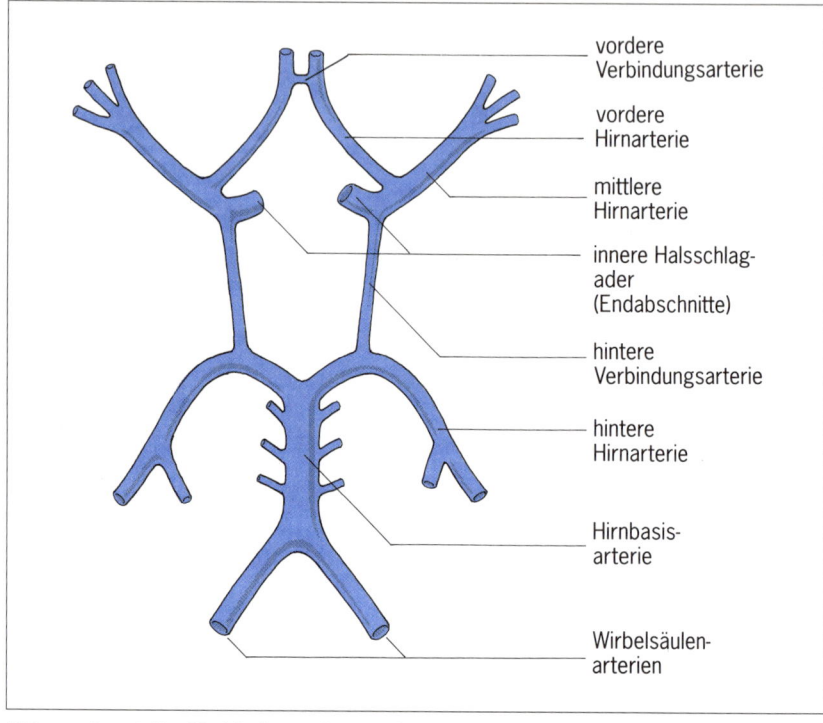

Abb. 17: Arterieller Verbindungsring an der Unterseite des Gehirns im Kopf.

Intrakranielle Verschlüsse (s. Abb. 18 [b], S. 53) Innerhalb des Kopfes spielen die Umgehungsmöglichkeiten über den schon beschriebenen arteriellen Verbindungsring und die Verbindungen in den Hirnhäuten die wichtigste Rolle.

Auch bei einem Verschluß einer Wirbelsäulenarterie sind solche Verbindungssysteme oder Umgehungskreisläufe vorhanden. Es gibt Menschen, bei denen drei von vier hirnversorgenden Arterien (zum Beispiel beide Halsschlagadern und eine Wirbelsäulenarterie) verschlossen sind, ohne daß Zeichen einer Durchblutungsstörung des Gehirns auftreten. Eine verbliebene Wirbelsäulenarterie kann also unter Umständen ausreichen, um über die Hirnbasisarterie und das Verbindungssystem zwischen vorderem und hinterem Kreislauf ausreichend Blut für das gesamte Gehirn heranzuführen.

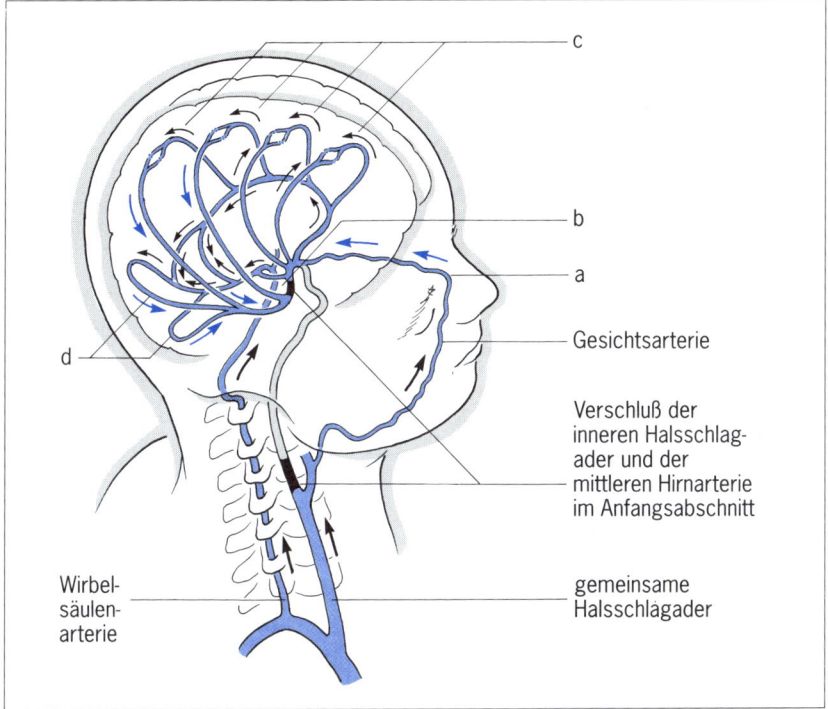

Abb. 18: Kollateralversorgung des Gehirns. a) bei Verschluß der inneren Halsschlagader mit Umgehungskreislauf über die Augenarterie; b) bei Verschluß des Anfangs-
teils der mittleren Hirnarterie mit Umgehungskreisläufen über arterielle Verbindungen an den Grenzen der Versorgungsgebiete der vorderen und mittleren Hirnarterie
(c) sowie der hinteren und mittleren Hirnarterie (d), (schwarze Pfeile – normale
Flußrichtung des Blutes; blaue Pfeile – Blutfluß entgegen der normalen Richtung.

Wie sieht das venöse System des Gehirns aus?

Nach der Aufnahme von Sauerstoff und Zucker durch die Nervenzellen
aus den Kapillaren wird das Blut des Gehirns wie in den sonstigen Organen des Körpers von Venen zum Herz hin zurückgeleitet. Als Besonderheit des Gehirns sammelt sich das Blut aus den Venen noch innerhalb des
Kopfes in den sogenannten Hirnsinus. Dabei handelt es sich um vergleichsweise große venöse Blutgefäße, die von der harten Hirnhaut umgeben werden. Deshalb ist der Druck in ihnen stets niedriger als in den
sonstigen Blutgefäßen des Gehirns. Der wichtigste und am häufigsten
von Thrombosen betroffene Sinus ist der entlang des Scheitels in der
Kopfmitte verlaufende Sinus sagittalis superior (Abb. 19).

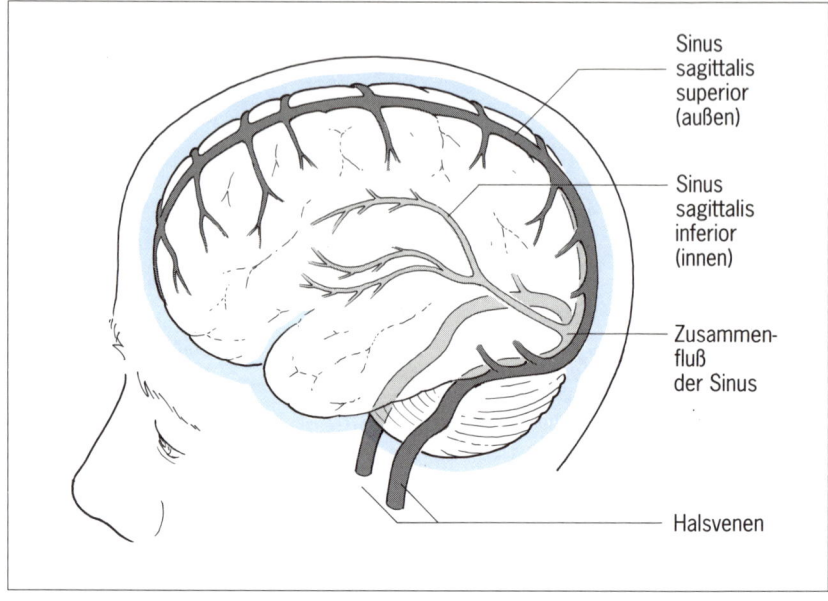

Abb. 19: Schematische Darstellung der wichtigsten Abschnitte des venösen Systems des Gehirns.

Wie wird die Hirndurchblutung gesteuert?

Die Durchblutung des Gehirns wird durch ein eigenes System gesteuert. Dies ermöglicht es, die Hirndurchblutung den Erfordernissen anzupassen sowie den Druck im Kopf und damit auch in den Hirnarterien weitgehend stabil zu halten. Dies gilt auch noch dann, wenn beispielsweise durch einen starken Blutdruckabfall in anderen Organen des Körpers bereits Durchblutungsstörungen auftreten oder wenn bei einem Blutdruckanstieg durch extreme körperliche Belastung ansonsten die Gefahr eines Platzens von Arterien im Kopf bestehen würde.

Die Arteriolen (kleinen Arterien) des Gehirns können ihren Durchmesser innerhalb von 15 bis 30 Sekunden rasch verändern und dadurch Schwankungen des allgemeinen Blutdrucks im Körper für die Hirndurchblutung über weite Strecken ausgleichen. Diese Auto-(Selbst-)Regulation stellt einen besonderen Schutz für das gegenüber Durchblutungsstörungen empfindliche Gehirn dar.

Für die Autoregulation ist der sogenannte mittlere arterielle Druck wichtig. Als Faustregel zu seiner Berechnung gilt: diastolischer Wert plus ein

Drittel der Differenz zwischen systolischem und diastolischem Wert. Bei einem Blutdruck von 160/100 mmHg liegt der mittlere Druck also bei 120 (100 + 1/3 [160–100]). Erst bei mittleren arteriellen Druckwerten unter 50 bis 60 mmHg fällt auch die Hirndurchblutung deutlich ab, und erst oberhalb von mittleren Werten von 150 mmHg dehnen sich die Gehirnarterien parallel zum zunehmenden Druck aus. Dazu muß der systolische Blutdruck in der Regel deutlich über 200 mmHg liegen. Bei solch hohen Werten außerhalb der Autoregulation des Gehirns steigt zwar der Druck in den Hirnarterien ebenfalls entsprechend an, die Hirndurchblutung und der Stoffwechsel der Nervenzellen nehmen aber aufgrund eines Zusammenpressens der Gefäße immer mehr ab (Abb. 20).

Die Steuerung der Hirndurchblutung erfolgt in erster Linie über den Sauerstoffgehalt des Hirngewebes. Durchblutung, Stoffwechsel und Funktion des Gehirns hängen dabei wechselseitig voneinander ab. So führt das Bewegen einer Hand oder Sprechen zu einem Ansteigen der Durchblutung in den dafür verantwortlichen Hirnabschnitten. Diese enge Verknüpfung zwischen Blutfluß und Stoffwechsel geht bei Schlaganfällen allerdings verloren. So kann zum Beispiel gerade in den ersten Tagen nach einem Hirninfarkt die Durchblutung sogar erhöht sein, obwohl der Stoff-

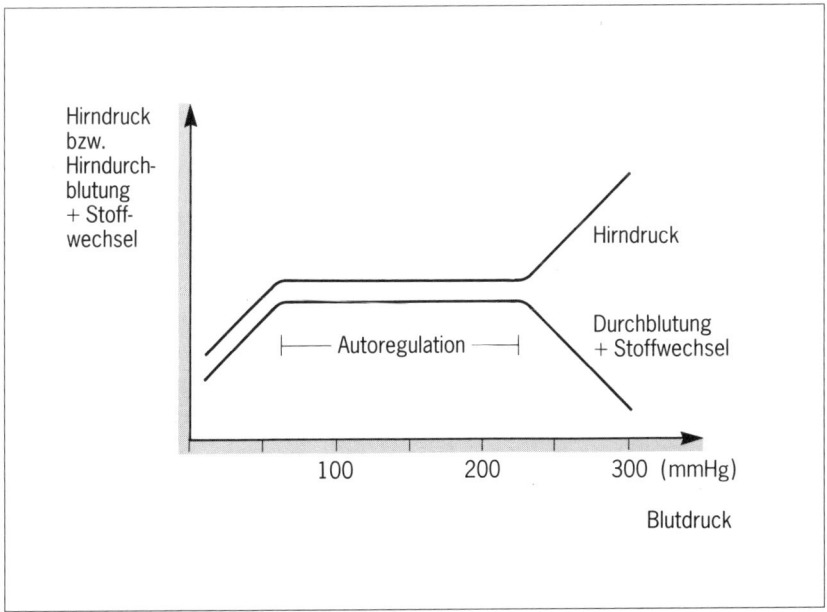

Abb. 20: Schematische Darstellung der Autoregulation der Hirndurchblutung.

wechsel deutlich vermindert wird. Dieser sonderbare Zustand, der möglicherweise dem Schutz von dem Infarkt unmittelbar benachbarten Nervenzellen – der sogenannten Penumbra (wörtlich übersetzt = »Halbschatten«) – dient, wird auch als Luxusperfusion (übermäßige Durchblutung) bezeichnet.

Auch der Kohlendioxid-(CO_2-)Gehalt ist eine wichtige Regelgröße für die Hirndurchblutung. Mit zunehmendem CO_2-Gehalt in den Arterien des Gehirns steigt die Hirndurchblutung an. Diesen Effekt macht man sich bei der Messung der sogenannten »Reservekapazität« der Hirndurchblutung zunutze (siehe S. 175).

Eine Zusammenstellung der für die Steuerung der Hirndurchblutung wichtigen Einflüsse und Größen findet sich in Tabelle 3.

● **Tab. 3: Einflüsse auf die Hirndurchblutung**

Steigerung durch	Abnahme durch
Anämie	Polyzythämie
niedrigen Hämatokrit	hohen Hämatokrit
hohe arterielle CO_2-Konzentration	niedrige arterielle CO_2-Konzentration
Blutdruck über 200 mmHg	Blutdruck unter 60 mmHg
	erhöhten Hirndruck

Was geschieht bei einer Durchblutungsstörung im Gehirn?

Bei Durchblutungsstörungen des Gehirns kommt es zunächst zu einer Funktionsstörung von Nervenzellen durch eine Ischämie (verminderte Durchblutung) oder andere Ursachen. Bei einer Ischämie ist meist eine Halsschlagader oder eine Arterie im Gehirn durch eine Thrombose (siehe S. 92) oder eine Embolie (siehe S. 94) eingeengt oder verschlossen, und der von diesem Gefäß versorgte Gehirnteil wird auch über Kollateralen (Umgehungskreisläufe oder Seitenwege, siehe S. 52) nicht ausreichend mit Blut versorgt.

Zerebrale Ischämie heißt Minder- oder Mangeldurchblutung des Gehirns und ist der Oberbegriff für alle Arten einer Durchblutungsstörung, bei denen es zu einer vorübergehend oder dauerhaft verminderten Blutversorgung des Gehirns unterhalb einer kritischen Schwelle kommt. Dabei kann es sich um allgemeine, das ganze Hirn betreffende oder umschriebene Durchblutungsstörungen handeln. Eine allgemeine Minderdurchblutung kann zum Beispiel im Zusammenhang mit einem Herzstillstand oder Schockzustand durch Blutverlust auftreten, wenn das Gehirn wie alle Körperorgane zu wenig Blut erhält. Umschriebene Minderdurchblutungen kommen dann zustande, wenn das Herz zwar insgesamt genug Blut zum Gehirn pumpt, einzelne Abschnitte wegen Einengungen oder vollständigen Verschlüssen von zuführenden Arterien aber nicht ausreichend versorgt werden.

Was genau bei einer Ischämie in den Zellen des Gehirns passiert, ist größtenteils noch unbekannt. Außer einer Zunahme »saurer« Stoffwechselprodukte ist ein Anstieg von sogenannten freien Fettsäuren und eine drastische Störung der Vorgänge bekannt, die den normalen Spannungsunterschied zwischen Innen- und Außenseite der Nervenzellen aufrechterhalten. Dabei spielt wahrscheinlich ein massiver Einstrom von Kalzium eine Hauptrolle beim Absterben von Nervenzellen.

Bei einem umschriebenen Schlaganfall verliert das betroffene Hirngewebe seine Autoregulation und das Ansprechen auf den CO_2-Gehalt der Atemluft beziehungsweise des Blutes. In der Mitte des ischämischen Gewebes ist der Blutfluß stark vermindert bis aufgehoben, während in den Randgebieten als Folge des sauren Stoffwechsels (mit Freisetzung von Säuren) eine maximale Ausdehnung der Arterien (Vasodilatation) mit gesteigerter Durchblutung auftritt. Das unwiderruflich geschädigte Hirngewebe stirbt ab und hinterläßt wie beim Herzinfarkt eine bindegewebige Narbe und bei größeren Hirninfarkten auch entsprechende Defekte beziehungsweise Löcher.

Für das Ausmaß einer Defektbildung ist in erster Linie entscheidend, wie lange die Blutzufuhr unterbrochen ist und wie groß der minderversorgte Gehirnabschnitt ist. Umgehungskreisläufe sorgen in den meisten Fällen dafür, daß in den Infarktgebieten noch für vier bis sechs Stunden ein minimaler Zellstoffwechsel aufrechterhalten wird. Gelingt es, die Durchblutung während dieses Zeitraums wiederherzustellen, kann es zu einer vollständigen Rückbildung von Ausfällen kommen.

Bei einem Verschluß der inneren Halsschlagader kann das betroffene Hirngebiet in Abhängigkeit von der Kollateralversorgung von der Gegenseite sowie dem hinteren Kreislauf sowohl der Großteil einer Hirnhälfte als auch nur ein wenige Millimeter großes Gebiet in der Tiefe des Gehirns sein (siehe lakunärer Infarkt, Seite 117). Fast ebenso bedeutsam ist aber, ob ein wichtiges oder weniger wichtiges Hirnareal betroffen ist. Die Folgen eines kleinen, lakunären Infarkts können durchaus denjenigen eines viel größeren Hirnrindeninfarkts entsprechen, wenn der kleine Hirninfarkt an »strategisch ungünstiger« Stelle auftritt und gewissermaßen einen Kabelknotenpunkt zerstört.

Da es keine Abschnitte des Gehirns gibt, die nicht durchblutet werden, gibt es auch keine, die nicht von Schlaganfällen betroffen sein können. Am häufigsten tritt ein ischämischer Schlaganfall oder Hirninfarkt aber in einer Großhirnhemisphäre (Hälfte) auf, meist unter Einschluß des Kortex (der Hirnrinde). Seltener kommt es zu Schädigungen unterhalb der Hirnrinde im sogenannten Marklager, im Hirnstamm oder im Kleinhirn. Die Gründe für diese Verteilung liegen in der Gefäßversorgung innerhalb des Gehirns.

Die Arteria cerebri media (mittlere Hirnarterie) versorgt mehr als Dreiviertel jeder Großhirnhälfte, unter anderem auch die Abschnitte, die für die Sprache sowie Kraft und Gefühl verantwortlich sind. Die häufigste Form eines Schlaganfalls besteht in einem sogenannten Mediainfarkt mit Lähmungen und Gefühlsstörungen, die besonders Arm und Gesicht betreffen (= »brachiofazial« betonte Lähmungen, siehe S. 148).

Im Gegensatz zu Infarkten treten Blutungen, besonders sogenannte Massenblutungen bei hohem Blutdruck, bevorzugt im Marklager oder in dem schmalen Raum zwischen der Gehirnoberfläche und der sogenannten Arachnoidea, einer dünnen Schicht der weichen Hirnhaut, auf (Subarachnoidalblutung oder SAB, siehe S. 121).

Ursachen und Risikofaktoren

Was sind die wichtigsten Ursachen und Risikofaktoren?

Die wichtigsten Ursachen von zerebralen Ischämien bestehen in arteriosklerotischen Gefäßveränderungen (siehe nachfolgende Abschnitte) und in Thrombosen (siehe S. 92) sowie in Embolien. Diese können sowohl von arteriosklerotischen Gefäßveränderungen als auch vom Herz sowie anderen Orten wie beispielsweise Beinvenenthrombosen ausgehen (siehe S. 94).

Risikofaktoren für einen Schlaganfall sind Störungen oder Verhaltensweisen, die dazu führen, daß es bei den betreffenden Menschen im Vergleich zu Gleichaltrigen ohne diese Störungen oder Verhaltensweisen mit einer erhöhten statistischen (rechnerischen) Wahrscheinlichkeit zu einem Schlaganfall kommt (Tab. 4). Beispiele für entsprechende Störungen sind hoher Blutdruck oder Fett- und Zuckerstoffwechselstörungen, Beispiele für entsprechende Verhaltensweisen sind Rauchen oder Mangel an körperlicher Aktivität. Das Vorhandensein von einem oder mehreren Risikofaktoren bedeutet für einen Menschen aber nicht, daß er mit Sicherheit einen Schlaganfall bekommen wird.

● Tab. 4: Risikofaktoren für Durchblutungsstörungen des Gehirns

nicht beeinflußbar	beeinflußbar
Erbkrankheiten	Arteriosklerose
Alter	hoher Blutdruck
Rasse	erworbene Herzkrankheiten
Geschlecht	Rauchen
angeborene Herzkrankheiten	Übergewicht
Unfälle	Störungen der Blutgerinnung
bereits erlittener Schlaganfall	andere Blutkrankheiten
	sonstige Risikofaktoren
	– erhöhte Blutfette
	– Entzündungen
	– übermäßiger Alkoholgenuß
	– Antibabypille

Risikofaktoren werden durch eine vergleichende Auswertung der Krankheitsverläufe sehr vieler Menschen berechnet. Sie gelten zwar im allgemeinen beziehungsweise im Durchschnitt, müssen aber nicht auch für jeden Einzelfall zwangsläufig zutreffen. Ein sicher auch vielen Lesern geläufiges Beispiel besteht in der vermeintlichen Beruhigung von Rauchern mit einem Opa oder Onkel, der seit seiner Jugend drei Päckchen Zigaretten am Tag geraucht hat und dennoch schon über 80 Jahre alt ist. Statistisch gesehen besteht kein Zweifel daran, daß ein von der Dauer des Rauchens und der Zahl der Zigaretten direkt abhängiges Risiko für Lungenkrebs sowie Herz- und Hirninfarkt besteht. Dennoch stirbt nicht jeder starke Raucher an diesen Krankheiten. Es ist also keineswegs ungewöhnlich und somit auch kein Beweis für die Unbedenklichkeit des Rauchens, daß auch Raucher im Einzelfall ein hohes Lebensalter erreichen können.

Risikofaktoren für einen Schlaganfall wirken in aller Regel gemeinsam und nicht unabhängig voneinander. So haben übergewichtige Menschen, die zuviel essen und Alkohol trinken sowie sich zu wenig bewegen, öfters sowohl hohen Blutdruck als auch eine Zuckerkrankheit und erhöhte Blutfette. Das Schlaganfallrisiko steigt um so deutlicher an, je mehr Risikofaktoren gleichzeitig vorhanden sind.

Von den Risikofaktoren können manche weder vom Arzt noch von den Betroffenen beeinflußt werden, bei anderen ist dies der Fall. Nicht beeinflußbar ist beispielsweise das Lebensalter oder die Tatsache einer vererbten Krankheit, die bekanntermaßen einen Schlaganfall begünstigt. So besteht beispielsweise die Bedeutung der Erkennung von transitorischen ischämischen Attacken (TIAs, siehe S. 107) darin, daß bei den betroffenen Menschen im weiteren Verlauf das Schlaganfallrisiko im Durchschnitt auf etwa das Sechsfache erhöht ist. Rund jeder dritte bis vierte muß in den folgenden vier bis fünf Jahren mit einem Schlaganfall rechnen, wobei das Risiko besonders in den ersten Monaten nach einer TIA besonders hoch ist. Im Vergleich mit gleich alten Menschen ohne TIA ist das Schlaganfallrisiko auf mehr als das Zehnfache erhöht. Auch die Lebenserwartung ist nach einer TIA im statistischen Durchschnitt deutlich vermindert. Jeder fünfte TIA-Betroffene verstirbt irgendwann an einem Schlaganfall, fast doppelt so viele allerdings an einer Erkrankung des Herzens, in erster Linie an einem Herzinfarkt.

Was ist Arteriosklerose?

Eine Arteriosklerose ist eine Verhärtung von Arterien. An der Entstehung sind unter anderem ein hoher Blutdruck, erhöhte Blutfette, eine Zuckerkrankheit und Rauchen beteiligt. Leichte arteriosklerotische Veränderungen sind im höheren Lebensalter bei fast jedem Menschen vorhanden. Sie haben oft nur einen geringen Krankheitswert und treten in einem gewissen Ausmaß bei allen Menschen auf, sofern sie alt genug werden. Es wurden zwar auch schon bei Kindern und Jugendlichen mit einem Hirninfarkt in rund 10 % der Fälle Zeichen einer Arteriosklerose gefunden, im allgemeinen ist sie aber eine Erscheinung des mittleren bis höheren Lebensalters und nimmt erst nach dem 40. Lebensjahr immer mehr zu. Jenseits des 80. Lebensjahres haben nur noch weniger als 5 % der Menschen keine arteriosklerotischen Veränderungen der das Gehirn versorgenden Arterien.

Die normalerweise nachgiebigen und elastischen Arterienwände werden bei einer Arteriosklerose durch Einlagerung von Blutfetten und -zellen sowie Kalksalzen und Cholesterinkristallen zunehmend starr. Vereinfachend wird daher manchmal auch von Verkalkung gesprochen, was aber insofern falsch ist, als sich nicht in allen arteriosklerotischen Veränderungen Kalk findet. Eine Arteriosklerose ist immer Ausdruck einer generalisierten, allgemeinen Gefäßkrankheit. Menschen mit Veränderungen an den das Gehirn versorgenden Arterien haben oft auch Einengungen der Herzkranzgefäße oder der Beinarterien.

In den Arterien befindet sich das Blut normalerweise ausschließlich im sogenannten Lumen (der Gefäßlichtung), das durch flache, glatte Zellen des sog. Endothels ausgekleidet wird. Nach außen wird diese Innenhaut von besonderen Muskelzellen umgeben, die nicht der Willkürkontrolle unterliegen. Nur bei einer intakten Innenhaut kann das Blut ungestört durch die Arterien fließen. Auftretende Endothelschäden werden zwar durch Thrombozyten (Blutplättchen) zusammen mit Fibrin abgedichtet, die Auflagerung von verklumpten Blutplättchen an diesen Stellen führt jedoch zur Verdickung der Innenhaut und zu einer leichten Vorwölbung in die Gefäßlichtung. Wenn sich jetzt zusätzlich Blutfette und andere Zellen einlagern, kann es zusammen mit erneuten Schäden der Innenhaut zu einer immer stärkeren Einengung der Gefäßlichtung kommen (Abb. 21).

Die wichtigsten und meist in dieser Reihenfolge ablaufenden Vorgänge in der Wand von Arterien, die zu arteriosklerotischen Veränderungen führen, sind:

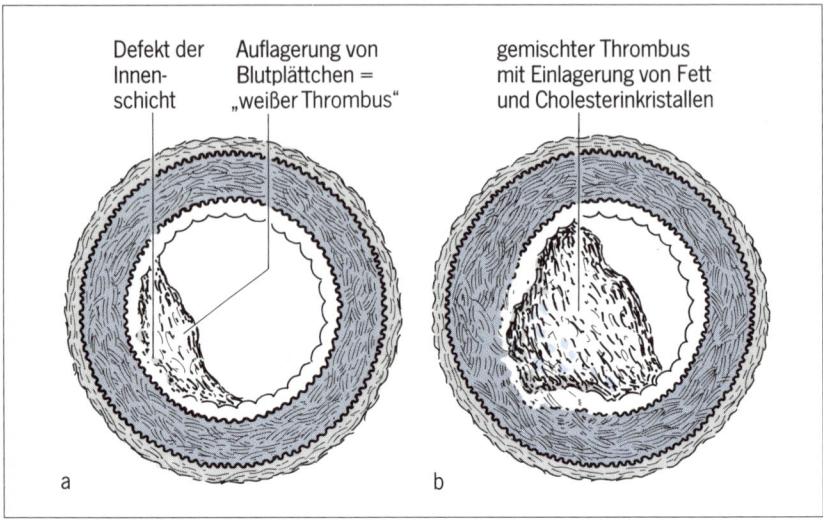

Abb. 21: Schematische Darstellung arteriosklerotischer Veränderungen zu Beginn (a) und mit zunehmender Einengung des Gefäßinneren (b).

- Das Auftreten von Schäden an der Gefäßinnenhaut (dem Endothel).
- Eine erhöhte Durchlässigkeit des Endothels für größere Teilchen wie zum Beispiel an Transporteiweiße gebundene Fette. Dabei ist das sogenannte LDL-Cholesterin (siehe S. 75) besonders schädlich. Es schlüpft durch Risse der Gefäßwand in innere Schichten, wo es zwar zunächst von Makrophagen (Aufräumzellen) aufgenommen wird, die sich jedoch dann gemeinsam mit dem LDL-Cholesterin dort ablagern.
- Ein Eintreten von Abwehr- und Aufräumzellen des Körpers aus dem Blut in die Intima (innere Schicht der Gefäßwand).
- Ein Wandern von glatten, unwillkürlichen Muskelzellen aus der Media (mittleren Schicht der Gefäßwand) in die innere Schicht.
- Ablagerungen in der inneren Schicht durch Muskelzellen, Bindegewebe und andere Stoffe.
- Eine vermehrte sogenannte Endozytose (Aussonderung innerhalb von Zellen) von erhöhten Blutfetten in Abwehr- und Muskelzellen mit Bildung sogenannter Schaumzellen.
- Ein Auftreten von Nekrosen (Gewebsuntergängen) innerhalb dieser Zellansammlungen bei Überschreiten einer bestimmten »kritischen« Dicke.
- Ein Zerfall von Gewebe sowie ein Auftreten von Einblutungen, Kalziumeinlagerungen (»Verkalkungen«) und Ulzerationen (Geschwürbildungen) an der Oberfläche.

Muskelzellen von Gefäßwänden, die einmal LDL-Cholesterin in sich aufgenommen haben, können es nur sehr langsam wieder abbauen. Durch weitere Cholesterinaufnahme vergrößern sie sich, wobei sie durch einen von den Blutplättchen abgegebenen Wirkstoff zusätzlich zur Wucherung angeregt werden. Parallel zu diesen Veränderungen lassen sich in der Innenwand von Arterien fetthaltige Streifen beobachten. Dies kann bei ungünstigen Voraussetzungen wie erblichen Stoffwechselstörungen oder fettreicher Ernährung schon in der späten Kindheit oder bei jungen Erwachsenen der Fall sein. Im weiteren Verlauf können sich dann Plaques und Stenosen als größere Ansammlungen dieser Veränderungen mit Ausdehnung in die Gefäßlichtung ausbilden (siehe auch S. 83).

Es dauert meist Jahrzehnte, bis sich aus einem fettigen Streifen eine Plaque entwickelt, die schädliche Auswirkungen auf die Hirndurchblutung hat. Da dieser Vorgang in aller Regel unbemerkt verläuft, macht er sich für viele Betroffene erst durch unter Umständen katastrophale Ereignisse wie einen schweren Hirninfarkt bemerkbar. Eine anfängliche Zunahme der glatten, unwillkürlichen Muskulatur in den Gefäßwänden ist noch rückbildungsfähig. Dies ist bei einer Vermehrung von Bindegewebe und dem Auftreten von Ablagerungen, sogenannten Schaumzellen und Nekrosen (Gewebsuntergängen) in den Gefäßwänden nicht mehr der Fall.

In den letzten Jahren wurden bestimmte Bakterien, sogenannte Chlamydien, in arteriosklerotischen Veränderungen nachgewiesen, weshalb auch Vermutungen über eine mögliche ursächliche Rolle aufkamen. Argumente für diese Annahme sind u.a. der Nachweis vermehrter Antikörper gegen Chlamydien im Blut von Herzinfarktpatienten und ungünstig veränderter Blutfette auch bei sonstigen Menschen mit solchen Antikörpern. Ob die Annahme stimmt, daß sich Chlamydien in Arterien ansiedeln und nach Jahren zu einer Arteriosklerose beitragen können, muß allerdings noch weiter untersucht werden.

Welche Herzkrankheiten sind mögliche Ursachen und Risikofaktoren?

Herzkrankheiten können sowohl Ursachen als auch Risikofaktoren von Schlaganfällen sein (Tab. 5). Da besonders ischämische Schlaganfälle in einem engen Zusammenhang mit einer Arteriosklerose stehen, ist dies auch nicht besonders erstaunlich. Schließlich bekommt das Herz die Auswirkungen einer Arteriosklerose als erstes Organ zu spüren, und die Herzkranzgefäße sind oft sehr früh betroffen. Jedenfalls hat etwa jeder fünfte Schlaganfallbetroffene früher schon einmal Zeichen einer Durchblutungsstörung des Herzens gehabt.

Herzkrankheiten können sowohl über eine umschriebene Abnahme der Hirndurchblutung als auch eine allgemein verminderte Durchblutung des Gehirns zu Schlaganfällen führen. Umschriebene Störung beruhen meist auf kardiogenen (vom Herz ausgehenden) Embolien (Abb. 22). Die häufigsten Ursachen dafür sind in absteigender Häufigkeit die bereits im letzten Abschnitt besprochene absolute Arrhythmie mit Vorhofflimmern (rund 45 %), ein kürzlicher Herzinfarkt (rund 15 %) sowie mit jeweils rund 10 % rheumatische Herzkrankheiten, Herzklappenersatz, Aneurysmen sowie andere, seltene Krankheiten.

Vorhofflimmern ist eine bei rund 30 % aller über 75jährigen mit Schlaganfällen vorkommende Herzkrankheit, bei der die Muskulatur der Vorhöfe sich ohne Abstimmung mit den Kammern sehr rasch und unregelmäßig zusammenzieht. Normalerweise breitet sich die Erregung der Herzmuskelzellen von den Vorhöfen auf die Herzkammern aus, und das Zusammenziehen sowie Entfalten der beiden Vorhöfe und Kammern ist genau aufeinander abgestimmt. Bei Vorhofflimmern kommt es bis zu 600mal pro Minute zu einem völlig unkontrollierten, »wilden« Zusam-

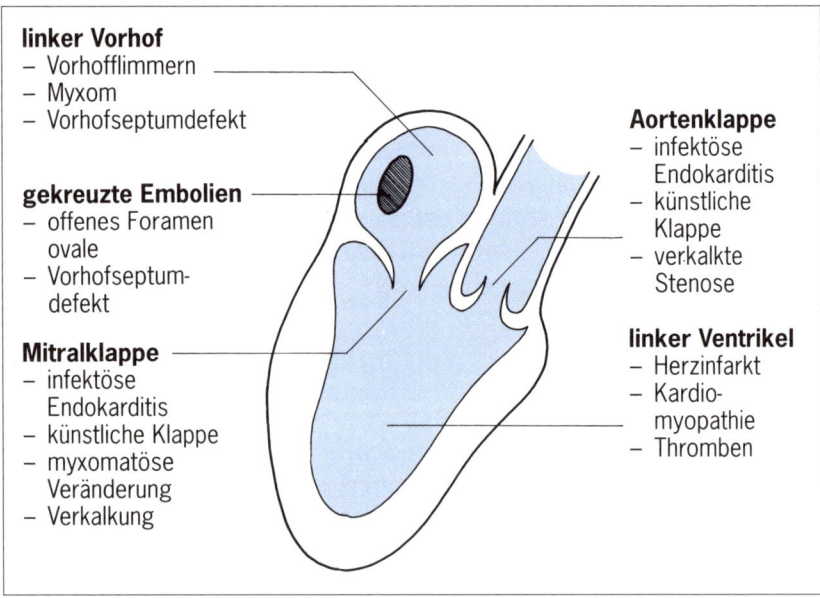

linker Vorhof
– Vorhofflimmern
– Myxom
– Vorhofseptumdefekt

gekreuzte Embolien
– offenes Foramen ovale
– Vorhofseptumdefekt

Mitralklappe
– infektöse Endokarditis
– künstliche Klappe
– myxomatöse Veränderung
– Verkalkung

Aortenklappe
– infektöse Endokarditis
– künstliche Klappe
– verkalkte Stenose

linker Ventrikel
– Herzinfarkt
– Kardiomyopathie
– Thromben

Abb. 22: Herzkrankheiten als Ursache von Hirninfarkten.

menziehen der Vorhöfe. Dies führt dazu, daß die Herzkammern nicht mehr richtig mit Blut gefüllt werden und das Herz seine normale Pumpfunktion verliert. Zu Schlaganfällen kann es sowohl durch Embolien (nach einer durch das langsam fließende Blut begünstigten Bildung von Thromben im linken Vorhof) als auch aufgrund des abfallenden Drucks in den Schlagadern kommen.

Vorhofflimmern ist sowohl als Ursache als auch als Risikofaktor für Schlaganfälle die mit Abstand wichtigste Herzkrankheit. Im ersten Jahr nach Auftreten eines Vorhofflimmerns ist im Mittel bei etwa 15 % der Betroffenen mit einem Schlaganfall zu rechnen, danach bei etwa 5 % im Jahr. Je länger ein Vorhofflimmern dann besteht und mit je mehr anderen Veränderungen am Herz es vergesellschaftet ist, desto eher kommt es zu einem Schlaganfall. Nur zeitweise vorhandenes Vorhofflimmern ohne sonstige Herzveränderungen (sogenanntes alleiniges Vorhofflimmern) geht besonders bei jüngeren Menschen nicht mit einem nennenswert erhöhten Schlaganfallrisiko einher. Ein besonders hohes Risiko haben Menschen, deren Vorhofflimmern auf eine durch eine bakterielle Entzündung bedingte »rheumatische« Herzkrankheit zurückzuführen ist, die zusätzlich zu Veränderungen der Herzklappen geführt hat.

Ohne begleitende Veränderungen, wie eine Vergrößerung des linken Vorhofes oder Herzklappenerkrankungen, ist das Schlaganfallrisiko bei älteren Menschen mit Vorhofflimmern bereits auf das Fünf- bis Sechsfache erhöht, bei zusätzlichen rheumatischen Klappenveränderungen sogar auf das 17fache. Insgesamt spielt Vorhofflimmern bei rund 10 bis 15 % aller Schlaganfälle eine ursächliche Rolle, wobei die Bedeutung wie bei den meisten anderen Risikofaktoren mit zunehmendem Lebensalter abnimmt.

Nach einem *Herzinfarkt* erleiden 3–5 % der Betroffenen Embolien in das Gehirn, wovon zwei Drittel in den ersten 3 Wochen auftreten. Ausgedehnte, sogenannte transmurale (die ganze Wand durchdringende) Infarkte der Herzvorderwand bringen das höchste Risiko mit sich, besonders dann, wenn sich im Ultraschallkardiogramm (UKG) eine verminderte Beweglichkeit der Herzwand in diesem Bereich zeigt. Dann kann es innerhalb der ersten Wochen bis Monate zu oft vergleichsweise großen, zunächst muralen (wandständigen) Thromben kommen. Wenn diese sich ablösen und mit dem Blutkreislauf verschleppt werden, besteht die Gefahr eines embolischen Verschlusses größerer Arterien, ausnahmsweise auch einmal der inneren Halsschlagader am Abgang außerhalb des Kopfes. Insgesamt wird das Schlaganfallrisiko durch einen Herzinfarkt verdoppelt bis vervierfacht. Bei rund der Hälfte der Menschen, die an einer Herzkrankheit sterben, ist es zuvor auch zu embolisch bedingten Durchblutungsstörungen des Gehirns gekommen. Diese müssen nicht unbedingt Beschwerden verursacht haben.

Unter den Klappenkrankheiten als Ursache zerebraler Ischämien haben bis zur Einführung der Antibiotika die *rheumatischen Herzkrankheiten* die wichtigste Rolle gespielt. Dabei sind häufiger mehrere Veränderungen gleichzeitig vorhanden, zum Beispiel eine Mitralstenose (Einengung der Klappe mit Störung des Blutflusses zwischen linkem Vorhof und linkem Ventrikel) und Vorhofflimmern. Größenordnungsmäßig ist bei einer rheumatischen Herzkrankheit mit einer Schlaganfallhäufigkeit von etwa 5 % im Jahr zu rechnen. Nach der Einführung einer Behandlung von bakteriellen Entzündungen mit Antibiotika vor einigen Jahrzehnten kommen *rheumatische Herzklappenveränderungen* zunehmend seltener vor. Demgegenüber erfolgen aber vermehrt Herzoperationen mit Einsetzen künstlicher oder biologischer Herzklappen. Heute spielen als Emboliequelle *künstliche Herzklappen* und *infektiöse Endokarditiden* (durch Bakterien bedingte Entzündungen der Herzinnenwände mit besonderer Beteiligung der Herzklappen) eine wichtigere Rolle. Bei künstlichen Herzklappen wird das Schlaganfallrisiko trotz einer in aller Regel durchgeführten Antikoagulation (Blutverdünnung) in den ersten 2–3 Jahren auf 2–4 % im Jahr geschätzt, danach kommt es zu einer langsamen Normalisierung. Bei betroffenen Kranken treten vergleichsweise häufig schwere Hirninfarkte ohne vorangehende TIAs auf.

Ein *Mitralklappenprolaps (MKP)* oder *Mitralklappenvorfall (MKV)* ist die insgesamt häufigste Auffälligkeit der Herzklappen, die aber meist ohne Krankheitswert ist. Es handelt sich dabei um einen Vorfall der zwischen linkem Vorhof und linker Herzkammer sitzenden und einer zweizipfligen Bischofsmütze (= Mitra) ähnelnden Mitralklappe zurück in den Vorhof während der Kontraktion der Herzmuskulatur. Diese Anomalie kommt bei 5–10 % aller Menschen vor, bevorzugt bei sehr schlanken Männern und Frauen. Nur bei einem kleinen Bruchteil davon können kleine, vermutlich an der Mitralklappe entstehende Thromben Ursache von Durchblutungsstörungen des Gehirns sein. Es läßt sich berechnen, daß pro Jahr nur bei einem von 6000 Menschen mit dieser in aller Regel harmlosen Klappenveränderung mit einem Schlaganfall zu rechnen ist.

Besonders bei älteren Menschen wird auch eine mögliche ursächliche Verbindung von sogenannten *Mitralringverkalkungen* oder *verkalkten Stenosen der Aortenklappe* mit zerebralen ischämischen Insulten diskutiert. Oft haben die Betroffenen aber gleichzeitig Vorhofflimmern oder eine arteriosklerotische Makroangiopathie, so daß es im Einzelfall kaum möglich ist, die Ursache genau festzulegen.

Eine bakterielle *Endokarditis* (Entzündung der Herzinnenwände) geht ebenfalls mit einem hohen Schlaganfallrisiko einher. Ungefähr jeder dritte Betroffene muß mit neurologischen Komplikationen rechnen, fast immer mit einem Hirninfarkt. Bei rund 5% aller Endokarditis-Kranken kommt es außerdem zu sogenannten mykotischen Aneurysmen. Diese entstehen durch Embolien aus entzündlichem, bakterienhaltigem Material, die in den Arterien, in denen sie steckenbleiben, eine teilweise Zerstörung der Wand bewirken. Diese durch Entzündungen hervorgerufenen Aneurysmen führen recht häufig zu Blutungen.

Ein Myxom ist ein gutartiger Tumor (eine Geschwulst) aus weichem, schleimartigem Gewebe. Ein *Vorhofmyxom* ist ein seltener Tumor im linken Vorhof des Herzens, der sich unter Umständen erstmals mit Durchblutungsstörungen des Gehirns bemerkbar macht. Bei jedem zweiten bis dritten Menschen mit einem Vorhofmyxom kommt es durch abgelöste Myxombruchstücke oder am Myxom entstandene Thromben zu zerebralen Embolien. Vorhofmyxome können in jedem Lebensalter vorkommen.

Ein *offenes Foramen ovale* ist ein bei Neugeborenen noch regelmäßig vorkommendes Loch in der Trennwand der Herzvorhöfe, das sich bei den meisten Menschen in den ersten Lebensjahren verschließt. Bei bis zu 30% bleibt es aber zeitlebens offen. Dann können theoretisch Blutgerinnsel aus dem venösen System (zum Beispiel von einer Beinvenenthrombose) unter Umgehung des Blutkreislaufs durch die Lunge direkt in das arterielle System des restlichen Körpers gelangen und als Embolus zum Beispiel eine Hirnarterie verstopfen. Wegen des im Vergleich zur rechten Seite normalerweise höheren Drucks im linken Vorhof scheint dies aber die Ausnahme und nicht die Regel zu sein.

Auch in den Trennwänden des Herzens vorkommende *Aneurysmen* (Aussackungen) sind eine weitere mögliche Emboliequelle. In der linken Kammer treten sie meist nach einem Herzinfarkt auf, können aber auch unabhängig davon vorkommen.

Myopathien sind Muskelerkrankungen, Kardiomyopathien sind also Erkrankungen der Herzmuskulatur. Diese können unter anderem zu einer Muskelverdickung und Vergrößerung der Herzkammern führen (der sogenannten linksventrikulären Hypertrophie, die sich auch an EKG-Veränderungen ablesen läßt), was die Entstehung von Thromben begünstigt.

● **Tab. 5: Herzkrankheiten als Ursache von embolischen Hirninfarkten**

Betroffener Herzteil	Krankheit
ganzes Herz	angeborene Herzfehler bakterielle Endokarditis nicht-bakterielle thrombotische Endokarditis Pilzinfektionen Herzoperationen Kardiomyopathie
linker Vorhof	Vorhofflimmern Vorhofmyxom offenes Foramen ovale Vorhofseptumaneurysma
Herzklapppen	rheumatische Herzkrankheiten künstliche Herzklappen Mitralringverkalkung Mitralklappenvorfall
linke Herzkammer	kürzlicher Herzinfarkt mit wandständigen Thromben Aneurysma

Kardiomyopathien haben viele Ursachen, unter anderem spielen hoher Blutdruck und Alkoholmißbrauch eine Rolle.

Was bewirkt erhöhter Blutdruck?

Eine arterielle Hypertonie oder ein Hypertonus (beides = Bluthochdruck) ist der wichtigste beeinflußbare Risikofaktor für das Auftreten eines Schlaganfalls. Je höher der Blutdruck, desto größer ist das Risiko eines Schlaganfalls (Abb. 23). Eine alleinige Erhöhung des oberen, systolischen Blutdruckwertes über 180 mmHg bewirkte in einer englischen Untersuchung eine Versechsfachung des Schlaganfallrisikos. Im Mittel ist das Schlaganfallrisiko durch einen erhöhten Blutdruck (Werte über 160/95 mmHg) etwa auf das Zwei- bis Dreifache erhöht; selbst bei grenzwertigen Blutdruckwerten läßt sich noch eine Risikoerhöhung um etwa 50 % nachweisen.

Ein erhöhter Blutdruck bewirkt sowohl reversible (rückbildungsfähige) als auch irreversible (nicht rückbildungsfähige) Veränderungen der Arte-

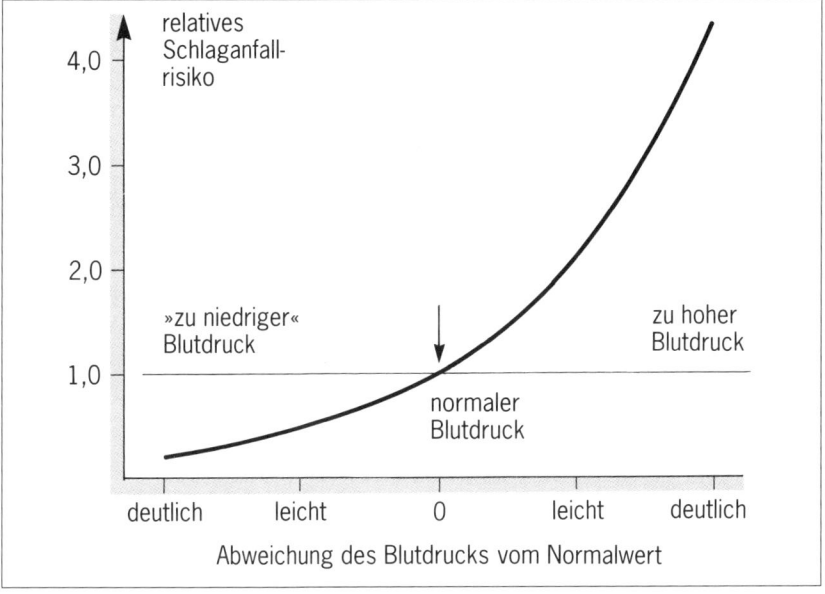

Abb. 23: Schlaganfallrisiko in Abhängigkeit vom Blutdruck.

rien. Die Schäden, die ein hoher Blutdruck an den Gefäßwänden über eine vermehrte Beanspruchung der Innenhaut hervorruft, begünstigen in großen Arterien in erster Linie das Entstehen und Fortschreiten einer Arteriosklerose mit einer Verdickung der Gefäßwände und verminderter Elastizität (Anpassungsvermögen). In kleinen Arterien wird zusätzlich die Ausbildung sogenannter Mikro-Aneurysmen in tiefliegenden Arterien des Gehirns als Ursache von Blutungen begünstigt. Daneben ist ein hoher Blutdruck unter anderem auch noch ein Risikofaktor für das Auftreten von Vorhofflimmern (siehe S. 64).

Selbst ein deutlich erhöhter Blutdruck verursacht meist keine oder kaum wahrnehmbare Beschwerden. Das ist unter dem Gesichtspunkt einer möglichst frühzeitigen Erkennung und Behandlung eigentlich bedauerlich, weil ein zu hoher Blutdruck der mit Abstand wichtigste behandelbare Risikofaktor für alle Herz-Kreislauf-Erkrankungen ist. Die Hälfte bis zwei Drittel der Menschen, die einen Schlaganfall erleiden, haben einen zu hohen Blutdruck, während dies im Durchschnitt der Bevölkerung nur bei 15–20 % der Fall ist.

Für die Auswirkungen eines erhöhten Blutdruck spielt das Lebensalter eine wichtige Rolle. Es hat sich nämlich gezeigt, daß die Risikoerhöhung

69

durch hohen Blutdruck bei jungen Menschen viel stärker ist als bei älteren. In der Altersgruppe unter 45 Jahre steigt das Risiko bis zum 10fachen an, während es sich bei den über 65jährigen nur noch verdoppelt, und bei 80- oder 90jährigen kein sicherer schädlicher Einfluß mehr erkennbar ist. Natürlich handelt es sich bei solchen Angaben nur um Mittelwerte, und die tatsächliche Risikoerhöhung kann im Einzelfall in Abhängigkeit vom Ausmaß der Blutdruckerhöhung und Vorhandensein anderer Risikofaktoren sowohl noch höher als auch niedriger sein.

Ausnahmsweise kann auch ein in der Fachsprache als arterielle Hypotonie bezeichneter zu niedriger Blutdruck Ursache eines Schlaganfalls sein. Im Vergleich zu erhöhtem Blutdruck ist dies aber viel seltener der Fall. Man schätzt, daß auf einen Schlaganfall durch zu niedrigen Blutdruck etwa 10 durch zu hohen Blutdruck kommen.

Ein zu niedriger Blutdruck kann unter zwei Voraussetzungen zu einem Schlaganfall führen. Die erste Möglichkeit besteht in einer in der Regel sehr weit fortgeschrittenen arteriosklerotischen Gefäßschädigung mit deutlicher Einengung oder Verschluß einer oder mehrerer hirnversorgender Arterien und einem deutlichen Blutdruckabfall. Die zweite Möglichkeit besteht in einem noch stärkeren Abfall des Blutdrucks und einer Minderversorgung der sogenannten End- und Grenzstromgebiete im Gehirn, die jeweils nur von einer Arterie versorgt werden. In beiden Situationen sind die Arteriolen und auch die größeren Arterien des Gehirns nicht mehr in der Lage, sich zu erweitern und trotz des niedrigen allgemeinen Blutdrucks für eine normale Hirndurchblutung zu sorgen. Beispiele entsprechender Krankheiten sind Herzrhythmusstörungen, Operationen mit starkem Blutverlust oder die Einnahme von stark und rasch blutdrucksenkenden Medikamenten. Daneben kann ein Blutdruckabfall auch bei Gefäßveränderungen, die durch Umgehungskreisläufe gerade noch kompensiert (ausgeglichen) werden, mit einem hohen Schlaganfallrisiko einhergehen. Schließlich glauben manche Fachleute, daß das gehäufte Auftreten von Schlaganfällen im Schlaf mit einem nächtlichen Abfallen des Blutdrucks in Zusammenhang stehen könnte.

Gelegentlich können vorangegangene TIAs bei Lagewechsel (zum Beispiel bei raschem Aufstehen) auf einen durch einen zu niedrigen Blutdruck bedingten Schlaganfall hinweisen. Ganz allgemein sind auch ältere Menschen mit seit langer Zeit bekanntem Hochdruck besonders gefährdet, einen Schlaganfall durch zu niedrigen Blutdruck zu erleiden. Solche Schlaganfallformen werden auch als hämodynamisch, durch gestörten Blutfluß bedingt, bezeichnet. Bei den betroffenen Menschen ist die Untergrenze zur sogenannten Autoregulation der Hirndurchblutung zu einem höheren Wert hin verschoben. Ein plötzliches Absinken unter diesen Wert führt dann zu einem starken Abfall der Hirndurchblutung, der nicht mehr ausgeglichen werden kann. Für solche Menschen kann ausnahmsweise einmal die weitverbreitete und oft unkritisch benutzte Bezeichnung eines »Erfordernis«-Hochdrucks gelten. Dies soll ausdrücken, daß die Betroffenen einen leicht bis mäßig erhöhten Blutdruck benötigen, damit ihr Gehirn ausreichend durchblutet wird und es ihnen gutgeht. Im allgemeinen gilt jedoch eindeutig, daß der Blutdruck für eine angestrebte Verhinderung eines Schlaganfalls gar nicht niedrig genug sein kann.

Was bewirkt Rauchen?

Im Zigarettenrauch lassen sich etwa 4000 verschiedene Stoffe (!) nachweisen, von denen Nikotin, Kohlenmonoxid und Teer am schädlichsten sind. Nikotin führt zur Verengung von Gefäßen, was wiederum eine Blutdruckerhöhung und arteriosklerotische Veränderungen bewirkt. Kohlenmonoxid bindet Sauerstoff, der vom Gehirn und allen anderen Organen des Körpers benötigt wird. Weil weniger Sauerstoff zur Verfügung steht, muß das Herz vermehrt arbeiten, um diesen Mangel auszugleichen. Von vielen der anderen Stoffe im Zigarettenrauch nimmt man an, daß sie nach ihrer Aufnahme ins Blut in den Gefäßen zu Verletzungen oder sonstigen Schäden der Wände führen. Außerdem konnte unter anderem nachgewiesen werden, daß Zigarettenrauch die Verklumpungsneigung von Thrombozyten (siehe S. 91) fördert.

Rauchen führt sowohl an den großen als auch kleinen Arterien zu einer Verengung und damit zu einer Drosselung der Blut- und Sauerstoffversorgung des Hirngewebes. Dieser Effekt kommt wahrscheinlich durch eine Wirkung des Nikotins am sogenannten autonomen oder unwillkürlichen Nervensystem zustande. In einer finnischen Untersuchung bei 49 Zwillingspaaren mit einem durchschnittlichen Alter von Anfang 50 war jeweils ein Zwilling Raucher und der andere Nichtraucher. Mit Ultraschalluntersuchungen konnten bei den Rauchern an den Halsschlagadern ausgeprägtere arteriosklerotische Veränderungen nachgewiesen werden als bei Nichtrauchern.

Außerdem konnte eine Vielzahl anderer schädlicher Auswirkungen des Rauchens nachgewiesen werden, zum Beispiel eine Erniedrigung des »guten« HDL-Cholesterins und des Sauerstoffangebots im Blut sowie ein erhöhtes Risiko für das Auftreten von Vorhofflimmern. Mindestens ebenso wichtig scheint bei Rauchern die Blockade von 15–20 % ihrer Erythrozyten durch »Besetzen« mit dem vermehrt entstehenden Kohlenmonoxid (= CO) zu sein. Dies führt unter anderem zu einer vermehrten Erythrozytenbildung und damit zu einer Erhöhung des sogenannten Hämatokrits. Neben den direkt schädlichen Einflüssen kann sich Rauchen auch indirekt über eine Beeinträchtigung der Wirksamkeit von Medikamenten nachteilig auswirken. In einer englischen Studie zur Behandlung von leicht erhöhtem Blutdruck mit sogenannten Beta-Blockern zeigten zum Beispiel nur Nichtraucher eine Abnahme der Schlaganfallhäufigkeit.

Insgesamt haben Raucher im Vergleich zu Nichtrauchern etwa ein zweifach höheres Risiko ischämischer Schlaganfälle, das mit der durchschnittlichen Zahl täglich gerauchter Zigaretten aber noch stärker ansteigt. Bei Frauen ist die Risikoerhöhung etwas deutlicher als bei Männern (60 % gegenüber 40 %). Dies gilt besonders für lakunäre und thromboembolische Infarkte, während kardioembolische Schlaganfälle nicht häufiger sind als bei Nichtrauchern. Bei Subarachnoidalblutungen (siehe S. 121) ist die Risikoerhöhung mit durchschnittlich einer Vervierfachung für alle Raucher und mehr als einer Verzehnfachung für starke Raucher (mehr als ein Päckchen pro Tag) übrigens noch viel deutlicher. Wie beim erhöhten Blutdruck sind auch die schädlichen Auswirkungen des Rauchens bei jungen Menschen stärker als bei alten. Während das Risiko eines Schlaganfalls bei 40jährigen Rauchern im Mittel verfünffacht und bei 55jährigen immerhin noch verdreifacht wird, ist es für das 70. Lebensjahr nur noch verdoppelt, und nach dem 80. Lebensjahr läßt sich statistisch keine nennenswerte Erhöhung des Schlaganfallrisikos mehr nachweisen.

Was bewirkt die Zuckerkrankheit?

Viele Untersuchungen haben nachweisen können, daß Menschen mit einer Zuckerkrankheit ein erhöhtes Schlaganfallrisiko haben. Normalerweise liegt der Blutzucker morgens vor dem Frühstück (»nüchtern«) unter 120 mg% (Milligramm pro hundert Milliliter Blut) und steigt auch nach dem Essen nicht über 180 mg% an. Von einer Zuckerkrankheit oder einem Diabetes mellitus spricht man bei Nüchternwerten über 120 mg% und bei Werten von über 200 mg% nach dem Essen. Eine Zuckerkrankheit findet sich gehäuft bei Menschen mit Übergewicht und hohem Blutdruck. Umgekehrt hat eine Zuckerkrankheit auch Auswirkungen auf die Konzentration der Blutfette.

Eine jahrelang bestehende Zuckerkrankheit führt neben einer Förderung der Arteriosklerose größerer Gefäße insbesondere zu einer ausgedehnten Mikroangiopathie (siehe S. 83). Dies kann auch zu einer Beeinträchtigung der Autoregulation der Hirndurchblutung mit druckabhängigen Schwankungen führen. Zusätzlich gefährdet eine Zuckerkrankheit durch die Beeinträchtigung der Zuckerverwertung die Ernährungssituation in den Nervenzellen. Trotz der erhöhten Blutzuckerwerte sind die Nervenzellen nicht mehr in der Lage, den Zucker in üblicher Weise als Energielieferant zu verwerten.

Wie beim erhöhten Blutdruck ist es auch bei der Zuckerkrankheit so, daß die betroffenen Menschen lange Zeit beschwerdefrei sind. Bei Menschen, die nur selten zum Arzt gehen, kommt es immer wieder vor, daß ein Diabetes erst anläßlich eines Schlaganfalls festgestellt wird. Gegenüber gleich alten Menschen ohne Zuckerkrankheit ist das Schlaganfallrisiko im Mittel auf das Zwei- bis Dreifache erhöht. Das Risiko ist um so höher, je schlechter der Zucker eingestellt ist. Durchschnittlich hat etwa jeder fünfte Schlaganfallbetroffene die Zuckerkrankheit.

Was bewirkt übermäßiges Alkoholtrinken?

Übermäßiges Trinken von Alkohol ist eines der am meisten verharmlosten sozialmedizinischen Probleme unserer Gesellschaft. Bei Alkoholikern kann es am Nervensystem zu einer Vielzahl unterschiedlicher Schädigungen kommen, unter denen das Risiko eines Schlaganfalls aber eine eher bescheidene Rolle spielt.

Alkohol begünstigt besonders dann das Auftreten eines Schlaganfalls, wenn regelmäßig größere Mengen getrunken werden. Der Grenzwert scheint dabei für Männer bei 80 Gramm Alkohol am Tag zu liegen, das sind etwa ein dreiviertel Liter Wein oder zwei Liter (vier große Flaschen) Bier. Dann steigt insbesondere das Risiko von Hirnblutungen an. Im Hinblick auf Hirninfarkte ist chronischer Alkoholismus unter anderem ein Risikofaktor für das Auftreten von Vorhofflimmern. Auch unterhalb dieser Mengen ist Alkohol aber nicht immer unbedenklich. Frauen vertragen aufgrund einer anderen Leberfunktion mit langsamerem Abbau des Alkohols deutlich weniger als Männer.

Allerdings ist es beim Alkohol im Gegensatz zum Nikotin nicht so, daß schon geringe Mengen schädlich sind und das Schlaganfallrisiko einfach mit der Menge ansteigt. Vielmehr haben geringe Alkoholmengen offenbar sogar einen günstigen Einfluß auf das Herz-Kreislauf-System. Das heißt, daß Menschen, die gewohnheitsmäßig und regelmäßig etwas Alkohol trinken, weniger Herz- und wahrscheinlich auch Hirninfarkte erleiden als Menschen, die überhaupt keinen Alkohol trinken. Eine mögliche Erklärung könnte darin bestehen, daß regelmäßig, aber in Maßen zugeführter Alkohol das schlechte LDL-Cholesterin vermindert. Hirnblutungen treten allerdings auch schon bei Menschen häufiger auf, die regelmäßig nur geringe Alkoholmengen trinken.

Was bewirken erhöhte Blutfette und Übergewicht?

Eine Erhöhung der Blutfette geht mit einem erhöhten Schlaganfallrisiko einher. Allerdings hängt dies davon ab, welche Blutfette erhöht sind und wie ausgeprägt die Erhöhung ist. Die Blutfette setzen sich aus den Triglyzeriden und Cholesterinen zusammen. Triglyzeride bestehen aus drei Fettsäuren und Glyzerin. Ihre Konzentration im Blut hängt stark von der Ernährung ab und kann auch kurzfristig erheblich schwanken. Bis vor kurzem wurden Triglyzeridwerte bis 200 mg% als harmlos betrachtet. Jetzt konnte aber gezeigt werden, daß der Grenzwert für Herz- und Kreislauf-Erkrankungen bei 100 mg% liegt. Offenbar machen höhere Werte das Blut unter anderem dickflüssiger, worunter auch der Transport von Sauerstoff und Nährstoffen leidet. Neben fettreichem Essen führen auch Alkohol und Süßigkeiten zu erhöhten Triglyzeriden.

Cholesterin ist eigentlich überhaupt kein richtiges Fett, sondern nur ein fettähnlicher, wachsartiger Stoff, der in Wasser unlöslich ist. Cholesterin ist lebensnotwendig und unter anderem in den Wänden vieler Körperzellen enthalten sowie für die Bildung von Hormonen (unter anderem der Geschlechtshormone) und der Gallensäuren erforderlich. Ein Teil des Cholesterins wird im Körper selbst, vor allem in der Leber, gebildet, der Rest wird mit der Nahrung aufgenommen. Besonders reich an Cholesterin sind Eidotter, Fleisch und Milchprodukte, daneben führen auch ungesättigte Fettsäuren z.B. aus tierischen Fetten zu einer Erhöhung des Cholesterins.

Weil Fett und das wäßrige Blutplasma sich nicht mischen, wird im Blutkreislauf ein Transportmittel für die Fette benötigt. Für das Cholesterin stehen dazu in erster Linie zwei Eiweißstoffe zur Verfügung, die aufgrund ihrer Zusammensetzung als Lipoproteine (Fetteiweiße; an Eiweiße gebundene Fette) hoher oder niedriger Dichte bezeichnet werden. Sie werden im Darm und in der Leber gebildet und verbinden sich im Blutkreislauf mit Cholesterin. Der Normalbereich für Cholesterin beträgt unter 200 mg/dl oder mg%, 200–239 mg% gelten als grenzwertig und Werte über 240 mg% als erhöht.

Das LDL (englisch: low density lipoprotein = Fetteiweiß niedriger Dichte) nimmt Cholesterin im Blut auf und lagert es in verschiedenen Zellen ab. Unter krankhaften Bedingungen können dies auch die Blutgefäße sein, wo das LDL sich dann wie auf einer »wilden«, nicht genehmigten Mülldeponie verhält. Daher wird das LDL auch als schädliches oder »schlechtes« Cholesterin bezeichnet. Es spielt eine entscheidende Rolle bei der Entstehung von Einengungen der Arterien und sollte unter 130 mg% liegen.

Das HDL (englisch: high density lipoprotein = Fetteiweiß hoher Dichte) kann man in Anlehnung an den Vergleich mit der nicht erlaubten Mülldeponierung durch das LDL auch als Säuberungskommando bezeichnen. Es sammelt überflüssiges Cholesterin ein, entfernt es sogar aus den Gefäßwänden und bringt es zur Leber, wo es beseitigt wird. Daher wird HDL auch als »gutes« Cholesterin bezeichnet. Es hat sich gezeigt, daß Menschen mit hohem HDL eindeutig weniger Herz- und möglicherweise auch weniger Hirninfarkte haben. So wird das Herzinfarktrisiko bei einem Anstieg des HDL um 15 mg% um die Hälfte verringert, und schon deswegen sollte das HDL mindestens 35 mg% betragen.

Deutlich erhöhte Cholesterinwerte gehen mit einem erhöhten Schlaganfallrisiko einher. So wurde ein verdoppeltes Risiko bei Werten über 240 mg% und nahezu eine Verdreifachung bei Werten über 280 mg% beschrieben. Eine englische Untersuchung bei über 350 000 Männern zeigte schon bei Cholesterinwerten über 240 mg% ein auf das Zweieinhalbfache erhöhtes Risiko von innerhalb von 6 Jahren auftretenden tödlichen Schlaganfällen. Während der Zusammenhang von LDL und HDL mit dem Auftreten von Herzinfarkten schon gut belegt ist, liegen für Schlaganfälle noch keine verläßlichen Daten vor. Wie beim Herzinfarkt ist aber davon auszugehen, daß weniger die Gesamtkonzentration an Cholesterin wichtig ist als ein erhöhter LDL- bzw. erniedrigter HDL-Anteil.

Übergewicht liegt vor, wenn das Körpergewicht mehr als 10 % über dem Normalgewicht liegt. Das Normalgewicht läßt sich überschlägig aus der Körpergröße in Zentimetern minus 100 errechnen. Das Idealgewicht liegt weitere 10–15 % darunter. Adipositas oder Fettsucht liegt vor, wenn das Körpergewicht mehr als 20–30 % über dem Normalgewicht liegt. Übergewicht ist für sich allein genommen nach dem derzeitigen Wissensstand kein direkter oder primärer Risikofaktor. Es stellt aber einen sogenannten sekundären Risikofaktor dar (siehe auch S. 59), der indirekt über Folgekrankheiten wie Hochdruck, Zuckerkrankheit oder Herzkrankheiten zu einem erhöhten Schlaganfallrisiko führt. Insgesamt bedeutet dies eine deutlich verminderte Lebenserwartung. So konnte gezeigt werden, daß eine Zunahme des Körpergewichtes nach dem 18. Lebensjahr um 20 kg oder mehr zu einer Versiebenfachung des Risikos führt, an einer koronaren Herzkrankheit zu sterben.

Das Körpergewicht allein erlaubt keine zuverlässige Einschätzung des Risikos von Komplikationen, weil dieses auch vom sogenannten Fettverteilungstyp abhängig ist. So ist bei beiden Geschlechtern eine Fettleibigkeit mit vorwiegend bauch- oder stammbetontem Fettansatz häufiger von Hochdruck und Gefäßkrankheiten begleitet als eine hüft- und oberschenkelbetonte Fettsucht. Übergewichtige Männer haben gegenüber Frauen häufiger ein stammbetontes Fettverteilungsmuster und sind daher bei gleichem Ausmaß häufiger von Komplikationen wie einem Schlaganfall betroffen.

Was kann die Antibabypille bewirken?

Die meisten Frauen vertragen die in der Fachsprache auch als hormonelle Kontrazeptiva bezeichneten Antibabypillen auch bei mehrjähriger Einnahme relativ gut. Bei einem kleinen Teil kommt es jedoch zu deutlicheren unerwünschten Wirkungen und Komplikationen, die unter anderem auch zu einem Schlaganfall führen können. So kann es unter regelmäßiger Einnahme der Antibabypille – wahrscheinlich durch eine hormonelle Umstellung – zum Auftreten eines erhöhten Blutdruckes kommen. Damit ist bei ein bis zwei von 100 Frauen zu rechnen. Obwohl der Anteil also gering ist, sind Blutdruckkontrollen bei allen Frauen sinnvoll.

Die übliche Antibabypille setzt sich aus den beiden weiblichen Geschlechtshormonen Östrogen und Gestagen zusammen. Während Östrogene das HDL-Cholesterin erhöhen, wirken Gestagene senkend. Auch das ist ein Grund dafür, soweit wie möglich sogenannte Minipillen mit niedrigem Östrogengehalt einzusetzen, die teilweise auch keine Gestagene enthalten.

Zu einer eindeutigen Zunahme der Häufigkeit von Schlaganfällen bei der Gesamtheit der jüngeren Frauen ist es seit Einführung der Antibabypille nicht gekommen. Hormonelle Kontrazeptiva alleine scheinen das Risiko also zumindest nicht allzu stark zu erhöhen. Es sieht aber danach aus, daß es bei Einnahme der Antibabypille nicht nur zu einem einfachen Addieren, sondern zusammen mit anderen Risikofaktoren zu einer unverhältnismäßig starken Erhöhung der Gefahr eines Schlaganfalls kommt. So fällt auf, daß die meisten betroffenen Frauen auch rauchen und älter als 35 Jahre sind oder einen erhöhten Blutdruck haben. Es wurde berechnet, daß das Schlaganfallrisiko von Frauen, die hormonelle Kontrazeptiva einnehmen und gleichzeitig rauchen, bis zu zwanzigmal höher ist als von gleich alten Frauen, die andere Verhütungsmethoden anwenden und Nichtraucherinnen sind. In letzter Zeit wurden bei einigen jungen Frauen mit Schlaganfällen unter der Einnahme hormoneller Kontrazeptiva zusätzlich sogenannte Anti-Östrogen-Antikörper in Gefäßveränderungen nachgewiesen, deren Rolle aber noch nicht abschließend beurteilt werden kann.

Es scheint allerdings so zu sein, daß die heute fast ausschließlich üblichen Kontrazeptiva mit niedrigem Hormongehalt viel sicherer sind als die älteren. So fand sich bei einer Auswertung der Daten einer kalifornischen Krankenkasse mit 1,1 Millionen versicherten Frauen bei den 295, die im Alter zwischen 15 und 44 Jahren einen Schlaganfall erlitten hatten, kein Anhalt für einen schädlichen Einfluß der Antibabypille.

Was können Entzündungen bewirken?

Gerade bei jüngeren Schlaganfallbetroffenen findet sich häufig keiner der bekannten Risikofaktoren. Bei Infektionskrankheiten im Gehirn, am Gesicht, Hals oder Herzen ist auf der anderen Seite ein ursächlicher Zusammenhang schon seit langer Zeit bekannt. In der letzten Zeit haben sich nun vermehrt Hinweise gefunden, daß auch Entzündungen eine Rolle spielen können, die nicht unmittelbar zu Veränderungen am Herzen oder an den das Gehirn versorgenden Blutgefäßen führen. Vor allem fieberhafte bakterielle Infekte scheinen bedeutsam zu sein. So weiß man, daß es eine Häufung von Schlaganfällen im Herbst und im Winter gibt, wenn auch Infekte oder Entzündungen am häufigsten sind.

An der Universitätsklinik Heidelberg hat man daher bei rund 200 Patienten mit TIAs und Hirninfarkten im Vergleich zu Kontrollpersonen (bezüglich Alter, Geschlecht und Wohnort) untersucht, ob sich eine überzufällige Häufung von Entzündungen nachweisen läßt. In der Woche vor der Durchblutungsstörung des Gehirns hatten 19 % der Patienten, aber nur 5 % der Kontrollpersonen an einer Entzündung gelitten. Ein besonders hohes Risiko fand sich für fieberhafte bakterielle und Atemwegsentzündungen. Demgegenüber bestand für den Zeitraum 2–4 Wochen vor der Durchblutungsstörung kein Unterschied zwischen den beiden Gruppen.

Es mehren sich also die Hinweise auf eine ursächliche Beteiligung von Entzündungen an der Entstehung von ischämischen Durchblutungsstörungen des Gehirns. Dieser Einfluß scheint altersunabhängig zu sein. Möglicherweise greifen die Entzündungen bei betroffenen Patienten von den Mandeln bzw. der Rachenregion auf die in unmittelbarer Nachbarschaft verlaufenden hirnzuführenden Arterien über und verursachen eine lokale Entzündung (Arteriitis; siehe auch S. 99). Daneben ist auch eine mittelbare Beeinflussung über das Immunsystem oder die Blutgerinnung denkbar.

Was sind seltene andere Ursachen und Risikofaktoren?

Es gibt eine Vielzahl seltener Ursachen von Durchblutungsstörungen des Gehirns, auf die nicht im einzelnen eingegangen werden kann. Eine Auswahl ist in Tabelle 6 zusammengestellt.

Die *fibromuskuläre Dysplasie* ist eine angeborene Gefäßfehlbildung, die Frauen etwas häufiger betrifft als Männer. Es handelt sich um eine Bindegewebsschwäche der inneren und mittleren Gefäßwand von Arterien, die sowohl dadurch zu meist zahlreichen, »gänsegurgelartig« aneinanderge-

● **Tab. 6: Einige seltenere Schlaganfallursachen**

Mechanismus	Ursache
traumatisch	Dissektion
angeboren	Gefäßfehlbildungen
	fibromuskuläre Dysplasie
	erbliche Fettstoffwechselstörungen
	Fabry-Krankheit
entzündlich	Panarteriitis nodosa
	systemischer Lupus erythematodes
	Wegener-Arteriitis
	Sneddon-Syndrom
Drogen und Medikamente	intravenöse Injektion von Drogen
	stark blutdrucksenkende Medikamente
ärztliche Behandlung	Operationen mit starkem Blutverlust
	und Blutdruckabfall
	Gefäßoperationen
	Angiographien
	Tumorbestrahlungen

reihten Gefäßeinengungen führen kann als auch das Entstehen von Dissektionen (siehe S. 97) begünstigt. Überhaupt sind *Unfälle bzw. Verletzungen der hirnzuführenden Schlagadern* bei Schlaganfällen bis zum 40. Lebensjahr wahrscheinlich eine der häufigsten Ursachen.

Bei der in Japan häufiger als bei uns vorkommenden sogenannten *Moya-moya-Krankheit* kommt es schon in den ersten Lebensjahrzehnten zu beidseitigen hochgradigen Stenosen oder Verschlüssen der inneren Halsschlagadern in ihrem Endabschnitt innerhalb des Kopfes mit Ausbildung eines Umgehungskreislaufs über ein netzartiges System kleiner Arterien an der Unterseite des Gehirns oder Hirnbasis. Moya-moya heißt auf japanisch Nebel und bezieht sich auf das Bild des Gefäßnetzes bei einer Angiographie (Gefäßdarstellung, siehe S. 177).

Das nach einem Arzt benannte *Sneddon-Syndrom* kommt gehäuft bei jüngeren Frauen vor und ist durch wiederholte meist kleinere Schlaganfälle bei netz- oder fleckförmigen bläulichen Hautverfärbungen an Armen und Beinen gekennzeichnet. Wahrscheinlich handelt es sich um eine genetisch und immunologisch beeinflußte Arteriitis; die meisten technischen Untersuchungen einschließlich Angiographie sind unergiebig.

Nach wie vor ist der *Mißbrauch intravenöser Drogen* in vielen westlichen Ländern ein großes Problem und besonders bei Jugendlichen und jüngeren Erwachsenen teilweise erschreckend weit verbreitet. Bei vielen Substanzen besteht ein hohes Risiko sowohl ischämischer Störungen als auch von Hirnblutungen. Kokain und Amphetamine (»Speed«) verursachen u.a. ein starkes Zusammenziehen der Gefäßmuskulatur (Vasokonstriktion), was zu einer drastischen Blutdrucksteigerung führt. Oft spielen auch Verunreinigungen in den »gestreckten« bzw. verdünnten Drogen eine Rolle.

Unter den *iatrogenen (durch ärztliche Maßnahmen bedingten) Durchblutungsstörungen des Gehirns* spielen neben Operationen mit extrem starkem Blutverlust und Blutdruckabfall Gefäßoperationen und Angiographien eine besonders wichtige Rolle. Dies ist deswegen besonders bedauerlich, weil diese Maßnahmen eigentlich dazu dienen sollen, Schlaganfälle zu verhindern. Eine Strahlentherapie am Kopf oder Hals (zum Beispiel bei Kehlkopfkrebs) kann über eine strahlenbedingte Zerstörung von Kapillaren und kleinen Arterien zu Schlaganfällen führen. An der Halsschlagader kann eine arteriosklerotische Makroangiopathie vorgetäuscht werden. Die Zeit zwischen Bestrahlung und Auftreten von Durchblutungsstörungen des Gehirns liegt meist bei ein bis zwei Jahren.

Es gibt Hinweise, daß das sogenannte *Schlaf-Apnoe-Syndrom* (Schnarchen mit zeitweisem Atemstillstand) mit einer erhöhten Schlaganfallgefährdung einhergeht. Dabei handelt es sich um eine bevorzugt Männer im Alter zwischen 30 und 65 Jahren betreffende Störung mit aussetzender Atmung im Schlaf, die bei Schnarchern gehäuft ist.

Mehrfach wurde eine Häufung von Schlaganfällen bei *übermäßigem Streß – sogenanntem Distreß –* und anderen seelischen Belastungen beschrieben. Beispiele sind schwere Erkrankungen oder Todesfälle von Angehörigen oder auch familiäre Probleme und Auseinandersetzungen. Inwieweit es bei solchen Belastungen aber nicht auch zu einem Blutdruckanstieg und anderen körperlichen Veränderungen kommt, ist unklar.

In mehreren Studien wurde ein Zusammenhang der Schlaganfallhäufigkeit mit den *Lebensverhältnissen* beschrieben. Dabei waren schlechter ausgebildete Menschen aus niedrigeren sozialen Schichten mit geringerem Einkommen häufiger von Schlaganfällen betroffen als Menschen mit guter Ausbildung und höherem Einkommen. Diese Studien weisen jedoch methodische Mängel auf und sind insgesamt nicht ganz eindeutig. Unter anderem scheint ein indirekter Zusammenhang über eine schlechtere medizinische Betreuung denkbar.

Es gibt Hinweise, daß *Umweltbelastungen* durch verschiedene Gifte indirekt das Schlaganfallrisiko erhöhen können. Zum Beispiel hat sich gezeigt, daß schon ein geringer Bleigehalt im Blut einen hohen Blutdruck begünstigt. Auch andere Umweltbelastungen, wie etwa eine erhöhte Lärmbelastung, gehen (wahrscheinlich über eine Blutdruckerhöhung) mit einer vermehrten Schlaganfallgefährdung einher.

Auch *Medikamente* können einen Schlaganfall auslösen. Dies gilt neben der bereits erwähnten Antibabypille (siehe S. 76) auch für blutdrucksenkende Mittel. Blutdrucksenkend wirken übrigens auch viele Schlaf- und Beruhigungsmittel.

Was sind keine Ursachen und Risikofaktoren?

Normaler Streß Streß ist in unserer Gesellschaft zu einem arg »gestreßten« Modewort geworden, das als vermeintliche Erklärung und Ausrede für so manches herhalten muß. Entgegen vielfältiger Befürchtungen ist normaler Streß, der von Fachleuten auch als sogenannter Eustreß bezeichnet wird, nicht nur kein Risikofaktor für den Schlaganfall und andere Herz-Kreislauf-Erkrankungen, sondern sogar gesundheitsförderlich.

Auch bei anderen vermeintlichen Streßkrankheiten wie etwa dem Magengeschwür hat sich in den letzten Jahren herausgestellt, daß es sich um eine ganz normale Infektionskrankheit mit einem früher unbekannten Bakterium handelt.

Körperliche Betätigung In aller Regel ist eine *normale körperliche Belastung* kein Risikofaktor für das Auftreten eines Schlaganfalls. Im Gegensatz zu Durchblutungsstörungen im vorderen Kreislauf ist im hinteren Kreislauf (der Wirbelsäulenarterie) allerdings häufiger eine Abhängigkeit des Auftretens von Krankheitszeichen von plötzlichen Änderungen der Kopf- und Körperstellung zu beobachten. Betroffene leiden häufiger zusätzlich unter Hypotonie (niedrigem Blutdruck). Zusätzlich kann der Kanal in den Fortsätzen der Wirbelsäule, durch den die Arterien verlaufen, durch Knochenfortsätze und andere Abnutzungserscheinungen eingeengt werden. Bestimmte Bewegungen wie das Legen des Kopfes ins Genick für längere Zeit – zum Beispiel beim Aufhängen von Gardinen – können das Zusammendrücken der Adern dann nochmals verstärken.

Sexuelle Aktivität Viele Menschen glauben, sexuelle Aktivität könne besonders im höheren Alter einen Schlaganfall auslösen. Dies ist aber nur ein weitverbreitetes Märchen. Selbst bei hochgradigen Einengungen der Halsschlagadern ist keine besondere Gefährdung durch sexuelle Aktivität bekannt. Vereinzelt beobachtete Häufungen von Subarachnoidalblutungen (siehe S. 121) beim Geschlechtsverkehr sind zwar möglicherweise auf anstrengungsbedingte Blutdruckspitzen zu beziehen, dennoch ergeben sich aus dieser Beobachtung keine weiteren Konsequenzen. Betroffen sind nämlich fast ausnahmslos jüngere und bislang gesunde Menschen, deren Aneurysma sich bisher nie bemerkbar gemacht hat. Ohne Kenntnis eines entsprechenden Risikos sind aber auch keine Vorsichtsmaßnahmen möglich, um ein Platzen des Aneurysmas zu verhüten.

Wie ist der weitere Verlauf nach Durchblutungsstörungen des Gehirns?

Über den sogenannten Spontanverlauf bei Menschen, bei denen eine Durchblutungsstörung des Gehirns aufgetreten ist, ist nicht viel bekannt. Dies kommt daher, daß die Ärzte sich natürlich schon immer bemüht haben, diese Menschen mit den bestmöglichen zur Verfügung stehenden Medikamenten zu helfen. Auch wenn man heute weiß, daß ein Großteil der früher eingesetzten Medikamente wirkungslos oder sogar schädlich war, ist es in aller Regel nicht möglich, daraus im nachhinein verläßliche Rückschlüsse auf den Spontanverlauf zu ziehen.

In Tabelle 7 sind einige Daten zusammengestellt, die zum weiteren Verlauf von Durchblutungsstörungen des Gehirns bekannt sind.

● **Tab. 7: Schlaganfallrisiko bei verschiedenen Risikofaktoren und Formen von Durchblutungsstörungen des Gehirns**

Risikofaktor bzw. Form der Durchblutungsstörung	Schlaganfallrisiko
Risikofaktoren	
Hypertonus	bis zu 10fach erhöht
Nikotinabusus	bis zu 6fach erhöht
Diabetes mellitus	bis zu 4fach erhöht
künstliche Herzklappe (trotz Antikoagulation)	2–4% im Jahr
rheumatische Herzkrankheit	4–6% im Jahr
Vorhofflimmern	15 % im ersten Jahr
	5 % danach
(unter Antikoagulation)	2–4% im Jahr
Herzinfarkt	10–20% in den ersten 2 Monaten
asymptomatische Stenose der hirnzuführenden Arterien	unter 1% im Jahr
Nach abgelaufenen Durchblutungsstörungen des Gehirns	
symptomatische höhergradige Stenose und TIA/PRIND oder leichter Schlaganfall	
– Karotisstromgebiet	4– 5% im ersten Monat
	5–10 % im ersten Halbjahr
	10–15 % im ersten Jahr
	5–10 % im Jahr danach
– vertebrobasiläres Stromgebiet	3– 5% im Jahr
lakunärer Infarkt	ca. 10 % im Jahr
symptomatischer Verschluß	ca. 7 % im Jahr

Gefäßveränderungen

Wo kommt es bevorzugt zur Arteriosklerose?

Erste arteriosklerotische Veränderungen betreffen meistens die Haupt-schlagader (Aorta) unmittelbar nach ihrem Abgang aus dem Herzen, dem sogenannten Aortenbogen. Arteriosklerotische Veränderungen im Aortenbogenbereich wurden in der Vergangenheit zuwenig beachtet, und erst in den letzten Jahren wurden sie gehäuft bei jungen Schlaganfallbetroffenen nachgewiesen, bei denen sich sonst keine Erklärungsmöglichkeiten fanden. Den Veränderungen im Aortenbogen folgen oft zunächst gleichartige Störungen in den Herzkranzgefäßen, bevor die großen Halsschlagadern und mittelgroßen Arterien wie etwa die Anfangsabschnitte der Hirnarterien betroffen sind. Die Arterienabschnitte weiter innen im Gehirn wie etwa der vorderen, mittleren oder hinteren Hirnarterie zeigen seltener arteriosklerotische Veränderungen. Dieser Ausbreitungsweg könnte mit eine Erklärung dafür sein, weshalb Durchblutungsstörungen des Gehirns meist später auftreten als solche des Herzens.

An den hirnversorgenden Arterien finden sich bevorzugt arteriosklerotische Veränderungen an Gefäßabschnitten, aus denen kleinere Äste abgehen oder an denen es zu einer Aufteilung kommt. Beispiele sind die sogenannte Bifurkation (Gabelung oder Aufteilungsstelle) der gemeinsamen Halsschlagader in die innere und äußere Halsschlagader sowie der Abgang der Wirbelsäulenarterie aus der Schlüsselbeinarterie (Abb. 24). Die Gefäßabschnitte im Gehirn sind mit Ausnahme der Hirnbasisarterie (siehe auch S. 47) meist nicht oder kaum von der Arteriosklerose betroffen.

Was ist eine Makroangiopathie, und was ist eine Mikroangiopathie?

Eine Makroangiopathie ist eine Erkrankung vorwiegend der großen Arterien, also zum Beispiel der Halsschlagadern, der Wirbelsäulenarterien, der Hirnbasisarterie sowie der Anfangsabschnitte der vorderen, mittleren oder hinteren Hirnarterie. Hauptursache einer Makroangiopathie ist die Arteriosklerose.

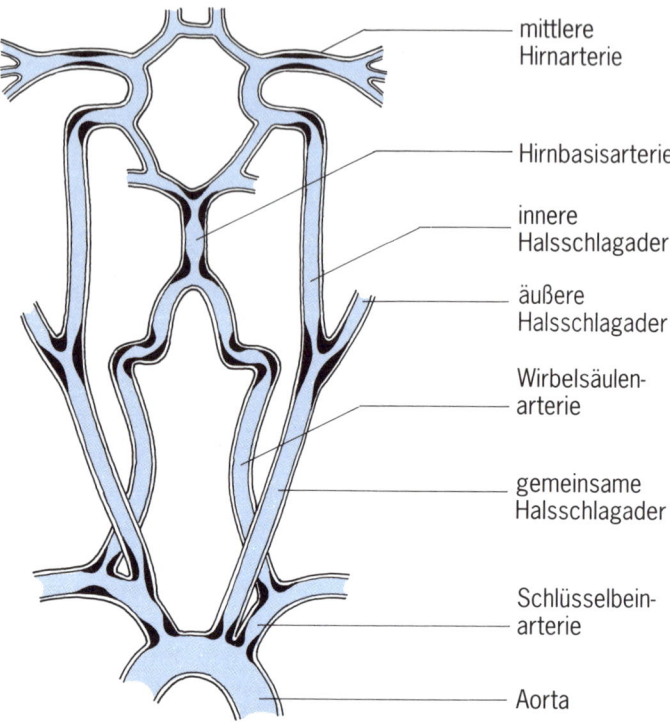

mittlere
Hirnarterie

Hirnbasisarterie

innere
Halsschlagader

äußere
Halsschlagader

Wirbelsäulen-
arterie

gemeinsame
Halsschlagader

Schlüsselbein-
arterie

Aorta

Abb. 24: Die häufigsten Stellen arteriosklerotischer Gefäßveränderungen.

Eine Mikroangiopathie ist eine Erkrankung vorwiegend der kleinen, oft rechtwinklig von den größeren Arterien abgehenden arteriellen Endäste innerhalb des Gehirns. Diese kleinen Arterien haben meist keine sogenannte Kollateralversorgung (Umgehungskreisläufe), weshalb es bei Einengungen und Verschlüssen in den von diesen Gefäßen versorgten Hirngebieten besonders leicht zu kleinen, umschriebenen Schlaganfällen kommen kann (Abb. 25). Ein hoher Blutdruck und eine Blutzuckerkrankheit spielen dabei ursächlich die wichtigste Rolle, müssen aber nicht vorhanden sein. Typische Folgen einer Mikroangiopathie bestehen in sogenannten lakunären Infarkten, einer sogenannten subkortikalen arteriosklerotischen Enzephalopathie (SAE) oder Mischformen dieser beiden Veränderungen.

Subkortikal heißt unterhalb der Hirnrinde liegend und Enzephalopathie bedeutet Störung des Gehirns. Eine subkortikale arteriosklerotische Enzephalopathie (oft als SAE abgekürzt) ist also eine in der Tiefe des Gehirns, dem sogenannten Marklager, liegende arteriosklerotische Gefäß-

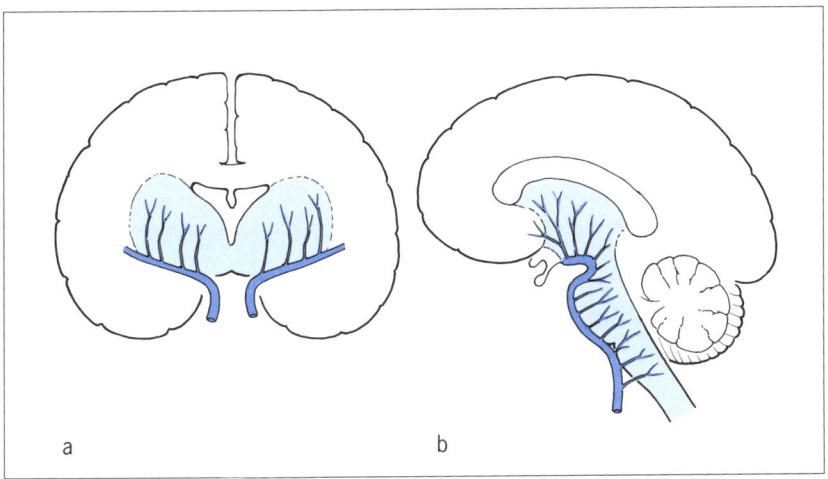

a   b

Abb. 25: Schematische Darstellung der rechtwinklig von den großen Arterien abgehenden dünnen Endästen als bevorzugter Ort von Mikroangiopathien. a) für die mittlere Hirnarterie, von vorne gesehen; b) für die Hirnbasisarterie, von der Seite gesehen.

krankheit, die aufgrund einer Mikroangiopathie zu lakunären Infarkten
(siehe S. 117) und sonstigen Gewebsuntergängen führt, die sich nicht immer als Schlaganfälle bemerkbar machen müssen. Es handelt sich oft um
zunächst »klinisch stumme« Infarkte (siehe auch S. 127), die erst durch eine Häufung erkennbare Störungen hervorrufen. Die betroffenen Bezirke
stellen sich im Computertomogramm als Hypodensien (Dichteminderun-
gen) dar (Abb. 26). Oft kommt es bei den Betroffenen zu einer sogenannten vaskulären Demenz (siehe S. 143), die manchmal nach einem deutschen Neurologen (Otto Binswanger, 1852–1929) auch als Binswanger-
Krankheit bezeichnet wird.

In den letzten Jahren wurde eine erbliche Sonderform einer Mikroangiopathie entdeckt, die sogenannte zerebrale autosomal-dominante Arterio-
pathie mit subkortikalen Infarkten und Leukoenzephalopathie (englisch:
cerebral autosomal dominant arteriopathy with subcortical infarcts and
leukoencephalopathy; CADASIL). Meistens sind die Patienten in ihren
mittleren Lebensjahren und weisen nicht die üblichen Gefäßrisikofakto-
ren auf. Neben den üblichen Schlaganfallbeschwerden klagt fast jeder
zweite Betroffene auch über Kopfschmerzen.

Makro- und Mikroangiopathie schließen einander nicht aus. Ein hoher
Blutdruck ist beispielsweise ein Risikofaktor für das Auftreten beider For-

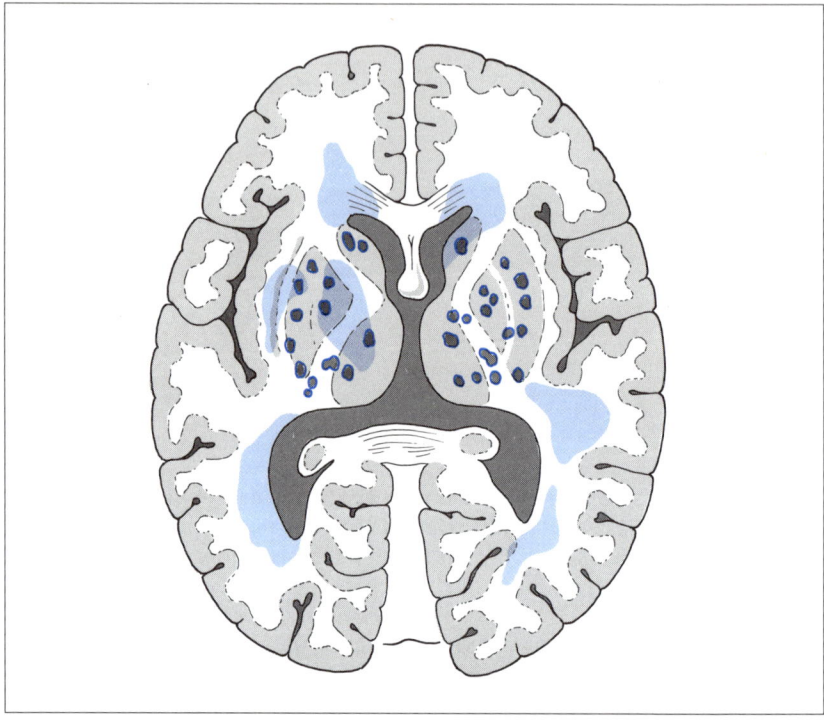

Abb. 26: Schematische Darstellung der Auswirkungen einer Mikroangiopathie mit zahlreichen umschriebenen (lakunären) Infarkten und einer diffusen Marklagerschädigung.

men einer Gefäßkrankheit. Dennoch ist es häufiger möglich, anhand der bei einem Schlaganfall auftretenden Beschwerden auch schon ohne technische Zusatzuntersuchungen recht verläßlich abzuschätzen, ob es sich um eine ursächliche Störung großer oder kleiner Arterien gehandelt hat. Dies könnte in Zukunft auch bei der Frühbehandlung von Schlaganfällen eine Rolle spielen.

Was ist eine Plaque?

Eine Plaque (von französisch = Platte) ist eine aus fettigen Streifen entstehende Ansammlung fetthaltiger und anderer Stoffe in der Innenwand von Gefäßen (Abb. 27). Plaques werden auch als Atherome (flache, fetthaltige Veränderungen auf der Innenwand von Arterien) oder atheromatöse Beete bezeichnet.

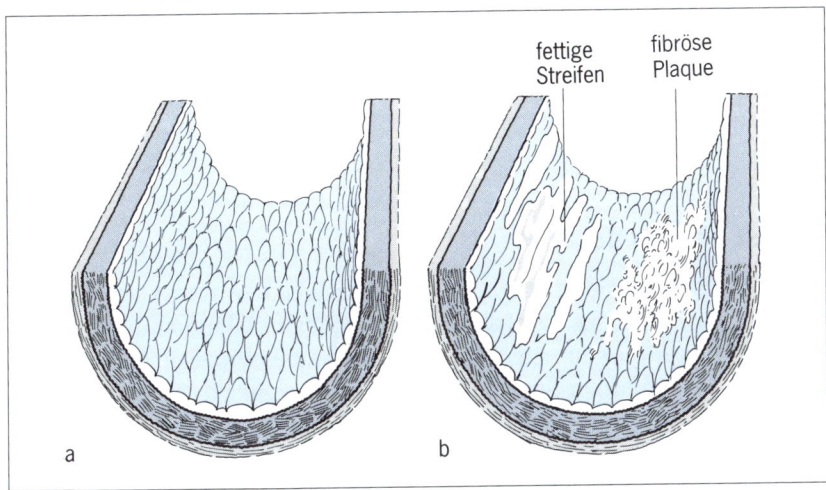

fettige
Streifen

fibröse
Plaque

a

b

Abb. 27: Schematische Darstellung einer normalen Gefäßwand (a) bzw. von fettigen Streifen und fibrösen Plaques (b).

Plaques entstehen durch Einlagerung von Cholesterin, das durch Risse der Innenhaut aus dem Blut in die Zellen der Gefäßwand übergetreten ist. Wenn Plaques sich ausdehnen und verdicken, können sie die Wand von Arterien schließlich so unelastisch machen, daß diese sich nicht mehr entsprechend dem wechselnden Blutdruck und Durchblutungsbedarf ausdehnen und zusammenziehen können. Außerdem wird die normalerweise glatte Innenhaut zunehmend unregelmäßig und rauher. Dies führt dazu, daß die Blutzellen sich vermehrt daran reiben und leichter hängenbleiben. Dabei kann sich das Blut in Form geronnener Klümpchen auf der unebenen Oberfläche festsetzen.

Plaques können sich auch durch Einblutungen mit nachfolgender Gerinnung und »Organisation« (Verfestigung) des geronnenen Blutes vergrößern und schließlich zu einer immer deutlicheren Einengung der Gefäßlichtung führen. Außerdem können Plaques teilweise zerfallen und Bestandteile als sogenannten Embolus (siehe S. 93) in den Blutstrom abgeben, wodurch es zu einer Verschleppung in Gefäßabschnitte kommt, die näher am Gehirn liegen.

Bislang hat man sich bei der Suche nach Plaques hauptsächlich auf die Halsschlagadern und dabei besonders auf die Bifurkation (Aufteilungsstelle) in die innere und äußere Halsschlagader konzentriert. Sehr wahrscheinlich spielen aber auch Plaques in der Halsschlagader vor der Aufteilung oder noch weiter zum Herzen hin im sogenannten Aortenbogen eine Rolle (siehe S. 83). Bei Schlaganfallbetroffenen ohne sonstige erkennbare Ursache fanden sich im Aortenbogen ulzerierte (aufgebrochene) Plaques fast sechsmal häufiger als bei Betroffenen mit erkennbarer sonstiger Ursache.

Was ist eine Stenose?

Eine Stenose ist eine Einengung. Im Rahmen der Arteriosklerose ist damit ein zunehmendes Wachstum von Plaques mit Einengung der Lichtung von Arterien gemeint. Was genau das auslösende Ereignis ist, das bei einer bestehenden Stenose zum Auftreten einer Ischämie führt, ist bislang nicht genau bekannt. Dabei spielen ein Einreißen der Oberfläche und Einblutungen in stenosierende Plaques eine Rolle (siehe auch S. 93). Beide Vorgänge werden als Auslöser dafür angenommen, daß sich eine Thrombose am Ort der Stenose entwickelt und akut zu einem völligen Gefäßverschluß führen kann.

Bei der Beurteilung des Ausmaßes von Stenosen wird meist zwischen leichtgradigen (weniger als 30 % Einengung der Gefäßlichtung), mittelgradigen (30–70 %) und hochgradigen (mehr als 70 %) unterschieden. Allerdings täuschen solche Einteilungen eine größere Genauigkeit vor, als sich mit den üblichen Untersuchungstechniken tatsächlich erzielen läßt. Der Meßfehler liegt sowohl bei den Ultraschallverfahren als auch bei einer Angiographie bei etwa 10 %, d.h. die Angabe einer 60 %igen Stenose bedeutet, daß die tatsächliche Einengung auch 50 % oder 70 % betragen kann. Höchstgradige, sogenannte subtotale Stenosen, durch die kaum noch Blut fließt, werden auch filiform (fadenförmig) genannt.

Unter normalen Bedingungen kommt es selbst hinter hochgradigen Stenosen (Abb. 28) erst bei einer Einengung von mehr als 90 % zu einem nennenswerten Blutdruckabfall mit der Gefahr hämodynamischer (durch einen gestörten Blutfluß bedingter) Hirninfarkte. Auch höchstgradige Stenosen können jedoch ohne Auswirkung bleiben, wenn wirksame Kollateralen (Umgehungskreisläufe) bestehen. Bei ausreichender Kollateralversorgung führt selbst eine hochgradige Stenose oder ein Verschluß zu keinem oder nur zu einem minimalen Druckabfall in den nachgeschalteten Gefäßabschnitten, und alle Gehirnteile bleiben ausreichend durchblutet.

Fehlt bei hochgradigen Stenosen eine ausreichende Kollateralversorgung, erweitern sich die Gefäße in den nachgeschalteten Abschnitten des Gehirns möglichst stark, um bei dem stenosebedingt erniedrigten Druck

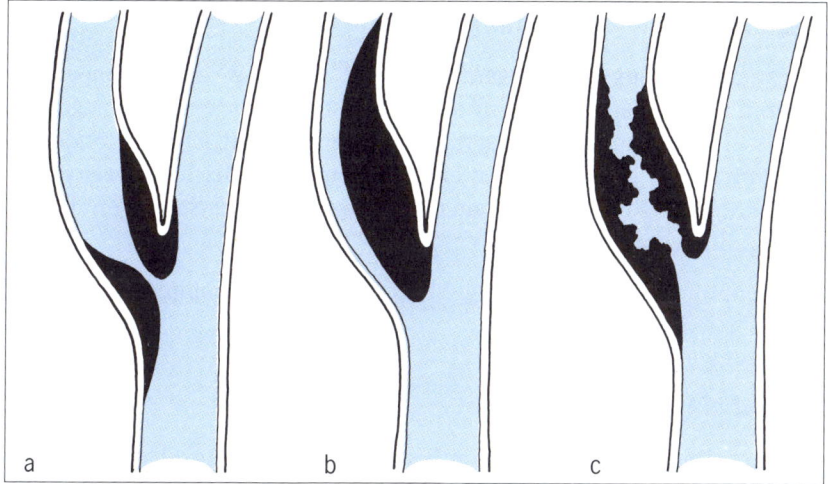

Abb. 28: Schematische Darstellung verschiedener Formen hochgradiger Stenosen an der Aufteilungsstelle der gemeinsamen Halsschlagader mit symmetrischer (a), asymmetrischer (b) und »ulzerierter« (c) Einengung.

doch noch eine ausreichende Durchblutung zu ermöglichen. Manchmal liegt der Blutdruck in den betroffenen Arterien dann schon an der unteren Grenze des Bereiches der sogenannten Autoregulation, in dem die Hirndurchblutung trotz schwankenden Blutdrucks gleich gehalten wird. In solchen Situationen kann schon ein geringes weiteres Absinken zu einem Schlaganfall führen.

Um sich den Einfluß von Plaques und Stenosen auf die Gehirndurchblutung an einem Modell vorstellen zu können, kann man die das Gehirn versorgenden Arterien erneut mit einem Gartenschlauch vergleichen, in dessen Inneren sich mit der Zeit immer mehr Schmutz und Mineralstoffe ablagern. Je mehr die Innenwand damit ausgekleidet ist, desto schwieriger wird es für das Wasser, ungehindert durch den Schlauch zu fließen. Wird der Fluß jedoch langsamer, begünstigt dies weitere Ablagerungen, so daß diese immer mehr zunehmen. Dieser Vorgang endet schließlich damit, daß der Schlauch völlig verstopft ist oder die brüchig gewordene Wand platzt.

Was sind Knick- und Schlingenbildungen?

Knick- und Schlingenbildungen sind meist harmlose Veränderungen der inneren Halsschlagader, die in aller Regel nur dann einen Schlaganfall verursachen, wenn sie mit zusätzlichen arteriosklerotischen Veränderungen kombiniert sind. Nach den entsprechenden englischen Bezeichnungen wird eine Knickbildung auch Kinking und eine Schlingenbildung auch Coiling genannt.

Beispiele für Knick- und Schlingenbildungen sind in Abbildung 29 dargestellt.

Was ist ein Thrombus?

Ein Thrombus (Mehrzahl = Thromben) ist ein Blutgerinnsel, das unter anderem aus Thrombozyten (Blutplättchen) oder Erythrozyten (roten Blutkörperchen) besteht. In Arterien kommt es in der Regel zu vorwiegend aus Thrombozyten bestehenden »weißen« Thromben, in Venen und in

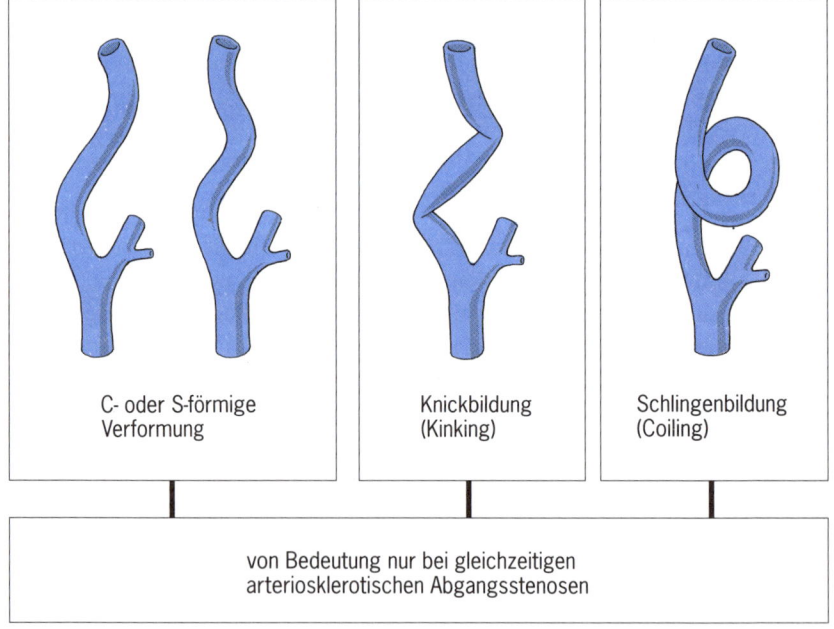

| C- oder S-förmige Verformung | Knickbildung (Kinking) | Schlingenbildung (Coiling) |

von Bedeutung nur bei gleichzeitigen arteriosklerotischen Abgangsstenosen

Abb. 29: Schematische Darstellung von Knick- und Schlingenbildungen der inneren Halsschlagader.

den Vorhöfen des Herzens zu vorwiegend aus Fibrin (einem bei der Blutgerinnung entstehenden faserförmigen Eiweißstoff) und Erythrozyten bestehenden »roten« Thromben.

Thrombozyten haben nur eine Lebensdauer von rund zehn Tagen. Normalerweise fließen sie wie die roten und weißen Blutkörperchen einzeln im Blutstrom. Kommt es jedoch zu Verletzungen oder Unregelmäßigkeiten an der inneren Auskleidung von Gefäßen, werden in den Blutplättchen Vorgänge ausgelöst, die zur Verklumpung und damit zur Bildung eines Thrombus sowie Anheftung an die Gefäßwand führen (Abb. 30). Da-

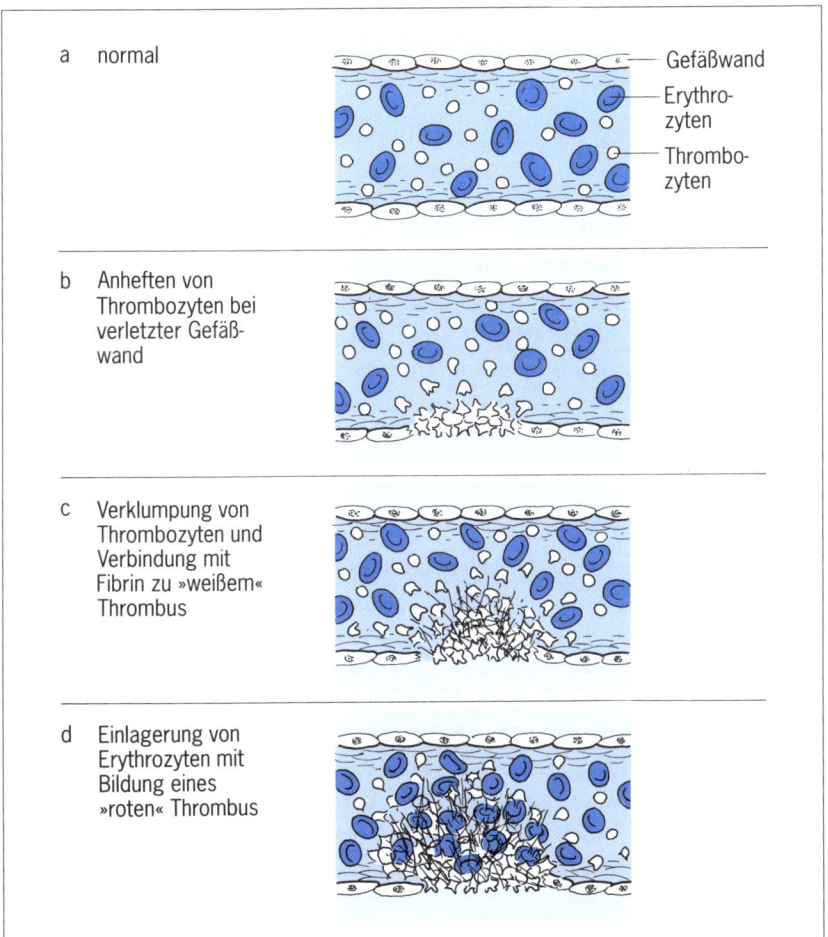

Abb. 30: Schematische Darstellung der Ausbildung eines Thrombus.

bei geben die Thrombozyten verschiedene Stoffe ab, unter anderem das sogenannte Thromboxan, das weitere Blutplättchen anlockt, und einen weiteren Stoff, der sich mit LDL-Cholesterin verbindet und innerhalb der Gefäßwand zu einer für die Muskelzelle der Gefäßwand hochgradig schädlichen Substanz wird.

Weiße Thromben bilden sich bevorzugt in Arterien am Ort oder in der Nähe von Plaques und Stenosen. Dabei sind insbesondere Thrombozyten und Kollagen (ein leimartiger Eiweißstoff) von Bedeutung. In gesunden Arterien wird das Kollagen vom Endothel (der inneren Gefäßausklei-dung, siehe auch S. 62) bedeckt. Wenn das Endothel jedoch verletzt wird, lagern sich Thrombozyten an das Kollagen an. Dabei verändern die Thrombozyten ihre Form, zeigen eine Aggregation (Verklumpung) und scheiden verschiedene chemische Stoffe aus.

Normalerweise setzt das Endothel ein »gutes« Prostaglandin (ein speziel-les Gewebshormon) frei, das auch Prostazyklin genannt wird. Dieses ver-hindert ein Anheften von Thrombozyten an der Arterienwand, solange diese unverletzt ist. Bei einem Endothelschaden befindet sich unter den Stoffen, die von den sich dort anlagernden Thrombozyten freigesetzt werden, auch ein »schlechtes« Prostaglandin, das zu einer Zunahme der Aggregation von Thrombozyten führt. Einige Fäden Fibrin, einem aus ei-ner Vorstufe (Fibrinogen) gebildetem Eiweiß, das Blutzellen und andere Stoffe bei der Blutgerinnung miteinander »verklebt«, festigen dann den Thrombus.

Was ist eine Thrombose?

Eine Thrombose ist ein völliger oder teilweiser Verschluß eines Gefäßes durch einen an derselben Stelle in diesem Gefäß entstandenen Throm-bus (Abb. 31). Eine vielen Lesern wahrscheinlich bekannte Form einer Thrombose betrifft die Beinvenen. Da normalerweise kein Übertritt in das arterielle Gefäßsystem möglich ist (siehe auch Embolie, S. 94), sind diese Thromben hinsichtlich der Gefahr eines drohenden Schlaganfalls meist ohne Bedeutung. Sie entwickeln sich allerdings häufiger nach ei-nem Schlaganfall in einem gelähmten Bein, besonders bei nicht ausrei-chender Vorsorge in Form von Krankengymnastik, Stützstrümpfen oder Gabe von Medikamenten, die die Blutgerinnung abschwächen (Antiko-agulantien, siehe S. 193).

Entsprechend der bevorzugten Verteilung arteriosklerotischer Verände-rungen betrifft eine Thrombose der Hirngefäße in allererster Linie die

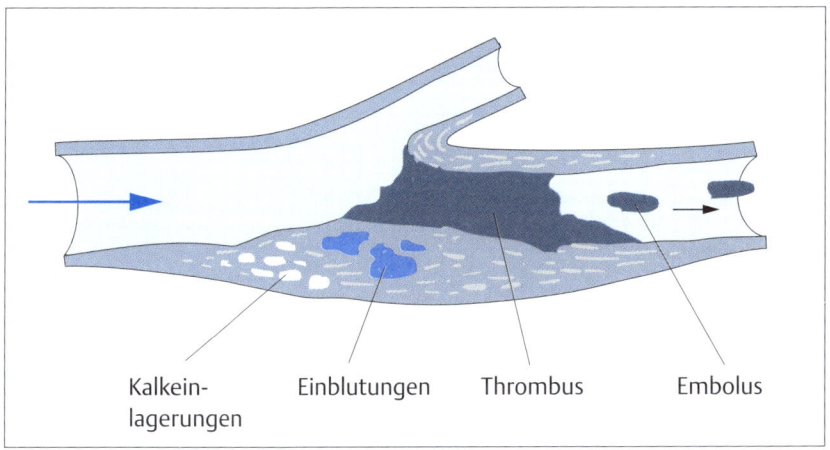

Kalkein-
lagerungen   Einblutungen   Thrombus   Embolus

Abb. 31: Schematische Darstellung eines Thrombus.

Halsschlagadern außerhalb des Kopfes am Hals. Der häufigste Ort ist die Aufteilungsstelle der gemeinsamen Halsschlagader in die innere und äußere Halsschlagader ungefähr in Höhe des Kehlkopfes. Weniger oft zeigen die Anfangsteile der großen Hirnarterien im Kopf thrombotische Veränderungen (siehe auch S. 83).

Arteriosklerotische Störungen führen am häufigsten über eine unregelmäßige, an der Oberfläche aufgebrochene, »ulzerierte« Plaque oder eine Einblutung zu einer örtlichen Thrombusbildung oder Thrombose. Diese kann sowohl embolisch als auch hämodynamisch verursachte Durchblutungsstörungen des Gehirns bewirken. Eine sehr seltene Ursache von Schlaganfällen sind Thrombosen der Hirnvenen und -sinus.

Was ist ein Embolus?

Ein Embolus (Mehrzahl Emboli) ist ein mit dem Blutkreislauf verschwemmter Thrombus (Blutgerinnsel) oder andersartiges Material, das nicht zu den normalen Blutbestandteilen gehört. Thromben stammen aus Blutgefäßen oder dem Herz. Die Größe eines Embolus hängt unter anderem von den Blutdruck- und -flußverhältnissen am Ort seiner Entstehung ab. Je niedriger der Druck und je geringer der Blutfluß, desto größer kann ein zum Embolus werdender Thrombus werden (Tab. 8).

Bei Ultraschalluntersuchungen werden manchmal künstliche, zum Beispiel aus Fett oder Eiweiß bestehende Mikro-Emboli eingesetzt, die je-

● Tab. 8: Abhängigkeit der Größe von Emboli vom Ort der Entstehung

Ort der Entstehung	Embolus-Größe
Arterie	klein
Herz	
– Endokarditis	sehr klein
– andere Klappenveränderungen	sehr klein
– Vorhofflimmern	klein
– Herzinfarkt	groß
– Vorhofmyxom	groß
Vene	mittel – groß

doch wegen ihrer geringen Größe in keinem Gefäß steckenbleiben können. Sie sind also harmlos und bringen keine Schlaganfallgefährdung mit sich.

Was ist eine Embolie?

Eine Embolie ist ein Verschleppen eines Embolus mit dem Blutstrom und Steckenbleiben in einer meist kleineren Arterie, was zu einem teilweisen oder völligen Verschluß führt. Da ein Embolus meist aus einem abgelösten Teil eines Thrombus besteht, ist eine Embolie das letzte Glied in einer Kette mehrerer Ereignisse.

Eine vielen Lesern wahrscheinlich bekannte Form einer Embolie ist die Lungenembolie. Dabei kommt es meist zur Ablösung eines Teiles einer Beinvenenthrombose mit Transport des dann als Embolus bezeichneten Gerinnsels zum Herz hin. Dort erfolgt über den rechten Vorhof und die rechte Herzkammer die Verschleppung zur Lunge, wo der Embolus in kleinen Blutgefäßen steckenbleibt.

Bei Durchblutungsstörungen des Gehirns stammt der Embolus etwa gleich häufig von abgelösten Teilen arteriosklerotischer Plaques und Stenosen der das Gehirn versorgenden Arterien und aus dem Herzen (Abb. 32). Die Embolien mit Ausgang von arteriosklerotischen Veränderungen werden auch arterio-arteriell genannt. Die Bildung eines Thrombus in der linken Herzkammer oder im linken Vorhof mit nachfolgender Verschleppung über die Aorta in die hirnversorgenden Arterien wird als kardiogene Embolie bezeichnet. Daneben kann der Thrombus in seltenen Fällen schließlich auch aus entfernteren Körpervenen stammen, zum

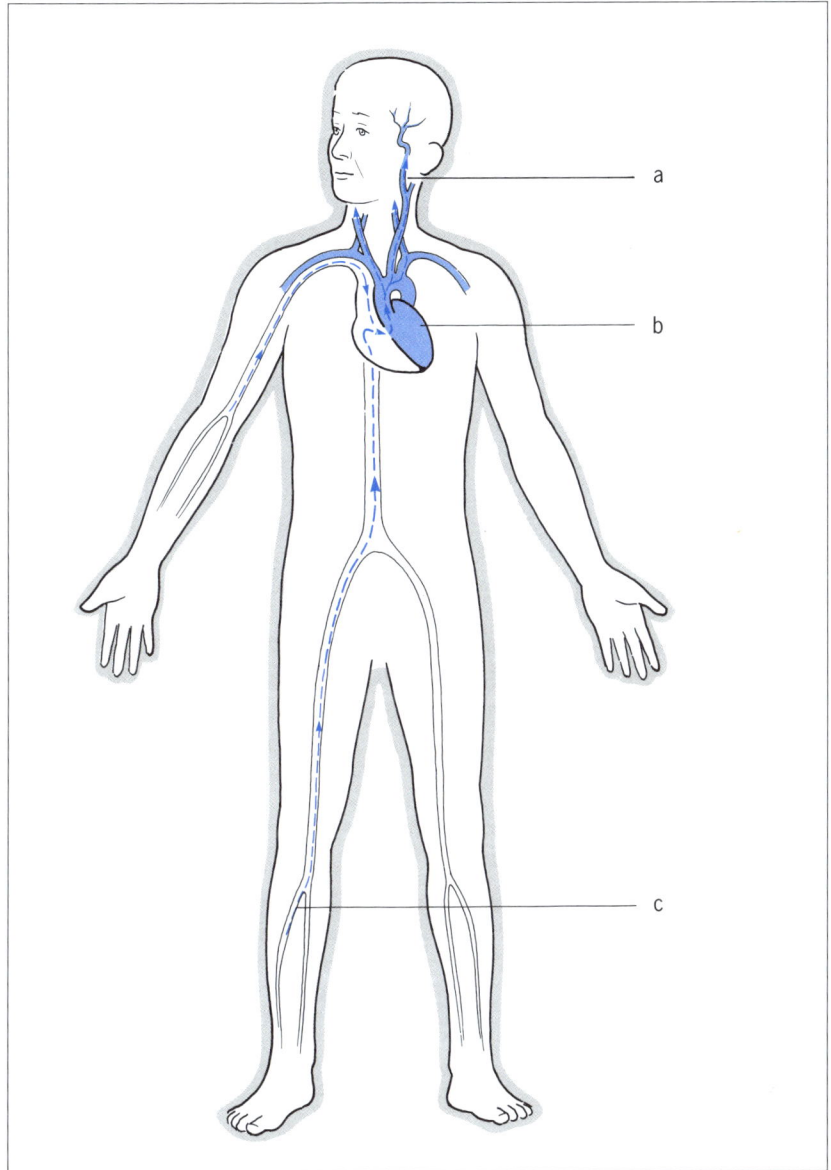

Abb. 32: Schematische Darstellung verschiedener Emboliequellen als Ursache von Schlaganfällen: a) aus Arterien in Arterien (arterio-arteriell), b) aus dem Herzen (kardiogen), c) aus Venen über das Herz in Arterien (»gekreuzt«).

Beispiel einer Beinvenenthrombose. Damit er von dort in das Gehirn gelangen kann, muß allerdings eine Veränderung am Herz bestehen, die einen Übertritt vom rechten in den linken Vorhof oder von der rechten in die linke Herzkammer ermöglicht. Am häufigsten geschieht dies durch ein bei 20–25 % aller über 30jährigen vorkommendes kleines Loch in der Trennwand der Herzvorhöfe, ein sogenanntes offenes Foramen ovale. Die aus Bein- oder anderen Körpervenen stammenden Embolien werden wegen des ungewöhnlichen Weges auch »paradoxe« Embolien oder wegen des Wechsels von der rechten auf die linke Herzseite »gekreuzte« Embolien genannt (Tab. 9).

Zu einer Embolie kann es prinzipiell in jeder Arterie kommen. Die rechtwinklig abzweigenden Arterien der Stammganglien sind jedoch ebenso selten betroffen wie Hirnstammarterien und die großen Arterien außerhalb des Kopfes. Vorzugsstellen für das Hängen- oder Steckenbleiben von Embolien sind neben kleinen arteriellen Endästen im Gehirn (bei sehr kleinen Gerinnseln) insbesondere die Aufteilungsstellen der inneren Halsschlagader im Kopf in die vordere und mittlere Hirnarterie sowie die Aufzweigung der mittleren Hirnarterie in verschiedene Äste.

Ein embolischer Verschluß einer Hirnarterie führt zunächst immer zu einem verminderten Blutfluß in deren Versorgungsgebiet. Manchmal kommt es aber relativ rasch entweder zur Auflösung des Embolus mit einer dann vorübergehend sogar vermehrten Durchblutung oder zum »Einschalten« von Kollateralen.

● **Tab. 9: Arten von Embolien**

Art	Herkunft des Embolus
arterio-arteriell	arteriosklerotische Plaques und Stenosen, meist außerhalb des Kopfes
kardiogen	linker Vorhof linke Herzkammer Herzklappen
gekreuzt/paradox	venöser Kreislauf (zum Beispiel Beinvenenthrombose, stets in Verbindung mit Defekt des Septums [der Scheidewand] zwischen rechtem und linkem Vorhof)

Was ist eine Dissektion?

Eine Dissektion (lateinisch = Zerschneidung) ist eine Aufspaltung oder teilweise Ablösung der verschiedenen Wandschichten einer Arterie. Dabei kommt es nach einem Einriß der inneren Gefäßwand zum Eindringen von Blut in die mittlere Gefäßwand und zu einem Vorwölben der Gefäßinnenwand in die Lichtung. Zusätzlich kann das Blut sich auch zur äußeren Gefäßwand durchwühlen und dort zu einer Aussackung führen. In der Regel kommt es weiter in Richtung zum Gehirn zu einem zweiten, zusätzlichen Einriß der Gefäßinnenwand. Dadurch besteht neben der normalen, »echten« Gefäßlichtung eine zweite, »falsche« (Abb. 33). Die echte oder ursprüngliche Gefäßlichtung ist häufiger vorübergehend völlig verschlossen, was dazu führt, daß das Blut nur noch durch die falsche Lichtung fließen kann. Es kann auch zu einem völligen und auf Dauer bestehenbleibendem Verschluß der inneren Halsschlagader kommen.

Dissektionen der Halsschlagader verursachen schätzungsweise einen von hundert Schlaganfällen. Bei Betroffenen bis zum 45. Lebensjahr liegt dieser Prozentsatz sogar noch wesentlich höher. Möglicherweise gibt es einen Erkrankungsgipfel zwischen dem 35. und 50. Lebensjahr. Neben einer Häufung nach Unfällen treten Dissektionen auch spontan auf, wobei aber nicht auszuschließen ist, daß leichtere und manchmal bereits einige Tage oder sogar Wochen zurückliegende Traumen nicht mehr erinnert werden. Das kann zum Beispiel ein zunächst als harmlos eingeschätzter Zusammenprall oder auch nur eine »ungeschickte« Bewegung bei einer sportlichen Betätigung sein.

Am häufigsten ist die innere Halsschlagader zwischen dem Abgang aus der gemeinsamen Halsschlagader und dem Eintritt in die knöcherne Schädelbasis von einer Dissektion betroffen. Typische Krankheitszeichen sind neben zerebralen Ischämien halbseitige Schmerzen am Hals mit Ausstrahlung zur gleichseitigen Kopfhälfte einschließlich des Gesichtes, ein Herabhängen des Oberlides mit Verengung der Pupille auf der betroffenen Seite (= sogenanntes Horner-Syndrom), gelegentlich kommt es auch zu einem pulsierenden Ohrgeräusch.

Daneben treten Dissektionen auch in den Wirbelsäulenarterien außerhalb des Kopfes und gelegentlich in den Arterien innerhalb des Kopfes auf.

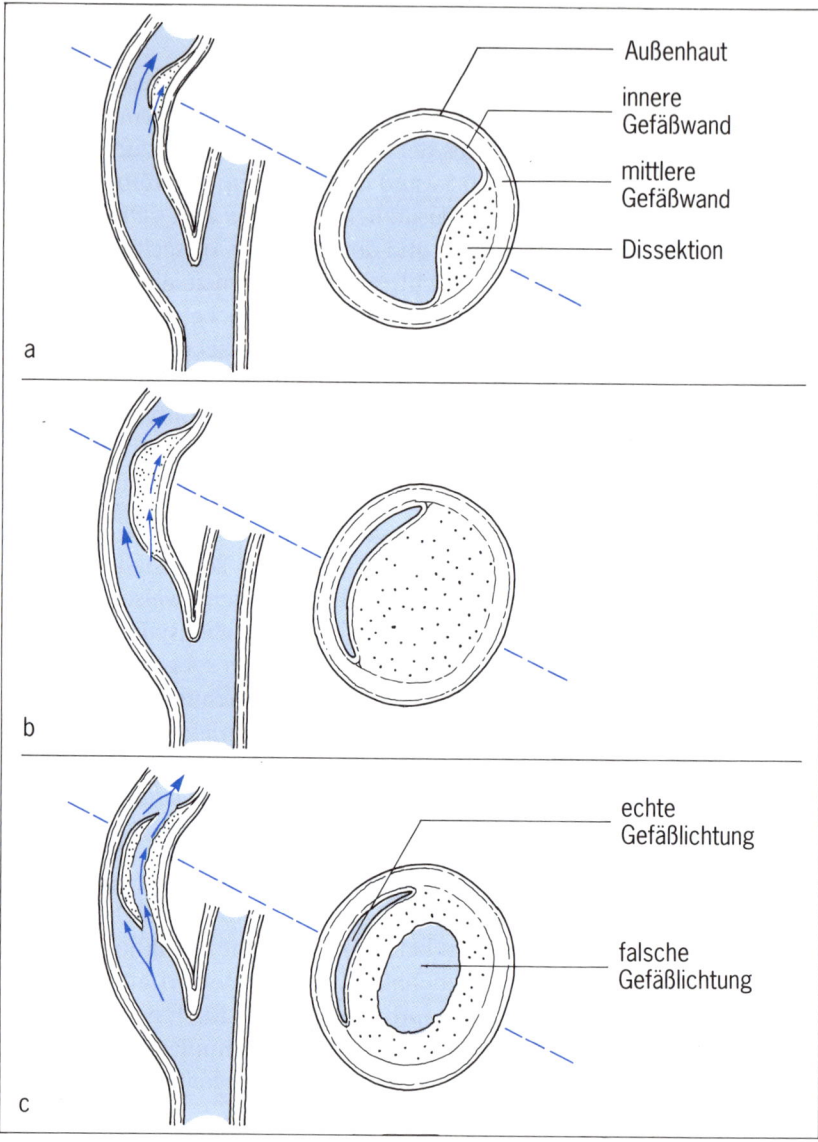

Abb. 33: Schematische Darstellung verschiedener Stadien einer Dissektion der inneren Halsschlagader im Längsschnitt und Querschnitt (vergrößert). a) beginnende Einblutung unter die innere Gefäßwand; b) zunehmende Ausdehnung der Einblutung mit Einengung der Gefäßlichtung; c) Wiederaustritt der Einblutung in die zum Gehirn führende Arterie durch einen weiteren Defekt in der inneren Gefäßwand mit Ausbildung einer »echten« und einer »falschen« Gefäßlichtung.

Was ist eine Arteriitis?

Eine Arteriitis ist eine Arterienentzündung. Diese kann ebenso wie an den sonstigen Arterien auch an denjenigen des Kopfes auftreten. In der Medizin steht das Wortende »...itis« immer für eine Entzündung (z.B. Gastritis für Magenschleimhautentzündung und Bronchitis für eine Entzündung der Bronchien). Die wichtigsten Formen sind die sogenannte Riesenzellenarteriitis, die Arteriitis bei Zoster ophthalmicus (Gürtelrose im Bereich des Auges), die Syphilis und sogenannte Kollagen- oder Bindegewebskrankheiten. Eine ausschließlich die Arterien innerhalb des Kopfes betreffende Arteriitis ist eine große Seltenheit und beim Lebenden mit absoluter Sicherheit nur durch eine neurochirurgische Biopsie zu erkennen.

Die sogenannte *Riesenzellenarteriitis* betrifft vor allem Menschen jenseits des 50. Lebensjahres, Frauen etwas öfter als Männer. Andere Bezeichnungen für dieses Krankheitsbild sind Arteriitis temporalis (Entzündung der Schläfenarterie) oder – nach einem Arzt – Horton-Syndrom. Unbehandelt kann eine Riesenzellenarteriitis über eine Beteiligung der Augenarterien zur Erblindung und bei Übergreifen auf die Arterien des Gehirns zu Schlaganfällen führen. Da es sich um eine nur bevorzugt am Kopf auftretende allgemeine Arterienentzündung handelt, bestehen oft auch allgemeine Krankheitszeichen wie leichtes Fieber, Abgeschlagenheit und Gewichtsabnahme sowie unter Umständen Muskel- und Gelenksteifigkeit. Die Untersuchung zeigt meist eine schmerzhafte Verdickung und Schlängelung von Ästen der äußeren Halsschlagader, besonders an der Schläfe. Der wichtigste Zusatzbefund besteht bei zwei Drittel bis drei Viertel aller Betroffenen in einer deutlichen Beschleunigung der Blutkörperchensenkungsgeschwindigkeit (BKS oder BSG) bzw. einer Erhöhung des sogenannten C-reaktiven Proteins (CRP).

Eine *Arteriitis bei Zoster ophthalmicus* ist eine gefürchtete Komplikation einer Gürtelrose am Auge. Ursache ist ein Virus, das sich entlang des Sehnervs und der begleitenden Blutgefäße vom Auge in das Gehirn ausbreiten kann. Während eine *Arteriitis bei AIDS* zunehmend häufiger beobachtet wird, ist eine *Arteriitis bei Syphilis* (oder Lues) heute nur noch eine relativ seltene, aber dennoch gerade bei jüngeren Kranken ohne Arteriosklerose und Hinweise auf eine Emboliequelle nach wie vor stets in Erwägung zu ziehende Ursache von Schlaganfällen. Noch seltenere Formen einer Arteriitis kommen bei sogenannten *Kollagenosen (Bindegewebskrankheiten)* wie einer Panarteriitis nodosa oder einem systemischen Lupus erythematodes (SLE) vor.

Schließlich gibt es noch sogenannte *Autoimmunvaskulitiden*, bei denen es bei den Betroffenen aus bislang unklaren Gründen zu einer Bildung von Antikörpern gegen Gewebe der Arterien und daraus resultierenden Entzündungen kommt.

Was ist ein Aneurysma, und was ist ein Angiom?

Ein Aneurysma ist eine Aussackung. Im Zusammenhang mit Schlaganfällen werden sowohl eine umschriebene, ballon- oder sackförmige Aufweitung einer Arterie infolge einer angeborenen oder erworbenen Wandschwäche (Abb. 34) als auch eine Erweiterung einer Herzkammer, meist nach Herzinfarkt im Gebiet der entsprechenden Narbe, als Aneurysma bezeichnet.

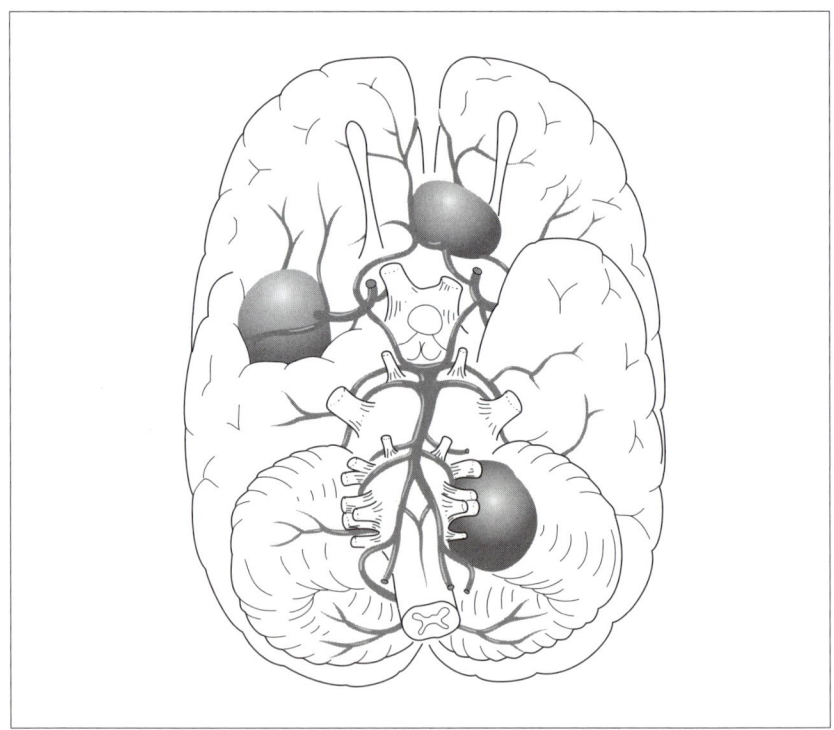

Abb. 34: Schematische Darstellung von Aneurysmen mit bevorzugten Stellen.

An Arterien entwickeln Aneurysmen sich an Schwachstellen in der Wand, die schon bei der Geburt vorhanden sind. Im Verlauf des Lebens kommt es dann an diesen Stellen zur Ausweitung des Gefäßes, dessen Wand wie beim Aufblasen eines Luftballons immer dünner wird und schließlich platzen kann (siehe Subarachnoidalblutung, Seite 121).

Ein Angiom ist ein abnormes Gefäßknäuel oder Blutschwamm (Abb. 35), das eine der möglichen Ursachen für Blutungen in das Gehirn (siehe S. 119) sein kann.

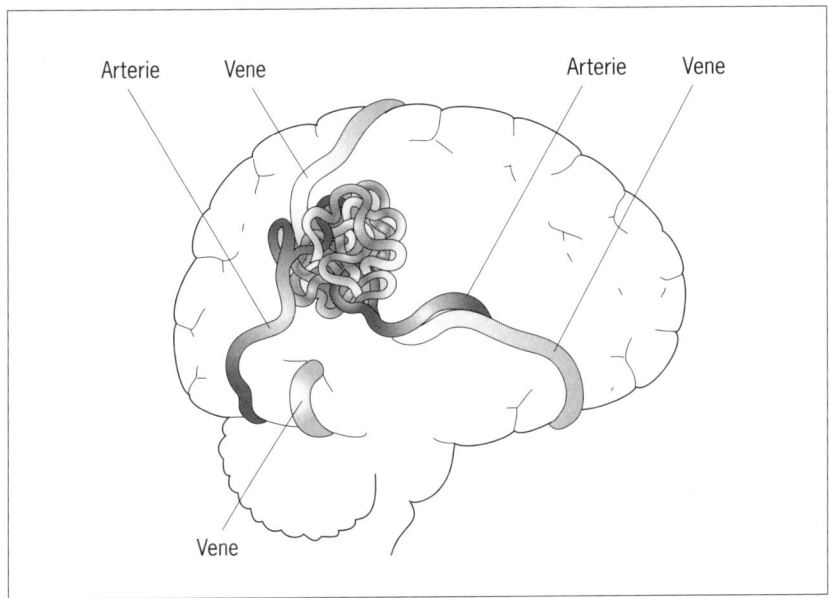

Abb. 35: Schematische Darstellung eines Angioms.

Erscheinungsformen

Wie werden Durchblutungsstörungen des Gehirns üblicherweise eingeteilt?

Es gibt verschiedene Möglichkeiten der Einteilung von Schlaganfällen. Obwohl sie zu vielen Mißverständnissen Anlaß geben kann, ist nach wie vor eine Einteilung am weitesten verbreitet, die mehr oder weniger alleine die Dauer der Beschwerden berücksichtigt und danach eine Zuordnung zu vier verschiedenen Stadien vornimmt (Tab. 10).

Ein Problem einer solchen Stadieneinteilung besteht darin, daß sie mehr oder weniger nahelegt, daß jedem kompletten Schlaganfall (= Stadium 4) die Stadien 1 bis 3 vorangehen. Dies ist jedoch nicht der Fall, sondern mindestens die Hälfte aller kompletten Schlaganfälle tritt direkt und ohne diese Vorwarnungen auf. Eine vorangegangene TIA läßt sich nur bei etwa jedem fünften Schlaganfallbetroffenen in Erfahrung bringen. Es ist auch möglich, daß über Jahre hinweg nur TIAs zu beobachten sind, oder sich TIAs zum Beispiel erst im Anschluß an einen kompletten Infarkt bemerkbar machen.

Eine andere Einteilung richtet sich danach, in welchem Gebiet des Gehirns die Durchblutungsstörung auftritt. Störungen des vorderen oder Karotiskreislaufs (siehe S. 47 ff.) können dann noch weiter in solche der vorderen und mittleren Hirnarterie (zum Beispiel Anteriorinfarkt oder

● **Tab. 10: Stadieneinteilung der ischämischen Durchblutungsstörungen des Gehirns nach zeitlichen Gesichtspunkten**

Stadium	Benennung
1	asymptomatische Stenose (siehe S. 105), keine Beschwerden, Zufallsbefund einer Stenose oder eines Verschlusses
2	TIA (siehe S. 107)
3a)	(P)RIND (siehe S. 112)
3b)	progredienter Hirninfarkt (siehe S. 113)
4a)	kompletter Infarkt (siehe S. 114) mit weitgehender Rückbildung
4b)	kompletter Infarkt ohne nennenswerte Rückbildung

Mediainfarkt) unterteilt werden. Entsprechende Möglichkeiten gibt es auch für den hinteren oder vertebrobasilären Kreislauf (siehe S. 47 f.; zum Beispiel Kleinhirn-, Hirnstamm- oder Posteriorinfarkt).

Eine weitere Unterteilungsmöglichkeit richtet sich nach der Art der ursächlichen Gefäßveränderung (Tab. 11). Eine sogenannte Makroangiopathie (siehe S. 83) führt typischerweise zu ausgedehnteren Infarkten, die nach ihrem Verteilungsmuster im Computer- oder Magnetresonanztomogramm als Territorialinfarkt (siehe S. 115), Endstrominfarkt oder Grenzzoneninfarkt (siehe S. 116 f.) bezeichnet werden. Eine Mikroangiopathie (siehe S. 83) geht meist mit sogenannten lakunären Infarkten (siehe S. 112) oder einer subkortikalen arteriosklerotischen Enzephalopathie (siehe S. 84) einher.

Was sind fokale und was sind allgemeine, unspezifische neurologische Störungen?

Fokal heißt herdförmig. Eine fokale neurologische Störung ist also eine herdförmige, umschriebene Funktionsstörung des Nervensystems. Im Gegensatz dazu stehen allgemeine, nicht einer bestimmten Stelle des Gehirns zuzuordnende und deshalb als unspezifisch bezeichnete Störungen.

Beispiele für fokale neurologische Störungen sind eine Lähmung einer Körperseite oder auch eines Armes, eine umschriebene Empfindungsstörung für Berührungs- oder Schmerzreize (»Taubheits- oder Pelzigkeitsgefühl«) oder auch eine Sprach- oder Sehstörung. Viele Ärzte sprechen bei solchen Störungen auch von neurologischen Ausfällen oder Defiziten (Mängeln), womit ausgedrückt werden soll, daß früher intakte Funktionen des Nervensystems nicht mehr ihre normale Leistung zeigen.

● Tab. 11: Einteilung der Durchblutungsstörungen des Gehirns nach der Art der zugrundeliegenden Gefäßveränderung

Gefäßveränderung	Schlaganfallform
Makroangiopathie	Territorialinfarkt Endstrominfarkt Grenzzoneninfarkt
Mikroangiopathie	lakunärer Infarkt subkortikale arteriosklerotische Enzephalopathie

Beispiele nichtfokaler und allgemeiner, unspezifischer Störungen und Beschwerden, die bei alleinigem Auftreten ebenfalls kein verläßlicher Hinweis auf eine bestimmte Stelle innerhalb des Gehirns sind, finden sich in Tabelle 12. Teilweise sind sie Folge einer Durchblutungsstörung des ganzen Gehirns oder anderer, nicht-durchblutungsbedingter Krankheiten.

Fast jeder Schlaganfall geht auch mit fokalen neurologischen Störungen einher. Umgekehrt muß aber eine fokale neurologische Störung nicht zwangsläufig auf einem Schlaganfall beruhen. Viele andere Krankheiten – unter anderem auch Tumore – können sich so bemerkbar machen. Eine plötzlich aufgetretene fokale neurologische Störung ist aber besonders bei älteren Menschen mit über 95%iger Wahrscheinlichkeit auf eine Durchblutungsstörung des Gehirns zurückzuführen.

Was sind funktionelle Störungen, und was sind morphologische Schäden?

Funktionell heißt auf die Funktion oder Leistung bezogen. Morphologisch heißt auf die Morphologie oder die Gewebestruktur bezogen. Funktionelle Störungen sind reversibel (rückbildungsfähig) und gehen morphologischen Schäden voraus. Die Nervenzellen sind in ihrer Leistung zwar mehr oder weniger gestört, aber noch am Leben und können ihre

● **Tab. 12: Beispiele nichtfokaler und allgemeiner, unspezifischer Störungen**

nichtfokale Störungen
Bewußtseinsstörungen
ungerichteter Schwindel
allgemeine Schwäche, Unsicherheit oder Gefühlsstörung
Verwirrtheit
Sehstörung bei gestörtem Bewußtsein
unwillkürlicher Abgang von Urin oder Stuhl

allgemeine, unspezifische Störungen (bei alleinigem Auftreten)
Doppelbilder
Ohrgeräusche
Hörverlust
Schluckstörung
Gleichgewichtsstörung
Gefühlsstörung in Teilen von Gliedmaßen oder des Gesichts
undeutliche Sprache

normale Leistungsfähigkeit wiedererlangen. Demgegenüber sind morphologische Schäden irreversibel (nicht rückbildungsfähig). Ein Teil der Nervenzellen ist abgestorben, weshalb das Gehirn seine normale Leistungsfähigkeit nicht wiedererlangen kann.

In den ersten Stunden einer Durchblutungsstörung des Gehirns kann man nur bei schweren Ausfällen halbwegs verläßlich davon ausgehen, daß es zu morphologischen Schäden kommen wird. Bei leichten Ausfällen ist es auch möglich, daß es sich nur um funktionelle Störungen handelt. Nervenzellen sterben erst ab, wenn sie über längere Zeit (Stunden bis eventuell sogar Tage) nicht mehr ausreichend mit Sauerstoff und Zucker versorgt werden. Durch die Autoregulation der Hirndurchblutung (siehe S. 54) sind sie in einem weiten Bereich vor den Folgen allgemeiner Blutdruckschwankungen oder anderer Herz-Kreislauf-Störungen geschützt.

Selbst ein Absinken der Durchblutung bis auf etwa 20 % des Normalwertes führt nur zu einer reversiblen (rückbildungsfähigen) Funktionsstörung. Irreversible (nicht rückbildungsfähige) Ausfälle treten erst nach einer längerdauernden Mangeldurchblutung unterhalb von 20 % des Normalwertes auf. Die Zeit bis zum Absterben der Nervenzellen beträgt dabei öfters Stunden, unter günstigen Voraussetzungen sogar Tage. Nur eine völlige Unterbrechung der Blutzufuhr führt bereits innerhalb weniger Minuten zum Absterben von Nervenzellen.

Solange nicht klar ist, ob es sich bei neurologischen Ausfällen nur um eine funktionelle Störung oder um eine morphologische Schädigung handelt, wird oft auch von einer ursächlichen Läsion gesprochen. Dieser Ausdruck ist völlig unspezifisch und besagt nur, daß eine nicht näher bezeichnete Störung einer Gewebsstruktur vorliegt, die nicht notwendigerweise zu einer bleibenden Schädigung führt.

Was ist eine asymptomatische Stenose?

Eine asymptomatische Stenose ist eine Einengung einer Arterie, die bislang keine Krankheitszeichen hervorgerufen hat. Bei den Betroffenen dürfen weder in der Vorgeschichte noch bei der Untersuchung Hinweise auf abgelaufene Durchblutungsstörungen zu finden sein. Es handelt sich also um – zumindest in dieser Hinsicht – bisher gesunde Menschen. Meist werden asymptomatische Stenosen bei Vorsorgeuntersuchungen oder aus anderen Gründen durchgeführten Ultraschalluntersuchungen (zum Beispiel Doppler- oder Duplexsonographie) oder anderweitig zufällig entdeckt und führen dann zu einer mehr oder weniger großen Beunruhigung. Das Risiko, in der Zukunft einen Schlaganfall zu bekommen, hängt vom Ausmaß der Stenose ab, ist mit höchstens 1 % pro Jahr aber sehr gering (siehe auch S. 82).

Asymptomatische Stenosen sind relativ häufig. In einer italienischen Untersuchung wurden sie mit der Duplexsonographie (siehe S. 173) bei jedem vierten Erwachsenen jenseits des 50. Lebensjahres nachgewiesen. Im Alter zwischen 50 und 60 Jahren lag die Häufigkeit bei rund 10 %, zwischen dem 60. und 70. Lebensjahr schon 20–25 % und jenseits des 70. Lebensjahres über 50 %. Wie bei solchen Menschen bei einer Computer- oder Magnetresonanztomographie ebenfalls zufällig entdeckte Zeichen abgelaufener Infarkte im Gehirn zu werten sind, ist zur Zeit noch unklar. Es spricht aber vieles für die Ansicht, »asymptomatische« Stenosen mit in zugehörigen Gefäßgebieten nachgewiesenen Infarkten zumindest wie TIAs zu bewerten.

Im Prinzip sollte man ohnehin meinen, daß Menschen mit asymptomatischen Stenosen die besten Chancen hätten, vor einem drohenden Schlaganfall geschützt zu werden. Tatsächlich wurden auch lange Zeit bevorzugt asymptomatische Stenosen operiert. Inzwischen weiß man aber, daß der weitere Verlauf ohne Operation bei asymptomatischen Stenosen in aller Regel viel günstiger ist als man bislang angenommen hat. Die Feststellung asymptomatischer Stenosen hat also meist keinen aktuellen Krankheitswert. Dies gilt selbst vor geplanten größeren sonstigen Operationen einschließlich solcher am Herz, wo man befürchten könnte, daß es durch einen Blutdruckabfall während der Operation zu einem Schlaganfall kommen könnte.

Eine gleichartige Einschätzung ergibt sich für sogenannte Karotisgeräusche, die vom Arzt mit einem Stethoskop über der Halsschlagader gehört werden können. Bei Menschen ohne Hinweise auf Durchblutungsstörungen des Gehirns haben sie meist nichts zu bedeuten. Neben einem falsch-positiven Auftreten von Geräuschen aus anderen Gründen bei mindestens 10 % und der Tatsache, daß auch bei gesicherten Stenosen oft keine Geräusche zu hören sind, muß an die Möglichkeit einer Verwechslung mit in die Arterien fortgeleiteten Austreibungsgeräuschen des Blutes aus dem Herzen gerechnet werden.

Was ist eine TIA?

TIA ist die Abkürzung für transiente oder transitorische (vorübergehende) ischämische Attacke, eine aus dem Englischen stammende Benennung kurzdauernder und sich völlig zurückbildender Durchblutungsstörungen des Gehirns. Vereinbarungsgemäß wird als TIA nur eine Störung bezeichnet, die höchstens 24 Stunden anhält. Dabei kann es sich um flüchtige Schwächegefühle oder Gefühlsstörungen in Armen, Beinen oder im Gesicht handeln, andere Möglichkeiten bestehen zum Beispiel in Sprach- oder Sehstörungen. Die Verteilung der Beschwerden in einer englischen Untersuchung von fast 200 TIA-Patienten zeigt Tabelle 13. Dabei hatten viele der Betroffenen gleichzeitig mehrere Beschwerden (z.B. gleichzeitig eine Schwäche und eine Gefühlsstörung) und keiner hatte nur eine undeutliche Sprache, Gleichgewichtsstörung, Schwindel, Doppelbilder oder Schluckstörungen gehabt.

Die häufigsten Beschwerden bestehen in einer einseitigen Schwäche, die sich auch in einem Schweregefühl oder einer Ungeschicklichkeit äußern kann. Meistens wird das Schwächegefühl in den betroffenen Körperabschnitten von einer Gefühlsstörung begleitet, es kann aber auch zu ei-

● **Tab. 13: Beschwerden bei einer TIA (nach Dennis)**

Beschwerde	Häufigkeit
einseitige Schwäche, Schweregefühl oder Ungeschicklichkeit	50 %
einseitige Gefühlsstörung	35 %
undeutliche Sprache	23 %
Schwierigkeiten, richtig zu sprechen	18 %
Gleichgewichtsstörung	12 %
Schwindel	5 %
halbseitiger Gesichtsfeldausfall	5 %
Doppelbilder	5 %
beidseitige Schwäche in Armen und Beinen	4 %
Schluckstörung	1 %
Schwäche auf einer Körperseite und Gefühlsstörung auf der anderen	1 %

nem alleinigen Schwächegefühl kommen. Viele Betroffenen benutzen aber auch dann Ausdrücke wie »taub« oder »abgestorben«. Eine einseitige Schwäche der Gesichtsmuskulatur fällt wahrscheinlich seltener auf als eine Schwäche im Arm oder Bein. Die Gefühlsstörungen werden meist in der Art einer örtlichen Betäubung nach einer Spritze beim Zahnarzt bzw. als »Ameisenlaufen« angegeben. Gelegentlich wird auch über eine gestörte Temperaturwahrnehmung und sehr selten über eine gestörte Schmerzwahrnehmung geklagt. Gefühlsstörungen treten meist gemeinsam mit Schwächegefühlen auf, es kann aber auch zu alleinigen Gefühlsstörungen kommen.

Die Zeitbegrenzung von einem Tag für eine TIA ist völlig willkürlich. Es besteht kein prinzipieller Unterschied zwischen einer 23 und einer 25 Stunden dauernden Störung. 90 % aller TIAs dauern weniger als sechs Stunden, und mehr als die Hälfte dauert weniger als 30 Minuten (Abb. 36). Manche Betroffene haben nur eine einzelne Attacke, während bei anderen kurz hintereinander eine ganze Serie auftritt. Dann verschwinden die Störungen fast genau so schnell wie sie gekommen sind. Es bleiben keinerlei Reste der Beschwerden zurück, und die Betroffenen fühlen sich wieder kerngesund. Da TIAs auch nicht schmerzhaft sind,

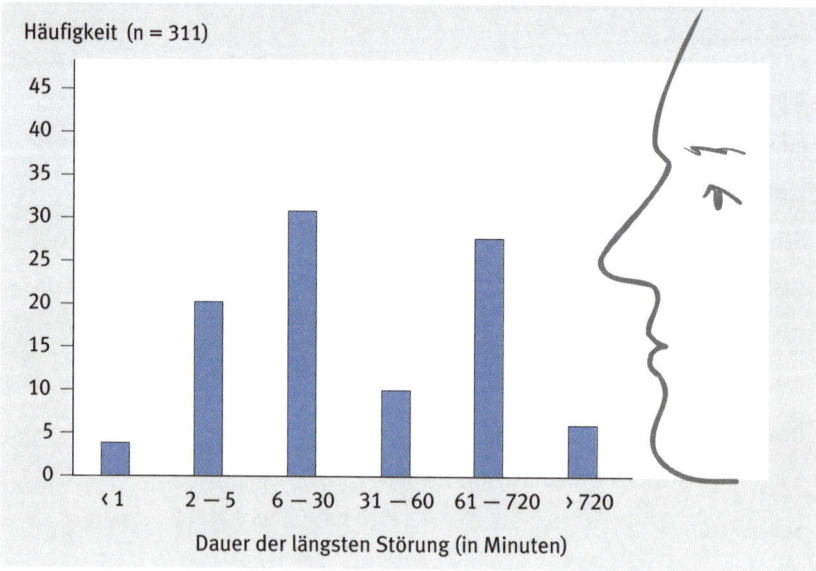

Abb. 36: Dauer einer TIA.

werden sie leider oft rasch wieder vergessen oder ein Arzttermin als nicht dringend erachtet.

Häufiger wird vergessen, daß TIA nur eine auf Beschwerden bezogene Bezeichnung ist und lediglich besagt, daß diese eben höchstens einen Tag anhalten. Es ist völlig unerheblich, ob danach zum Beispiel bei der körperlichen Untersuchung noch eine Reflexbetonung besteht oder ob sich im Computertomogramm (CT) beziehungsweise Magnetresonanztomogramm (MRT) Zeichen eines abgelaufenen Infarktes finden lassen; auch dann bleibt es bei der Einordnung als TIA. Immerhin zeigen sich im CT bei jedem vierten bis fünften Betroffenen und im MRT noch häufiger Hinweise, daß die im Erleben und Fühlen der Betroffenen nur vorübergehende Störung dauerhafte Folgen im Gehirn hinterlassen hat. Ob bei einer TIA eine Gewebeschädigung auftritt oder nicht, hängt zum Beispiel von der Dauer des Bestehenbleibens eines embolischen Gefäßverschlusses und dem Ausmaß der Blutversorgung durch Umgehungskreisläufe ab. Bei TIAs wird die Blutzufuhr durch eine sehr rasche Auflösung des embolischen Thrombus (= Thrombolyse) oder durch Einspringen von Kollateralen (Umgehungskreisläufen) rasch wieder normalisiert.

Eine TIA darf nie verharmlost werden. Die Betroffenen sollten sich sorgfältig neurologisch und wegen des Herzinfarktrisikos auch internistisch-kardiologisch untersuchen lassen. Eine TIA ist für das Gehirn weitgehend dasselbe wie ein Angina-pectoris- (wörtlich übersetzt Brustenge-)Anfall bei einer koronaren Herzkrankheit (KHK, Erkrankung der Herzkranzgefäße) für das Herz. Hätten die Betroffenen bei einer TIA wie bei einer Angina pectoris Schmerzen und damit häufiger auch Todesangst, würden TIAs wahrscheinlich genauso ernst genommen.

Wie schon bei anderen Schlaganfallrisikofaktoren wie etwa einem hohen Blutdruck oder dem Rauchen dargestellt, spielt auch bei TIAs das Lebensalter eine ganz entscheidende Rolle, und zusätzlich hat sich gezeigt, daß die Risikoerhöhung bei Frauen etwa doppelt so hoch ist wie bei Männern. Während das Schlaganfallrisiko bei einer 50jährigen Frau nach einer TIA im Mittel auf das 30fache erhöht ist, liegt der Wert bei einem gleich alten Mann »nur« beim 15fachen. Mit zunehmendem Lebensalter nimmt die Bedeutung von TIAs zwar für beide Geschlechter ab, aber selbst bei 90jährigen Frauen gilt noch eine Verfünffachung des Schlaganfallrisikos.

Was ist eine Amaurosis fugax?

Eine Amaurosis fugax (wörtlich übersetzt: flüchtige Blindheit) ist eine vorübergehende Erblindung oder Sehstörung auf einem Auge aufgrund arteriosklerotisch oder embolisch bedingter Durchblutungsstörungen und entspricht gewissermaßen einer TIA der Netzhaut oder des Auges. Eine Amaurosis fugax dauert im Vergleich zu einer TIA des Gehirns noch kürzer; es kommt innerhalb von Sekunden zu einem Grauschleier oder völligem Sehverlust mit »Schwarzsehen« vor einem Auge. Im Vergleich zu TIAs des Gehirns kommt eine Amaurosis größenordnungsmäßig etwa 10mal seltener vor.

In ihrer Bedeutung für die Zukunft ist eine Amaurosis mit einer TIA des Gehirns gleichzusetzen. Eine Amaurosis fugax zeigt wie diese eine stark erhöhte Gefährdung an, einen Schlaganfall oder Herzinfarkt zu erleiden. Wie bei TIAs am Gehirn ist die Beschwerdedauer auf höchstens einen Tag begrenzt. Längerdauernde Sehstörungen aufgrund einer derartigen Durchblutungsstörung entsprechen einem Infarkt der Netzhaut oder Retina-Infarkt (siehe nächster Abschnitt).

Die Bedeutung der Erkennung einer Amaurosis fugax liegt wie bei einer TIA darin, daß bei den betroffenen Menschen im weiteren Verlauf das Schlaganfallrisiko im Durchschnitt um etwa das Sechsfache erhöht ist. Rund jeder dritte bis vierte muß in den folgenden vier bis fünf Jahren mit einem Schlaganfall rechnen, wobei das Risiko in der ersten Zeit nach einer TIA oder Amaurosis fugax besonders hoch ist. Rund ein Fünftel aller Schlaganfälle tritt innerhalb eines Monats auf, etwa die Hälfte innerhalb eines Jahres. Auch die Lebenserwartung ist nach einer TIA oder Amaurosis fugax im statistischen Durchschnitt deutlich vermindert. Jeder fünfte Betroffene stirbt irgendwann an einem Schlaganfall, fast doppelt so viele allerdings an einer Erkrankung des Herzens, in erster Linie an einem Herzinfarkt.

Was sind »drop attacks« oder Sturzanfälle, und was sind amnestische Episoden?

Für die auch im Deutschen oft mit dem englischen Ausdruck »drop attack« bezeichneten Sturzanfälle ist charakteristisch, daß den Betroffenen plötzlich die Kraft in den Beinen versagt. Sie fallen unvermittelt zu Boden und stürzen dabei häufiger auf die Knie. Das Bewußtsein bleibt erhalten, und die Betroffenen können das Ereignis von Anfang bis Ende selbst genau schildern. Dies ist ein wichtiges Unterscheidungsmerkmal gegenüber sogenannten amnestischen Episoden oder transienten globalen Amnesien (siehe nächster Abschnitt) und sogenannten Synkopen (siehe S. 16). Frauen werden von solchen Sturzanfällen häufiger betroffen als Männer. Begleitbeschwerden wie Schwindel und Übelkeit fehlen. Es wird vermutet, daß Sturzanfälle Ausdruck einer Durchblutungsstörung im hinteren, vertebrobasilären Kreislauf sind. Im weiteren Verlauf ist zwar keine sichere Häufung von Schlaganfällen bekannt, in Einzelfällen wird dies aber immer wieder beobachtet.

Sogenannte amnestische Episoden, die auch als transiente globale Amnesie (TGA) bezeichnet werden, sind möglicherweise Ausdruck einer vorübergehenden Durchblutungsstörung im hinteren, vertebrobasilären Kreislauf, die Teile der Schläfenlappen betrifft. Derzeit ist man sich über die Einordnung von TGAs noch nicht ganz sicher. Als andere mögliche Ursachen werden Migräne-Attacken und epileptische Anfälle diskutiert. Es kommt zu einem plötzlichen Gedächtnisverlust mit Verwirrtheit. Während der über meist einige Stunden anhaltenden Störung stellen die Betroffenen häufig immer wiederkehrende, gleichbleibende Fragen wie »Wo bin ich?« oder »Was ist los?«. Sie können aber teilweise auch noch orientiert sein. Die Störung bildet sich bis auf eine dauerhafte Erinnerungslücke für das Ereignis selbst und oft auch die unmittelbar davor liegenden Minuten bis Stunden wieder zurück. Der weitere Verlauf ist in aller Regel gutartig. Nach dem derzeitigen Wissensstand ist nicht von einem erhöhten Schlaganfallrisiko auszugehen.

Insofern besteht sowohl für drop attacks als auch für amnestische Episoden ein wichtiger Unterschied zu einer TIA oder einem PRIND. Oft wird unter der Annahme einer ebenso zu wertenden Durchblutungsstörung zur Einnahme von Azetylsalizylsäure (ASS) oder anderen sogenannten Thrombozytenfunktionshemmern geraten (siehe S. 202). Eine Rechtfertigung für gefäßchirurgische Eingriffe läßt sich nach einer TGA in aller Regel nicht ableiten.

Was ist ein retinaler Infarkt?

Ein retinaler oder Netzhautinfarkt entspricht einem Schlaganfall der Netzhaut. Wie bei Durchblutungsstörungen des Gehirns sind ursächlich sowohl Veränderungen der gleichseitigen Halsschlagader als auch am Herz möglich. In der Netzhaut wird das von den Augenlinsen gebündelte und scharf eingestellte Bild wie in einer elektronischen Kamera in elektrische Impulse umgewandelt. Eine Unterbrechung der Blutzufuhr für die Retina wirkt sich wie eine Unterbrechung der Stromversorgung bei der Kamera aus: es kommt zu einer teilweisen oder völligen Bildstörung.

Die Arteria ophthalmica (Augenarterie) ist ein Ast der inneren Halsschlagader. Bei einer Strömungsbehinderung oder einem Hängenbleiben eines kleinen Embolus in der Augenarterie kommt es zu einer Unterbrechung der Blutzufuhr und damit zu einem teilweisen oder vollständigen plötzlichen Erblinden auf dem betroffenen Auge. Oft lösen sich diese kleinen Embolien innerhalb kurzer Zeit wieder auf oder werden in kleinere Äste der Netzhautarterie verschleppt. Dort führen sie nur zu teilweisen Sehstörungen, zum Beispiel am linken Auge nach rechts oben und innen. Betroffene beschreiben eine Amaurosis fugax häufiger so, als ob vor einem Auge ein Rolladen oder eine Klappe heruntergelassen und nach einiger Zeit wieder hochgezogen worden sei. Bei einem normalerweise beidäugigem Sehen muß dies nicht unbedingt auffallen.

Bei einer Spiegelung des Augenhintergrundes kann der Arzt gelegentlich kleine, an Aufteilungsstellen der Netzhautarterie festsitzende oder sich unter Umständen sogar langsam bewegende Embolien in den Netzhautarterien direkt sehen. Bestehen diese aus Bruchstücken von Cholesterinkristallen, sehen sie leuchtend hell aus. Embolisches Material aus aufgebrochenen Plaques, die aus Thrombozyten und Fibrin bestehen, sehen weißlich aus. Eine Amaurosis fugax verursacht keine Schmerzen und dauert definitionsgemäß wie eine TIA höchstens 24 Stunden, erfahrungsgemäß aber meist weniger als eine halbe Stunde.

Was ist ein RIND oder PRIND?

RIND ist eine weitere aus dem Englischen stammende Abkürzung für ein reversibles (sich zurückbildendes) ischämisches neurologisches Defizit. Das im Deutschen oft ergänzend vorangestellte P bei PRIND wird nicht einheitlich gebraucht. Bei manchen Ärzten steht es für prolongiert (= verlangsamt, verzögert verlaufend) und bei anderen für partiell (= teilweise). Während prolongiert reversibel bedeutet, daß sich die Ausfälle – wenn auch verzögert – vollständig zurückbilden, ist dies bei einer nur teilweisen Rückbildung definitionsgemäß nicht der Fall. Diese etwas uneinheitliche Verwendung ist aber letztlich nicht von Bedeutung. Wichtig ist vielmehr, daß Menschen mit einem PRIND nach beiden Definitionen keine nennenswerten Folgen zurückbehalten.

Vereinfachend können diese Formen zerebraler Durchblutungsstörungen als verlängerte TIAs bezeichnet werden, die sich ebenfalls weitgehend oder völlig folgenlos zurückbilden, dazu aber etwas mehr Zeit benötigen. Die obere Zeitgrenze dafür wird meist bei drei Wochen gezogen. Die bei einem PRIND im Vergleich zur TIA länger anhaltenden neurologischen Ausfälle zeigen an, daß die Hirndurchblutung über längere Zeiten nicht mehr ausreichend war. Es muß zwar auch dabei nicht zwangsläufig zu einem Infarkt kommen, bei einer MRT-Untersuchung läßt sich aber meist abgestorbenes Gewebe nachweisen.

Das Risiko eines nachfolgenden »richtigen« Schlaganfalls ist nach einem RIND ungefähr gleich stark erhöht wie nach einer TIA. Die Bedeutung ist also dieselbe und besteht darin, daß eine weitere neurologische und internistisch-kardiologische Abklärung sowie gegebenenfalls auch Behandlung erforderlich ist.

Was ist ein progredienter Infarkt?

Ein progredienter (zunehmender) Infarkt ist ein ischämischer Schlaganfall, bei dem es zu einer gleichmäßigen oder schritt- beziehungsweise stufenweisen Zunahme der neurologischen Ausfälle kommt (Abb. 37).

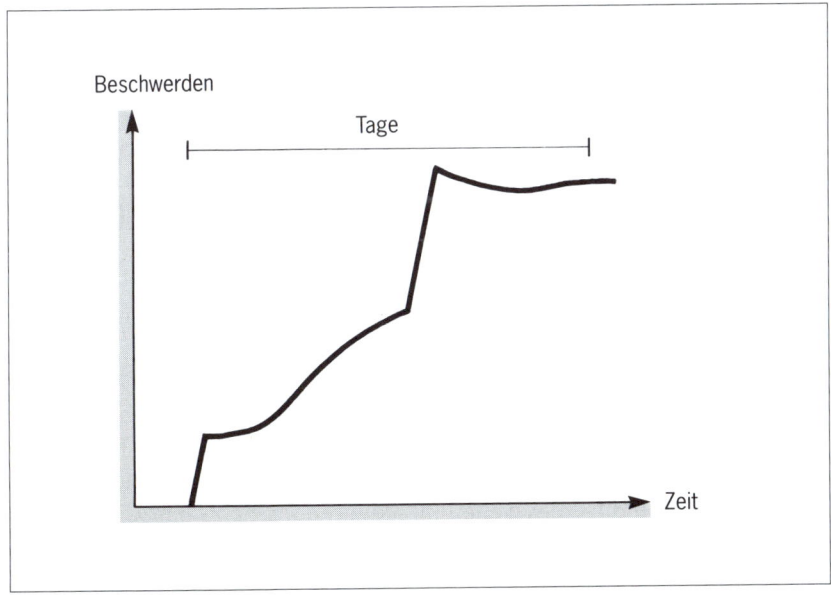

Abb. 37: Schematische Darstellung des Verlaufs eines progredienten Infarkts.

Die stärkste Verschlechterung erfolgt zwar häufig schon am Anfang eines Schlaganfalls, es ist aber nicht ungewöhnlich, daß es auch in den Stunden und Tagen danach noch zur Zunahme von Störungen kommt. Nach einer Krankenhausaufnahme wird etwa noch bei jedem fünften Betroffenen im weiteren Verlauf eine Verschlechterung festgestellt. Im vorderen Kreislauf (Karotisstromgebiet) ist das Maximum meist nach höchstens zwei Tagen erreicht, im hinteren Kreislauf (vertebrobasiläres Stromgebiet) kann es über bis zu vier Tage zu einer zunehmenden Verschlechterung kommen.

Progrediente Infarkte neigen besonders oft dazu, durch ein Ödem (eine vermehrte Flüssigkeitseinlagerung) mit nachfolgendem Druck auf das gesunde Gehirn zu Bewußtseinsstörungen zu führen. Im hinteren Kreislauf lassen sich häufiger auch Krankheitsverläufe beobachten, wo es nach Verschlechterungen zwischenzeitlich immer wieder zu Stabilisierungen oder Besserungen kommt.

Ursächlich liegen meist ausgeprägte Gefäßprozesse mit schweren oder mehrfachen Stenosen oder sich ausdehnenden frischen Thromben zugrunde, es kommt fast immer zu Hirninfarkten mit bleibenden Schädigungen.

Was ist ein kompletter Infarkt?

Ein kompletter (vollständiger) Hirninfarkt ist ein ischämischer Schlaganfall, bei dem die neurologischen Störungen in ihrer gesamten Ausprägung auf einmal auftreten und sich nicht oder nur teilweise wieder zurückbilden. Es bleiben Störungen wie etwa eine Schwäche oder eine Sprachstörung als dauerhafte Folgen des Schlaganfalls zurück (Abb. 38).

Die Auswirkungen eines Hirninfarktes werden durch Ort und Größe des Auftretens bestimmt. Gleich große Infarkte können an einer Stelle klinisch »stumm«, das heißt ohne Beschwerden bleiben und an anderer Stelle zu auf Dauer bestehenden schweren Ausfällen führen.

Gerade am Beispiel des kompletten Infarkts wird die Problematik einer Einteilung von Schlaganfällen deutlich, die sich allein am zeitlichen Verlauf orientiert. So wird ein Beschwerdebild mit einer auf Dauer vorhandenen leichten und für das Gehen unbedeutenden Schwäche eines Fußes in die Gruppe der kompletten Infarkte eingeordnet, selbst wenn im Computertomogramm (CT, siehe auch S. 165) kein sicherer Infarkt nachweisbar ist. Umgekehrt wird eine andere Störung auch bei einem vorhande-

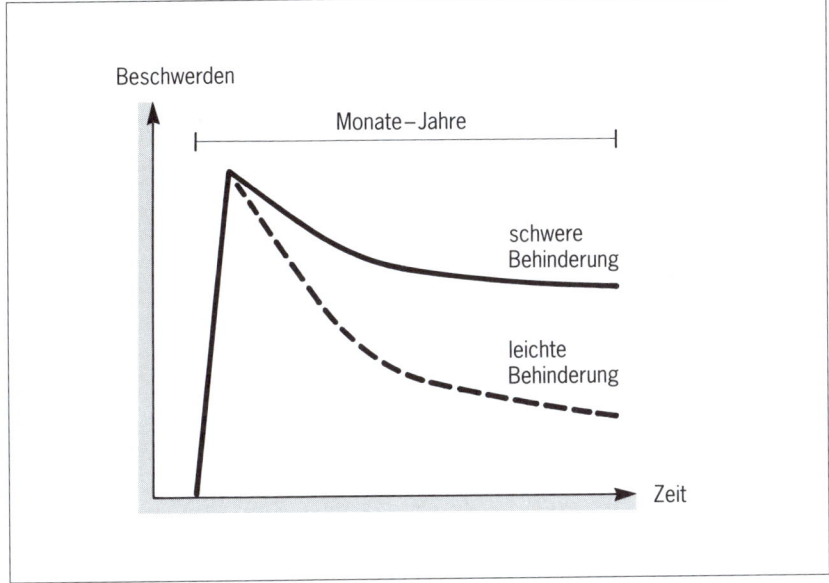

Abb. 38: Schematische Darstellung des Verlaufs von zwei vollendeten Infarkten.

nen CT-Befund beispielsweise in der Tiefe des Gehirns als TIA bezeichnet, wenn die Beschwerden sich nach 20 Stunden wieder verloren haben.

Dies macht deutlich, daß es wie bei allen Klassifikationen und schematischen Einteilungen auch bei der Einordnung von zerebralen Durchblutungsstörungen viele Übergangsformen gibt und es nicht möglich ist, jedem Fall gerecht werdende Trennlinien zu ziehen.

Was ist ein Territorialinfarkt?

Ein Territorialinfarkt ist ein dem Territorium (Versorgungsgebiet) eines Arterienastes oder einer Hirnarterie entsprechender Infarkt. Ursache ist meist ein embolischer Verschluß durch verschlepptes thrombotisches Material aus der inneren Halsschlagader oder aus dem Herz. Seltener liegt eine ursächliche lokale Gerinnselbildung vor (Abb. 39).

Im Computer- oder Magnetresonanztomogramm zeigt sich bei Territorialinfarkten oft eine keilförmige Begrenzung auf das Versorgungsgebiet der betroffenen Arterie. Territorialinfarkte betreffen besonders häufig das ganze Versorgungsgebiet oder Teilgebiete der mittlerem Hirnarterie. Mehrere gleichzeitig vorhandene Territorialinfarkte lassen in erster Linie

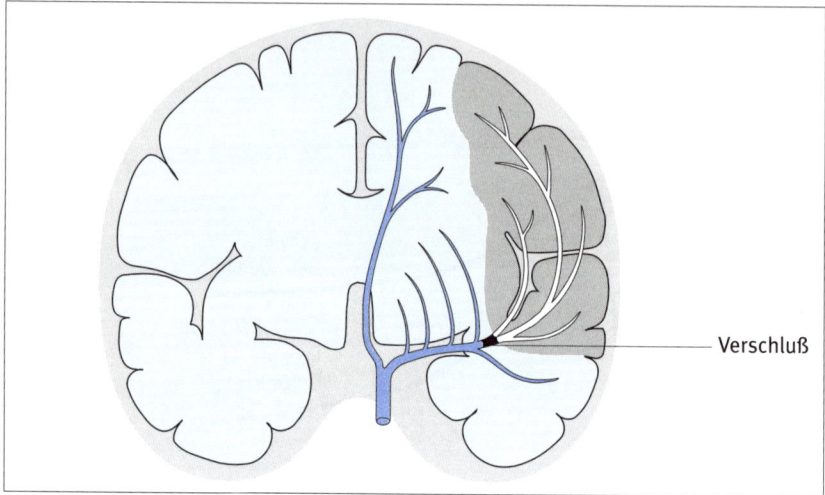

Abb. 39: Schematische Darstellung eines Territorialinfarkts.

an kardiale Embolien denken, bei jüngeren Betroffenen und Infarkten im Gebiet der vorderen und hinteren Hirnarterien auch eine Arteriitis.

Was ist ein Endstrominfarkt, und was ist ein Grenzzoneninfarkt?

Ein Endstrominfarkt ist ein Infarkt in einem nicht durch Kollateralen versorgten Ausbreitungsgebiet einer Arterie. Ein Grenzzoneninfarkt ist ein Infarkt im Grenzbereich zwischen den Versorgungsgebieten von zwei oder mehreren Arterien. Sowohl Endstrom- als auch Grenzzoneninfarkte werden meist hämodynamisch verursacht, das heißt, sie gehen auf eine Drosselung der Durchblutung in den betroffenen Gebieten zurück. Dieser Mechanismus wird manchmal auch Niedrigflußinfarkt genannt. Er läßt sich mit einer Situation beim Rasensprengen vergleichen, wenn z.B. durch einen Knoten im Schlauch plötzlich der Druck abfällt und man zwar noch das Gras in seiner Nähe wässern kann, aber nicht mehr die von einem entfernt liegenden Flächen. Selbst Fachleute sprechen daher manchmal von nicht mehr ausreichend versorgten »letzten Wiesen«.

Ausgeprägte Gefäßstenosen führen bei einer kritischen Minderdurchblutung zu Infarkten in den am weitesten in der Peripherie (entfernt liegenden) Hirnregionen, die nur von dem betreffenden Gefäß versorgt werden. Diese Gebiete werden als Endstromgebiete bezeichnet und sind an der Oberfläche des Gehirns wegen ausgeprägter Kollateralen (siehe auch

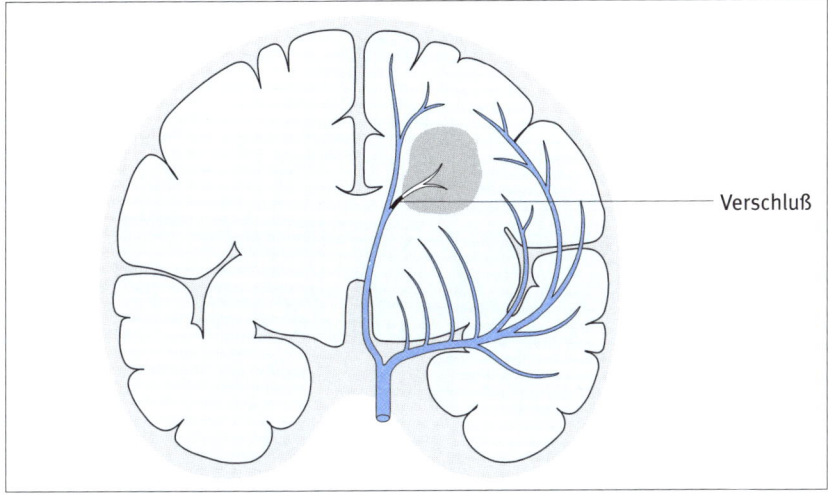

Verschluß

Abb. 40: Schematische Darstellung eines Endstrominfarkts.

S. 52) selten. Entsprechend zeigen sich die Infarktgebiete im Computer- oder Magnetresonanztomogramm meist im sogenannten Marklager (Abb. 40).

Grenzzoneninfarkte werden teilweise auch Wasserscheideninfarkte genannt. Bei ihrer Entstehung spielen neben kombinierten Gefäßstenosen und -verschlüssen oft auch andere Faktoren wie ein starker Blutdruckabfall eine Rolle. Zur Ischämie bzw. zum Hirninfarkt kommt es dann in den Grenzbereichen zwischen zum Beispiel vorderer und mittlerer oder mittlerer und hinterer Hirnarterie (Abb. 41).

Was ist ein lakunärer Infarkt?

Ein lakunärer Infarkt ist ein Schlaganfall, der zu einer Lakune (französisch: kleine Höhle), einem im Durchmesser höchstens anderthalb Zentimeter betragenden Defekt in der Tiefe des Gehirns führt. Lakunäre Infarkte sind meist Ausdruck einer Mikroangiopathie (Abb. 42). Bevorzugter Ort für das Auftreten lakunärer Infarkte sind die Versorgungsgebiete von kleinen, aus anderen Gefäßen rechtwinklig abgehenden Arterien ohne Kollateralversorgung (Umgehungskreisläufe, siehe S. 52). Derartige Äste gehen insbesondere vom Anfangsteil der mittleren Hirnarterie (Arteria cerebri media) im Bereich der tieferliegenden weißen Substanz und der Stammganglien (siehe Abb. 25, S. 85), der hinteren Verbindungsarte-

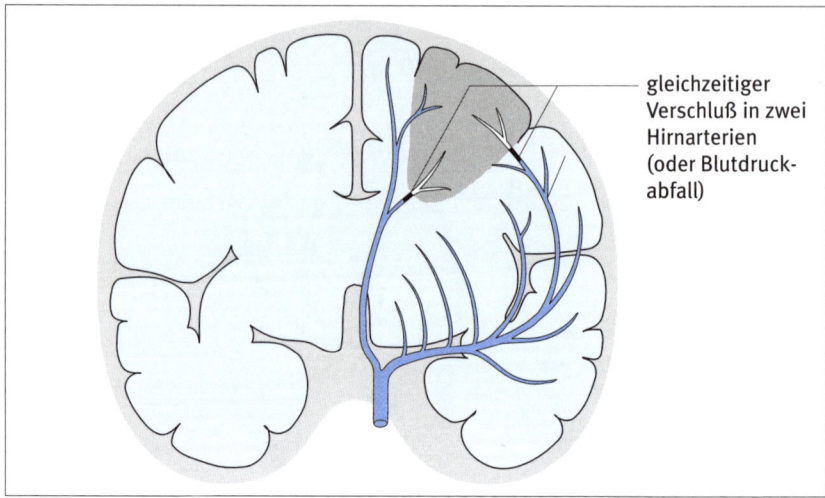

gleichzeitiger
Verschluß in zwei
Hirnarterien
(oder Blutdruck-
abfall)

Abb. 41: Schematische Darstellung eines Grenzzoneninfarkts (bei gleichzeitigem Verschluß jeweils eines Astes der vorderen und mittleren Hirnarterie oder bei allgemeiner starker Abnahme der Hirndurchblutung.

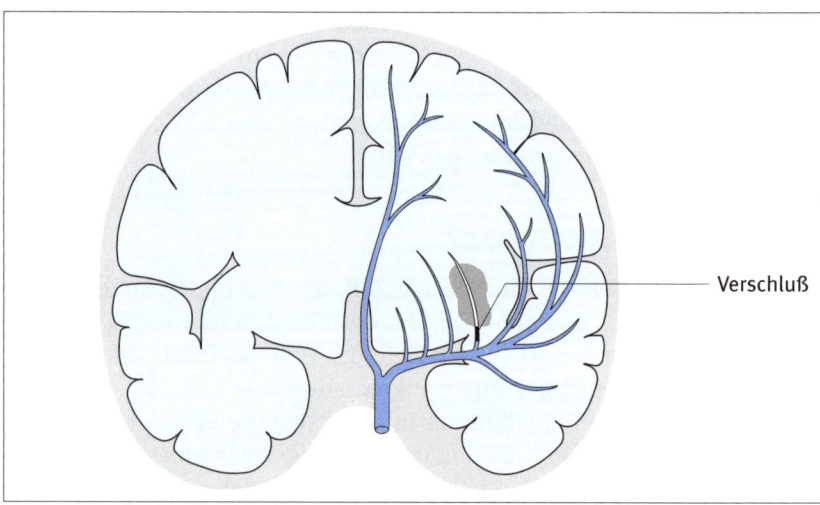

Verschluß

Abb. 42: Schematische Darstellung eines lakunären Infarkts.

rie (Arteria oder Ramus communicans posterior) und der Hirnbasisarterie (Arteria basilaris) ab.

Da die Lakunen klein sind und in der Tiefe des Gehirns liegen, verursachen sie in der Regel weder Kopfschmerzen noch Bewußtseinsstörungen. Im Vergleich zu Territorial- oder Endstrominfarkten bei einer Makroangiopathie haben die Betroffenen meist weniger stark ausgeprägte Störungen.

In der Vorgeschichte haben die Betroffenen oft, aber nicht immer, einen erhöhten Blutdruck oder Diabetes mellitus. Embolische Mechanismen spielen nur sehr selten eine Rolle.

Was ist eine Hirnblutung?

Eine Hirnblutung ist eine Blutung in der Tiefe des Gehirns (= *intrazerebrale Blutung*). Etwas vereinfachend werden damit aber auch andere Blutungen im Kopf (= *intrakranielle Blutungen*) bezeichnet, die aber an der Oberfläche des Gehirns bleiben und höchstens auf das Gehirn drücken (= *extrazerebrale Blutungen*; Abb. 43). Blutungen in das Gehirn machen rund 15 % aller Schlaganfälle aus. Sie werden in der medizinischen Fachsprache auch *Hämatome* oder *Hämorrhagien* genannt.

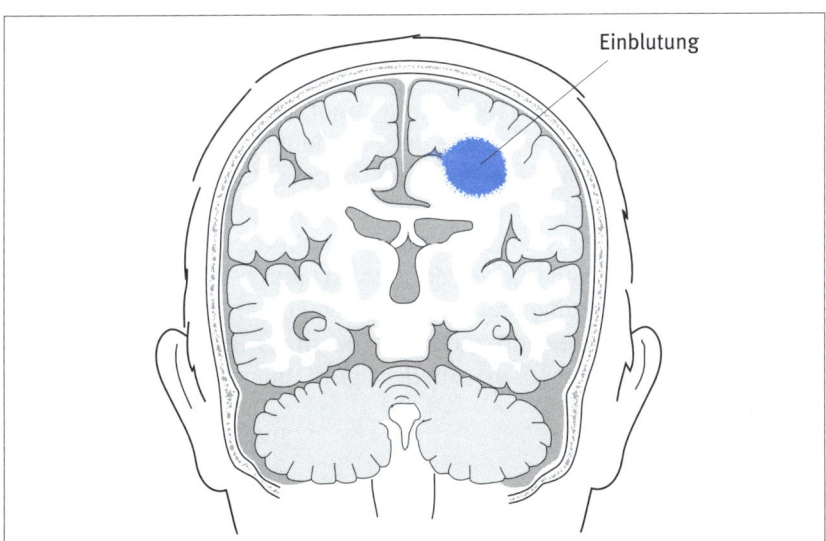

Abb. 43: Schematische Darstellung von Hirnblutungen.

Blutungen in das Hirngewebe können verschiedene Ursachen haben:

- Einblutungen in normales Gehirngewebe bei hohem Blutdruck, häufiger mit Ausbildung von sogenannten Mikro-Aneurysmen (kleinen Gefäßaussackungen) oder sonstigen degenerativen Veränderungen in tiefliegenden kleinen Arterien des Gehirns (= *hypertone Massenblutungen*)
- Einblutungen in normales Gehirngewebe bei Blutgerinnungsstörungen (z.B. *»Marcumar-Blutungen«*)
- Einblutungen in abgestorbene Gehirngewebe nach vorangegangenen ischämischen Infarkten Einblutungen (= *hämorrhagische Infarkte*, siehe S. 122)
- Einblutungen in den Subarachnoidalraum oder in normales Gehirngewebe aus Gefäßfehlbildungen im Gehirn (= *Angiomblutungen*)
- Einblutungen in normales Gehirngewebe aus Gefäßfehlbildungen an der Oberfläche des Gehirns mit Einwühlen des Blutes von dort aus in die Tiefe (= *Aneurysmablutungen*)
- Einblutungen in Gehirntumoren

Blutungen außerhalb des Gehirns beruhen meist auf geplatzten Aneurysmen der Anfangsteile der Hirnarterien (= *Subarachnoidalblutung*; siehe nächster Abschnitt), zwischen Arterien und Venen eingeschalteten Gefäßfehlbildungen *(arteriovenöse Angiome)* oder auf Unfällen (= *Epidural-* und *Subduralblutung*).

Sowohl *Epidural-* als auch *Subduralblutungen* treten meist nach Unfällen oder anderen Gewalteinwirkungen auf und werden schon deswegen selten mit üblichen Schlaganfällen verwechselt. Bei einer Epiduralblutung blutet es zwischen der Innenseite des Schädelknochens und Außenseite der harten Hirnhaut aus einer Arterie, bei einer Subduralblutung zwischen harter und weicher Hirnhaut aus einer Vene. Während Epiduralblutungen wegen des höheren arteriellen Blutdrucks und dem darauf beruhenden Zusammendrücken des Gehirns durch das austretende Blut meist mit rasch zunehmenden Beschwerden einhergehen, kann bei subduralen venösen Sickerblutungen eine beschwerdefrei Zeit von bis zu mehreren Wochen zwischen Unfallereignis und ersten Krankheitszeichen liegen.

Was ist eine Subarachnoidalblutung, und was ist eine Angiomblutung?

Die Vorsilbe »Sub« heißt unter, und die Arachnoidea ist ein Teil der weichen Hirnhaut. Eine Subarachnoidalblutung (SAB) ist eine Blutung unter diese weiche Hirnhaut in den Zwischenraum zur Gehirnoberfläche, der normalerweise von Liquor (Nervenwasser) durchspült wird. Sie beruht am häufigsten auf dem Platzen eines sogenannten Aneurysmas, einer angeborenen oder erworbenen, sack- oder beerenförmigen Gefäßfehlbildung (siehe S. 100). Andere Ursachen sind Blutungen aus anderen Gefäßfehlbildungen im Subarachnoidalraum wie etwa arteriovenöse Mißbildungen (siehe S. 101) oder auch Blutungen an der Oberfläche des Gehirns, die nach außen in den Subarachnoidalraum durchbrechen.

Subarachnoidalblutungen erfolgen in der Regel aus Arterien, die unter dem hohen Druck des aus dem Herzen gepumpten Bluts stehen. Dieser Druck bleibt auch nach dem Platzen eines Aneurysmas unverändert bestehen, weshalb das Blut zunächst auch ungebremst in den Subarachnoidalraum schießt. Erst wenn der Druck im Kopf durch das austretende Blut dem Blutdruck entspricht, kommt die Blutung zum Stillstand.

Das Gehirn sitzt eng anliegend im knöchernen Schädel, der es vor Schädigungen von außen schützt. Die Abmessungen der Innenseite der Schädelknochen sind nur unwesentlich größer als das Gehirn. In dem schmalen Raum dazwischen befinden sich verschiedene Schichten der Hirnhäute und ein Liquorkissen. Die das Gehirn versorgenden Blutgefäße liegen dem Gehirn unmittelbar auf und werden nach außen als erstes von der Arachnoidea bedeckt. Kommt es zu einer Blutung aus diesen Arterien, verteilt sich das Blut zunächst einmal großflächig im Subarachnoidalraum, der um das ganze Gehirn und darüber hinaus auch hinab in den Rückenmarkskanal reicht (Abb. 44).

Eine Subarachnoidalblutung kann in jedem Lebensalter auftreten. Im jüngeren bis mittleren Lebensalter ist ihr Anteil an Schlaganfällen deswegen höher als bei älteren Menschen. Die Inzidenz (Zahl an Neuerkrankungen) liegt bei rund zehn pro hunderttausend Menschen und Jahr.

Eine Angiomblutung ist eine Blutung aus einem Angiom (Gefäßknäuel oder Blutschwamm, siehe S. 100), die eine der möglichen Ursachen von Hirnblutungen darstellen (siehe S. 119).

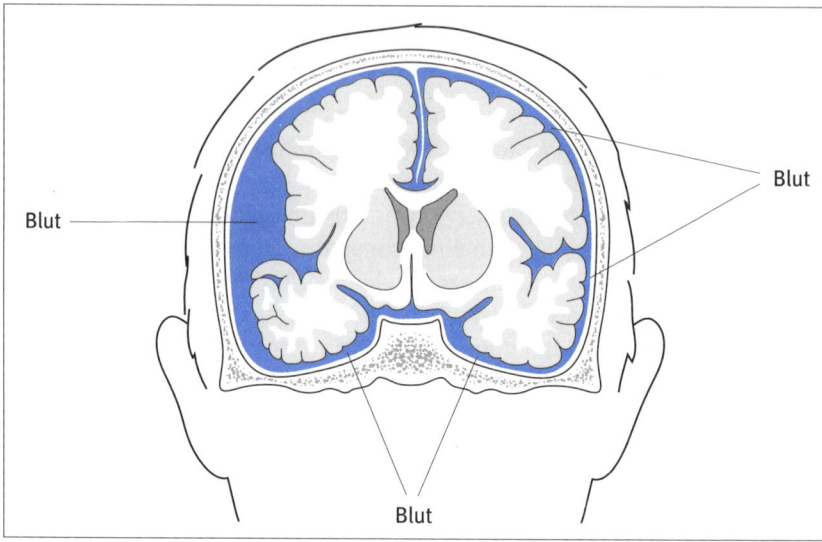

Abb. 44: Schematische Darstellung einer Subarachnoidalblutung.

Was ist ein hämorrhagischer Hirninfarkt?

Eine Hämorrhagie ist eine Blutung, und ein hämorrhagischer Hirninfarkt ist ein Hirninfarkt, in den es nach einer anfänglichen Minderdurchblutung im weiteren Verlauf eingeblutet hat. Im Gegensatz zu den Hirnblutungen handelt es sich zunächst um eine Ischämie und erst anschließend um eine (teilweise) Blutung. Eine Hämorrhagie ist also eine Blutung als Erstereignis, während die Blutung bei einem hämorrhagischen Infarkt das Zweitereignis darstellt. Sie erfolgt in aufgrund einer Minderdurchblutung abgestorbenes Gewebe.

Mögliche Ursachen einer hämorrhagischen Umwandlung (nachträglichen Einblutung) eines Hirninfarktes sind

- Lyse (Auflösung) von Embolien,
- Reperfusion (Wiederdurchblutung) geschädigter Arterien,
- Blutdruckanstieg und
- zerebrale Venenthrombose (siehe nächster Abschnitt) mit Austritt des gestauten Blutes aus verschlossenen Venen.

Hämorrhagische Infarkte sind bei Embolien häufiger als bei Thrombosen. Bei 2–5% aller Hirninfarkte zeigt schon ein in den ersten Stunden angefertigtes Computertomogramm (siehe S. 165) einen hämorrhagischen Infarkt. Dies ist immer auf eine Embolie verdächtig. Bei ausgedehnten Hirninfarkten lassen sich durch häufige computer- oder magnetresonanztomographische Verlaufsuntersuchungen bei bis zu 40 % meist kleinere und bedeutungslose Einblutungen beobachten. Umwandlungen von ischämischen in hämorrhagische Hirninfarkte müssen keineswegs mit einer Beschwerdezunahme oder Verschlechterung einhergehen. Dies stellt sogar eine große Ausnahme dar.

Was ist eine Sinusthrombose, und was ist eine Hirnvenenthrombose?

Eine Sinusthrombose ist eine Thrombose der sogenannten Hirnsinus, und eine Hirnvenenthrombose ist eine Thrombose der Venen des Gehirns. Die Hirnsinus sind große venöse Blutleiter an der Gehirnoberfläche, die von harter Hirnhaut umgeben sind (siehe S. 53). Im Vergleich zu durch arterielle Erkrankungen bedingten Ischämien und Blutungen sind Thrombosen der Hirnsinus und Hirnvenen sehr selten und machen weniger als 1 % aller Schlaganfälle aus.

Sogenannte blande, nichtentzündliche Hirnvenen- und Sinusthrombosen kommen besonders bei jungen Frauen in der Schwangerschaft, im Wochenbett sowie unter Einnahme von hormonellen Kontrazeptiva vor, daneben auch bei Männern bei verschiedenen Blutkrankheiten und nach Kopfverletzungen. Sogenannte septische, entzündliche Formen werden bei verschiedenartigsten Infektionen im Kopf- und Halsbereich beobachtet.

In Abhängigkeit von der Lage des durch eine Thrombose verschlossenen venösen Gefäßes kommt es zu verschiedenartigen fokalen neurologischen Ausfällen, die im Unterschied zu arteriellen Durchblutungsstörungen aber fast immer langsam auftreten. Die Leitsymptomatik (die führenden Beschwerden) besteht typischerweise in langsam zunehmenden Kopfschmerzen mit wechselnden Herdzeichen sowie bei rund jedem zweiten Betroffenen mit auftretenden epileptischen Anfällen.

Zunächst kommt es bei einer Sinus- oder Hirnvenenthrombose, also wie etwa bei einer Beinvenenthrombose, lediglich zu einer »Verstopfung« der Venen oder Blutleiter zum Herzen hin. Da aber im Kopf im Gegensatz zum Bein sowohl weniger venöse Umgehungskreisläufe zur Verfügung stehen als auch keine nennenswerte Ausdehnung innerhalb des knöchernen Schädels möglich ist, kommt es sehr oft zu Komplikationen. Neben Infarkten sind »Stauungs«-Blutungen typisch. Die Behandlung erfolgt wie bei sonstigen Thrombosen mit Heparin (siehe S. 193).

Was ist eine Basilaristhrombose?

Eine Basilaristhrombose ist eine Thrombose der Arteria basilaris (kurz: Basilaris) oder Hirnbasisarterie. Da diese Arterie weitgehend alleine für die Durchblutung zahlreicher lebenswichtiger Abschnitte des Hirnstamms verantwortlich ist, zählt eine Basilaristhrombose zu den schwerwiegendsten Schlaganfallformen überhaupt. Wie bei allen anderen Formen auch hängt das Ausmaß der Beschwerden aber vom genauen Ort des Schlaganfalls sowie der zeitlichen und räumlichen Ausdehnung der Durchblutungsstörung ab. Dabei spielen auch hier die sogenannten Kollateralen (siehe S. 52) eine herausragende Bedeutung. Bei einem Basilarisverschluß kann das Blut beispielsweise auch von »oben« her bzw. vom Circulus arteriosus Willisii (siehe S. 51) rückwärts zum Hirnstamm gelangen.

In der Basilaris kommt es vergleichsweise häufig zu arteriosklerotischen Veränderungen, was sonst an den innerhalb des Kopfes liegenden Gefäßabschnitten nur ausnahmsweise der Fall ist. Die häufigste Ursache einer Basilaristhrombose besteht deshalb in einer ortsständigen Thrombose, die sich auf eine vorbestehende Arteriosklerose aufpfropft. Nur bei etwa einem Drittel und vorwiegend bei jüngeren Betroffenen wird von einer Thromboembolie mit Verschleppung eines außerhalb des Kopfes entstandenen Blutgerinnsels (siehe S. 90) ausgegangen. Gelegentlich kann auch eine Migräne ursächlich beteiligt sein.

Die Beschwerden und Untersuchungsbefunde können sehr vielfältig sein. Fast immer finden sich Ausfälle oder Funktionsstörungen von Hirnnerven, des Kleinhirns sowie der »langen«, durch den Hirnstamm laufenden Nervenbahnen für Muskelkraft und Berührungs-, Schmerz- sowie sonstiger Empfindungen. Im Gegensatz zu Schlaganfällen im vorderen Gehirnkreislauf (siehe S. 47) ist es für Basilaristhrombosen eher typisch, daß sie sich langsam zunehmend bemerkbar machen und daß beide Körperhälften Störungen aufweisen.

Die wichtigste Untersuchungsmethode besteht in einer raschestmöglichen Bildgebung der Basilaris. Die Standarduntersuchung besteht heute in der Magnetresonanztomographie (MRT) in Kombination mit einer Magnetresonanzangiographie (siehe S. 168). Ultraschallmethoden sind zwar ebenfalls sehr treffsicher, ermöglichen aber oft keine umfassende Beurteilung der Durchblutungsverhältnisse. Die Computertomographie kommt nur noch zum Blutungsausschluß und bei Patienten mit Herzschrittmachern oder anderen Kontraindikationen für eine MRT zum Einsatz. Dann ist zur Diagnosesicherung aber fast immer eine zusätzliche konventionelle Angiographie (siehe S. 177) erforderlich.

Krankheitszeichen

Wie machen sich Durchblutungsstörungen des Gehirns am häufigsten bemerkbar?

In Tabelle 14 sind die möglichen Krankheitszeichen bei Ischämien der linken und rechten Großhirnhälfte, des Hirnstamms und des Kleinhirns zusammengestellt. Es kommt allerdings äußerst selten vor, daß zum Beispiel bei einer Ischämie der dominanten Großhirnhälfte alle genannten Störungen gleichzeitig auftreten.

Sind Durchblutungsstörungen des Gehirns schmerzhaft?

In der Regel sind Durchblutungsstörungen des Gehirns nicht oder kaum schmerzhaft. Allerdings gibt es einige wichtige Ausnahmen von dieser Regel: die Subarachnoidalblutung, die hypertone Massenblutung, die Riesenzellenarteriitis und eine Dissektion der das Gehirn versorgenden Arterien. Das Gehirn selbst hat keine Sinneszellen, die eine Schmerzempfindung hervorrufen könnten. Dies ist nur in den Meningen (Hirnhäuten) und in den Blutgefäßen der Fall.

- Bei einer *Subarachnoidalblutung* (siehe S. 154) ist meist tagsüber plötzlich einsetzender heftigster Kopfschmerz nie gekannter Stärke das führende Merkmal der Krankheit.
- Bei einer *hypertonen Massenblutung* (siehe S. 153) klagen die meisten Betroffenen über mehr oder weniger starke Kopfschmerzen, die sich im Unterschied zur Subarachnoidalblutung meist erst innerhalb von Stunden im Anschluß an Lähmungen und andere Krankheitszeichen entwickeln. Blutungsbedingte Kopfschmerzen sind wie bei einer *hypertensiven Enzephalopathie* (siehe S. 154) Folge der Druckerhöhung im Kopf.
- Bei einer *Riesenzellenarteriitis* (siehe S. 99) gehören Schmerzen ebenfalls zum Beschwerdebild. Meist handelt es sich aber nicht um eigentliche Kopfschmerzen, sondern Gesichtsschmerzen, die die Schläfe und manchmal auch Kopfhaut betreffen.
- Auch bei einer *Dissektion der gehirnversorgenden Arterien* (siehe S. 97) sind gleichseitige Gesichtsschmerzen häufig.

● **Tab. 14: Mögliche Krankheitszeichen bei Durchblutungsstörungen des Gehirns**

Ischämien des Auges (auf derselben Seite)
- vorübergehende Sehstörung (Amaurosis fugax)
- bleibende Sehstörung (Netzhautinfarkt)

Ischämien der dominanten Großhirnhälfte (bei Rechtshändern links)
- Halbseitenlähmung (Hemiparese/Hemiplegie)
- Halbseitengefühlsstörung (Hemihypästhesie)
- Sprachstörung (Aphasie)
- halbseitiger Gesichtsfeldausfall (Hemianopsie)
- verlangsamte Informationsverarbeitung
- Störung zusammengesetzter Bewegungsabläufe (Apraxie)
- gestörte Rechts-Links-Unterscheidung
- verminderte Fähigkeit, Frustrationen (Enttäuschungen) zu verkraften
- Verlangsamung oder Zwanghaftigkeit
- Krampfanfälle (epileptische Anfälle)

Ischämien der nichtdominaten Großhirnhälfte (meist rechts)
- Halbseitenlähmung (Hemiparese/Hemiplegie)
- Halbseitengefühlsstörung (Hemihypästhesie)
- halbseitiger Gesichtsfeldausfall (Hemianopsie)
- Neglect (Vernachlässigung) der gegenüberliegenden Körperseite
- Gedächtnisprobleme
- gestörtes abstraktes Denken
- schlechtes Urteilsvermögen, Neigung zur Überschätzung der eigenen Leistungsfähigkeit
- leichte Ablenkbarkeit
- vermehrte Spontansprache
- räumliche und zeitliche Orientierungsstörung
- emotionale Labilität
- Interesse- und Motivationslosigkeit
- Krampfanfälle (epileptische Anfälle)

Ischämien des Hirnstamms
- »gekreuzte« Störungen
- beidseitiger Gesichtsfeldausfall
- Doppelbilder, Schwindel, Schluckstörung, Gangunsicherheit
- halbring- oder ringförmige Gefühlsstörungen um Mund oder Nase herum
- Bewußtseinsstörungen (Schläfrigkeit bis Bewußtlosigkeit)
- Störung der sogenannten Vitalfunktionen (Blutdruck, Puls, Atmung)
- Übelkeit und Brechreiz

Ischämien des Kleinhirns
- gestörte Bewegungs- und Gleichgewichtskontrolle
- Schwindel, Übelkeit und Brechreiz

Das Auftreten von Kopf- oder Gesichtsschmerzen darf aber nicht zu der voreiligen Annahme verleiten, daß deswegen unbedingt eines der obengenannten Krankheitsbilder vorliegen müßte. Auch bei »normalen« Schlaganfällen klagen manche Betroffene über leichte bis mäßige Kopfschmerzen.

Gibt es Schlaganfälle, die überhaupt keine Beschwerden verursachen?

Im weiteren Sinn ja. Das liegt daran, daß es auch Gebiete im Gehirn gibt, die offensichtlich nicht unbedingt benötigt werden und deren Schädigung durch einen Schlaganfall zumindest keine merklichen Beschwerden hervorruft. Da alle Formen von Schlaganfällen eigentlich durch die dabei hervorgerufenen Beschwerden beschrieben werden, kann strenggenommen nicht von einem Schlaganfall gesprochen werden, wenn es überhaupt nicht zu Beschwerden gekommen ist.

Bei den in Frage kommenden Folgen von Durchblutungsstörungen des Gehirns handelt es sich in erster Linie um kleine, eng umschriebene Narben im Bereich tieferliegender Gehirnstrukturen, wie sie auch bei lakunären Infarkten vorkommen (siehe S. 117 f.). Im Gegensatz dazu können sich die betreffenden Menschen aber nicht an irgendwelche »passenden« Störungen erinnern. Selbst größere Infarktgebiete können zum Beispiel in den Stirnlappen des Gehirns ohne deutliche körperliche Beschwerden bleiben. Solche Befunde werden oft auch als »klinisch stumme« Schlaganfälle bezeichnet (siehe auch S. 85). In den USA wurden derartige kleinste Veränderungen, die im Magnetresonanztomogramm (MRT, siehe auch S. 168 f.) besonders gut als helle Flecken sichtbar sind, in Analogie zu UFOs (= »unidentified flying objects« oder nicht identifizierte Flugobjekte) scherzhaft auch als UBOs (= »unidentified bright objects« oder nicht identifizierte helle Objekte) bezeichnet.

Es gibt allerdings auch Störungen, bei denen die meisten Menschen nur nicht auf die Idee kommen, daß es sich um Folgen eines Schlaganfalls handelt. Dies sind insbesondere die seltenen Formen der sogenannten neuropsychologischen Störungen (siehe S. 135 ff.), die bei oberflächlicher Betrachtung einfach als Überarbeitung oder Konzentrationsmangel abgetan werden. Eine eingehende psychologische Untersuchung mit Testverfahren läßt bei solchen Menschen häufig erkennen, daß doch Störungen der Leistungsfähigkeit des Gehirns vorliegen, die sich im Alltag nur nicht immer deutlich zeigen. Gerade bei älteren Menschen werden leichtere

Ausfälle auch gerne als »altersbedingt« abgetan. So haben Menschen mit Durchblutungsstörungen in den Stirnlappen des Gehirns zwar oft keine nennenswerten körperlichen Beschwerden, psychisch findet sich aber zum Beispiel oft eine deutliche Antriebsminderung und Interesselosigkeit.

Was ist eine Hemiparese?

Die Vorsilbe »Hemi« bedeutet halbseitig und Parese bedeutet Lähmung. Eine Hemiparese ist also eine Halbseitenlähmung oder Lähmung einer Körperhälfte und stellt alleine oder in Verbindung mit Gefühlsstörungen die häufigste Folge eines Schlaganfalls dar. Betroffene können ihren Arm und ihr Bein auf einer Seite nicht mehr in der gewohnten Weise willkürlich bewegen. Grobe »Massenbewegungen« oder auch ein Hochheben von Arm oder Bein können noch möglich sein, während die für geschickte Bewegungen oder zum Beispiel das Schreiben verantwortliche sogenannte Feinbeweglichkeit immer schwer gestört ist. Eine Hemiparese entsteht durch vorübergehende oder dauernde Ausschaltung eines Teils der gegenüberliegenden Gehirnhälfte. Oft sind gleichzeitig Gefühls-, Sprach- und Sehstörungen vorhanden (Abb. 45).

Um den Schweregrad der Lähmung eines Muskels zu beschreiben, wird die in Tabelle 15 enthaltene Einteilung benutzt. Der Kraftgrad 0 mit völliger Bewegungsunfähigkeit wird auch als Plegie bezeichnet. Hemiplegie bedeutet Plegie auf einer Seite. Wenn also eine Hemiplegie links besteht, können Betroffene ihren linken Arm und ihr linkes Bein überhaupt nicht

● **Tab. 15: Einteilung von Lähmungen in Schwere- oder Kraftgrade**

Kraftgrad	Beschreibung
0	keinerlei Bewegung, Plegie (völlige Lähmung)
1	Bewegung eben sicht- oder fühlbar
2	aktive Bewegung nach Ausgleich der Schwerkraft durch Unterstützung
3	aktive Bewegung oder Haltung eben gegen Schwerkraft ohne Unterstützung
4	aktive Bewegung oder Haltung gegen Schwerkraft und leichten Widerstand
5	normale, volle Kraft

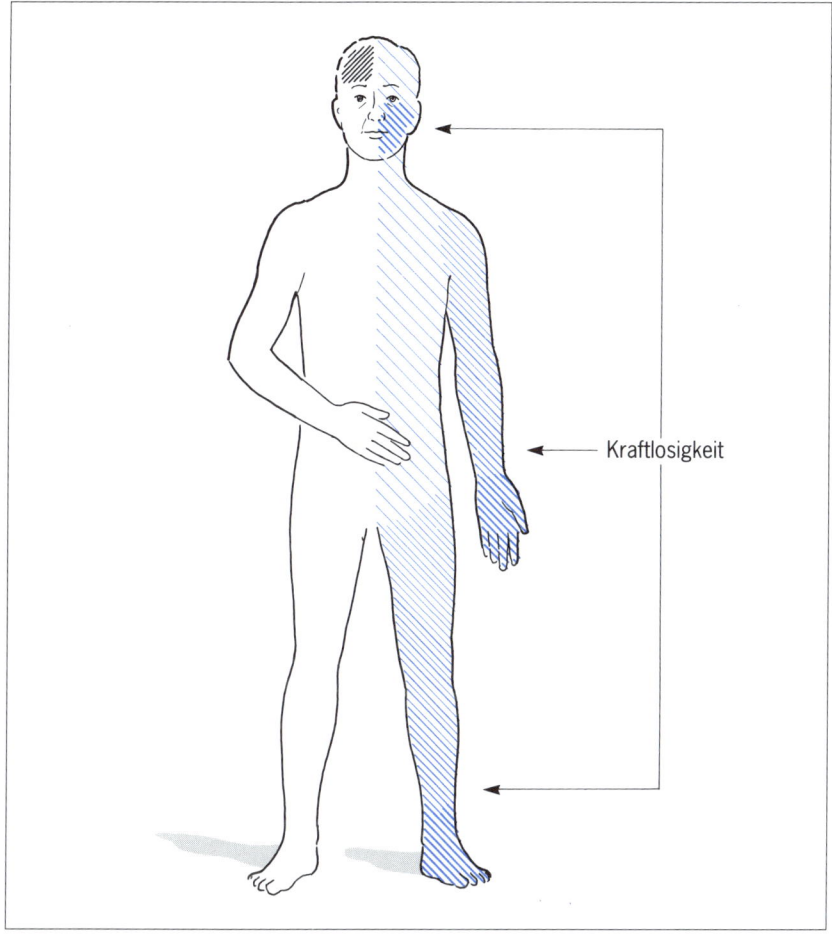

Kraftlosigkeit

Abb. 45: Schematische Darstellung einer Hemiparese.

mehr bewegen, auch beispielsweise nicht die Zehen des auf dem Bett liegenden Fußes.

Neben dieser Einteilung von Lähmungen in verschiedene Schweregrade wird unabhängig davon unterschieden, ob es sich um eine sogenannte schlaffe oder eine sogenannte spastische Lähmung handelt. Bei einer schlaffen Lähmung kann ein Arzt, Pfleger oder Angehöriger den gelähmten Arm oder das Bein mühelos rasch hin- und herbewegen, die Reflexe sind abgeschwächt, und das sogenannte Babinski-Zeichen (= unwillkürliche Bewegung der Großzehe nach oben und Spreizen der anderen Zehen beim Bestreichen der Fußsohle) ist normal beziehungsweise negativ (= nicht auslösbar). Bei einer spastischen Lähmung lassen sich die gelähmten Muskeln im Gegensatz dazu auch passiv (durch andere Menschen) nicht rasch hin und her bewegen, die Reflexe sind gesteigert (lebhafter als normal) und das Babinski-Zeichen ist positiv (= auslösbar).

Bei einem Schlaganfall mit bleibenden Störungen ist eine Lähmung zunächst schlaff, nach Tagen bis Wochen dann spastisch. Dies ist nicht zwangsläufig ungünstig, sondern in den Beinen sogar meist erforderlich, um trotz einer deutlichen Lähmung wieder laufen lernen zu können.

Was ist eine Monoparese, und was ist eine Tetraparese?

Die Vorsilbe »Mono« steht für »ein«; eine Monoparese ist also eine Lähmung nur eines Armes oder Beines (Abb. 46). Im Gegensatz zu einer Hemiparese ist nicht durchgehend eine ganze Körperseite betroffen. Die Vorsilbe »Tetra« steht für »vier«; eine Tetraparese ist also eine Lähmung aller vier Gliedmaßen (Abb. 47).

Monoparesen sind bei Schlaganfällen viel seltener als Hemiparesen. Die ursächlichen Durchblutungsstörungen im Gehirn betreffen dabei nur kleinere Gebiete und können sowohl im Großhirn als auch im Hirnstamm liegen. Bei einer Lähmung nur einer Gliedmaße aufgrund einer Durchblutungsstörung in der Großhirnrinde wird auch von einer kortikalen Monoparese gesprochen. Kortikale Monoparesen zeigen meist eine Betonung der Lähmungen an den distalen, vom Körperstamm entfernt liegenden Muskeln. Das heißt, daß am Arm der Unterarm und die Hand deutlicher betroffen sind als der Oberarm und am Bein der Fuß deutlicher als der Oberschenkel.

Tetraparesen können sowohl Folge eines Schlaganfalls im Hirnstamm als auch mehrerer Schlaganfälle in beiden Großhirnhälften sein. Fast immer bleiben schwere Behinderungen zurück.

Was ist eine Hemihypästhesie?

Eine Hemihypästhesie ist eine Gefühlsstörung auf einer Körperhälfte. Dabei kann es sich um unterschiedlich schwere Empfindungsstörungen handeln, die auch alle Gefühlsqualitäten oder nur einzelne davon betreffen können. So kann es zu einer verminderten Wahrnehmung von

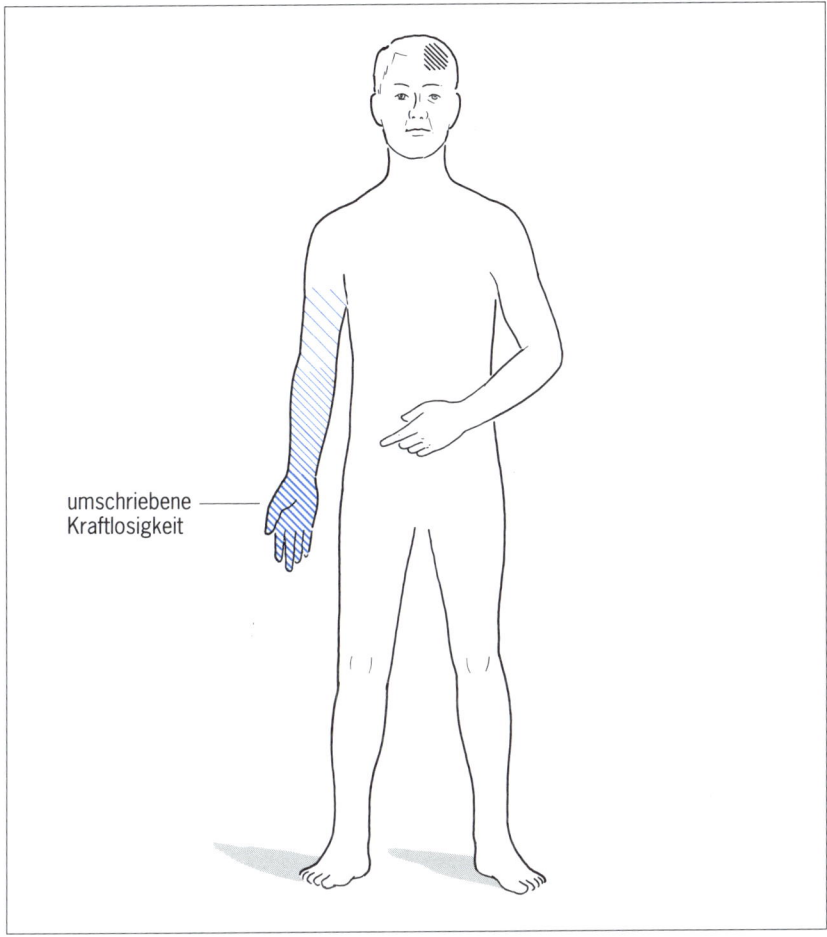

umschriebene Kraftlosigkeit

Abb. 46: Schematische Darstellung einer Monoparese der rechten Hand.

Berührungs- und Schmerzreizen sowie von Temperaturen oder von Vibrationen und der »Lage« von Gliedmaßen kommen. Der Vibrationssinn wird meist mit einer auf die Knöchel und andere Knochen aufgesetzten Stimmgabel geprüft, und der Lagesinn wird dadurch überprüft, ob bei geschlossenen Augen bemerkt wird, in welche Richtung ein Finger oder eine Zehe vom Arzt bewegt wird. Meist tritt eine Hemihypästhesie gemeinsam mit einer Hemiparese auf. Sie kann aber auch alleine vorkommen (Abb. 48).

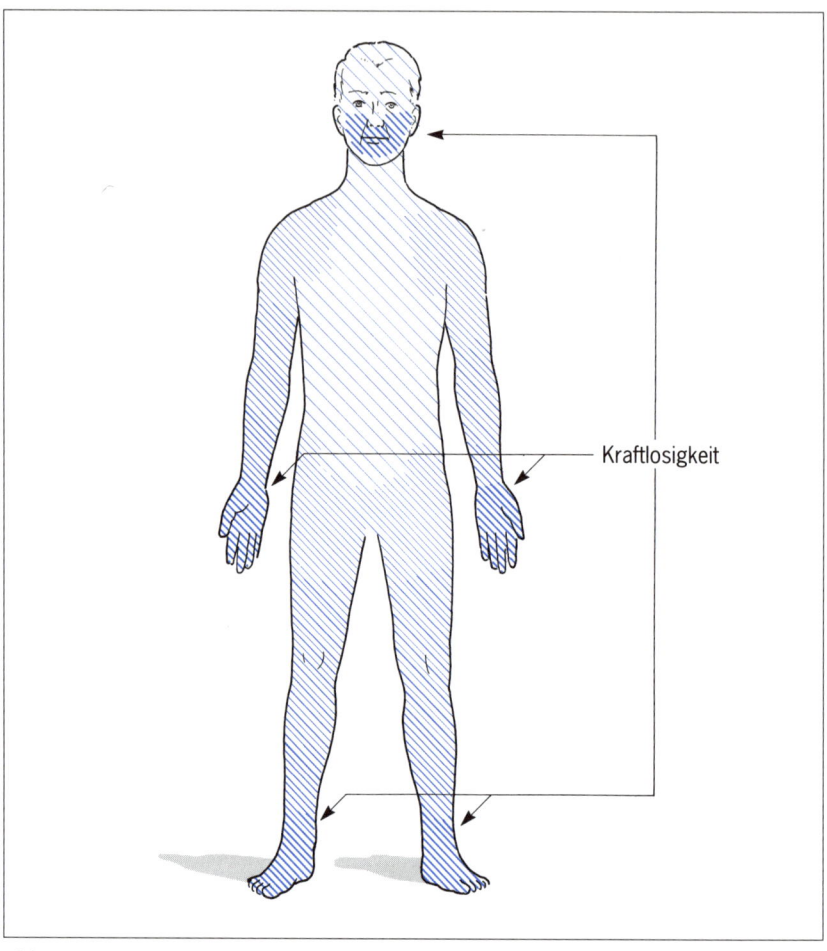

Kraftlosigkeit

Abb. 47: Schematische Darstellung einer Tetraparese.

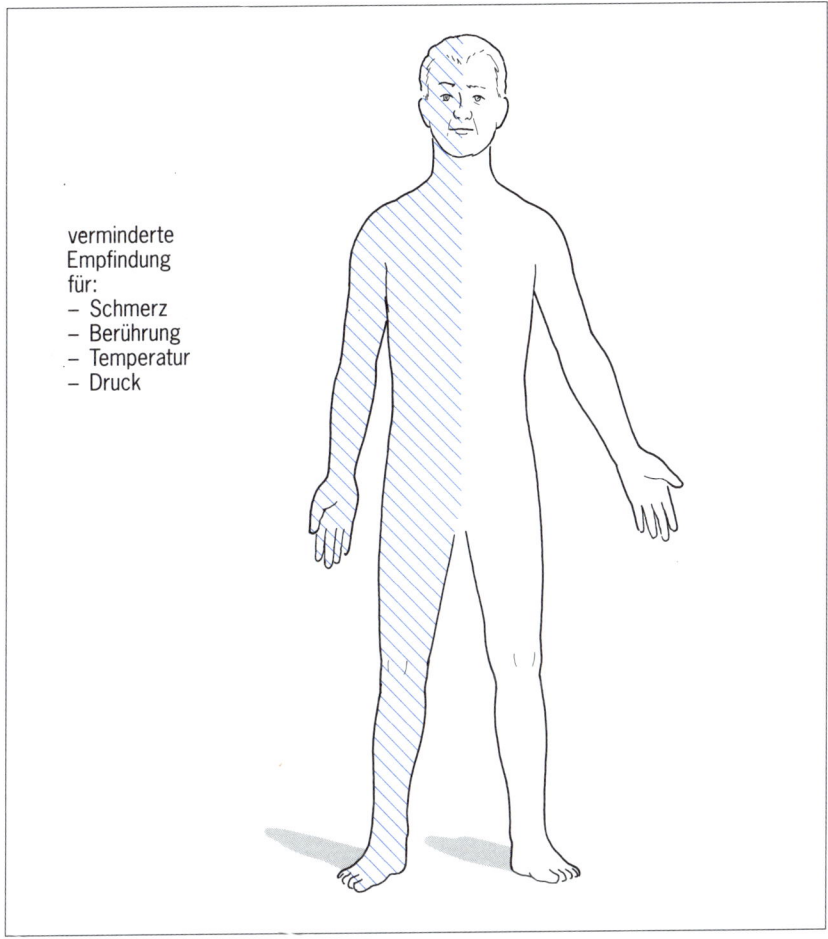

verminderte
Empfindung
für:
− Schmerz
− Berührung
− Temperatur
− Druck

Abb. 48: Schematische Darstellung einer Hemihypästhesie rechts.

Was ist eine Hemianopsie, und was ist eine Rindenblindheit?

Anopsie bedeutet »Nichtsehen«. Eine Hemianopsie ist ein halbseitiges Nichtsehen beziehungsweise ein halbseitiger Ausfall des Gesichtsfeldes. Dies beruht darauf, daß die rechten und linken Hälften der Netzhaut mit dem Sehzentrum im Hinterkopflappen so verbunden sind, daß es bei einer Schädigung im Gehirn im Bereich der sogenannten Sehbahn zu Ausfällen der kontralateralen (gegenüberliegenden) Hälften des Gesichtsfeldes kommt (Abb. 49).

Für Betroffene macht sich dies so bemerkbar, als ob sie durch eine Brille schauen würden, deren Gläser auf einer Hälfte geschwärzt sind. Bei Schlaganfällen kann dies das einzige Krankheitszeichen sein, wenn nur die hintere Hirnarterie betroffen ist. Meist tritt eine Hemianopsie aber im Rahmen von Durchblutungsstörungen der mittleren Hirnarterie auf und ist dann mit einer Hemiparese (halbseitigen Lähmung) kombiniert.

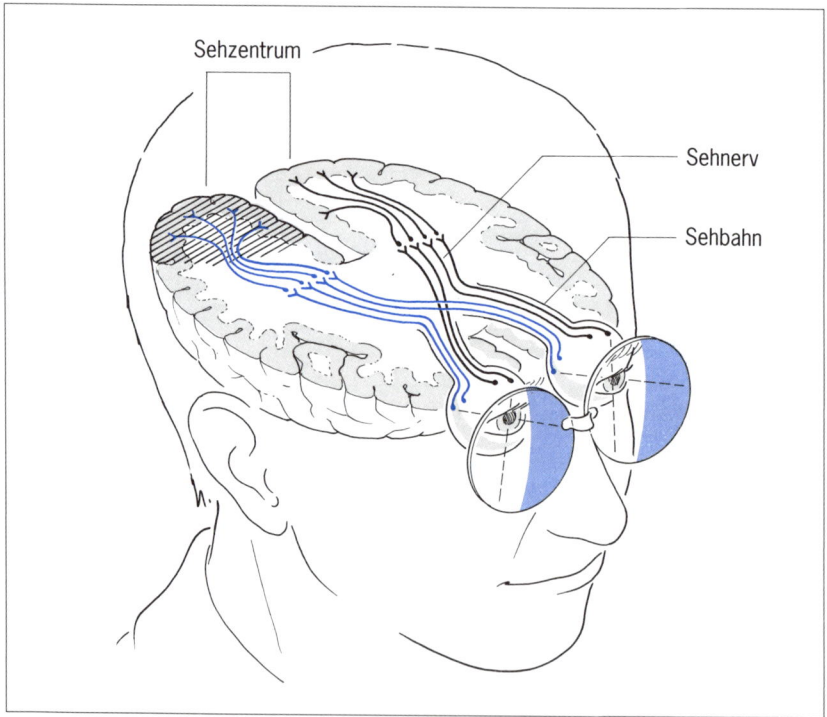

Abb. 49: Schematische Darstellung der Entstehung einer Hemianopsie nach links bei Infarkt im Bereich der rechten hinteren Hirnarterie.

Üblicherweise ist dabei dieselbe Körperseite wie bei der Lähmung betroffen, das heißt Menschen mit einer rechtsseitigen Schwäche haben auch einen Gesichtsfeldausfall nach rechts.

Eine Hemianopsie führt zum Übersehen von Menschen oder Gegenständen auf einer Seite. Betroffene mit einer Hemianopsie nach rechts stoßen zum Beispiel häufiger mit ihrer rechten Körperseite an, essen nur von der linken Hälfte ihres Tellers oder sehen andere Menschen nicht, die rechts von ihnen stehen.

Eine Rindenblindheit ist eine Blindheit aufgrund eines beidseitigen Ausfalls des Sehzentrums am Hinterkopf (siehe auch S. 33). Dazu kommt es bei einer Durchblutungsstörung im Bereich einer oder beider Arteriae cerebri posteriores (hinteren Hirnarterien). Im Gegensatz zu einer Hemianopsie ist nicht nur das Sehen nach einer Seite, sondern in alle Richtungen gestört.

Weil die hinteren Hirnarterien bei rund 90 % aller Menschen als Aufzweigung der Arteria basilaris (Hirnbasisarterie) entstehen, kann es schon durch einen einzigen Embolus, der zum Beispiel in der Spitze oder Aufteilungsstelle der Hirnbasisarterie hängenbleibt, zu einer Rindenblindheit kommen. Oft sind sich die Betroffenen einer solch schwerwiegenden Störung nicht einmal sonderlich bewußt beziehungsweise sie klagen kaum darüber.

Was sind neuropsychologische Störungen?

Als neuropsychologische Störungen werden eine Reihe prinzipiell voneinander unabhängiger Störungen der »geistigen« Hirnleistungsfähigkeit bezeichnet. Die bei Durchblutungsstörungen des Gehirns häufiger zu beobachtenden neuropsychologischen Störungen, die in den folgenden Abschnitten genauer erklärt werden, bestehen in:

- Sprachstörungen (Aphasien, siehe S. 136),
- Störung bei Bewegungen und Handlungen (Apraxien, siehe S. 138),
- Störungen des Erkennens (Agnosien, siehe S. 139),
- Lese-, Schreib- und Rechenstörungen (Alexie, Agraphie, Akalkulie; siehe S. 140),
- Antriebs- und Aufmerksamkeitsstörungen (Neglect; siehe S. 140), sowie
- Gedächtnis- und Orientierungsstörungen (siehe S. 141).

In ihrer Gesamtheit werden neuropsychologische Störungen auch als *Hirnleistungsstörungen* oder *hirnorganisches Psychosyndrom* (siehe S. 142) bezeichnet. Dabei kann es auch zu *Verwirrtheitszuständen* (siehe S. 143) kommen, im Extremfall schließlich zu einer *Demenz* (siehe S. 143).

Was ist eine Aphasie, und was ist eine Dysarthrie?

Aphasie kommt aus dem Griechischen und bedeutet »ohne Sprechen« oder Sprachverlust. Dabei kann es sich um eine Störung der Sprachbildung, des Sprachverständnisses oder um beides handeln. Eine Aphasie ist für viele Schlaganfallbetroffene belastender als eine Lähmung, weil sie zu einer Beeinträchtigung der Verständigung mit anderen Menschen führt. Nicht nur das Aussprechen und das Sprachverständnis können gestört sein, sondern auch das Lesen, Schreiben, Rechnen oder Zählen.

Die Sprache ist das wichtigste Mittel, um anderen Menschen etwas mitzuteilen. Sprache kann auch als eine Art der Verschlüsselung von Botschaften bezeichnet werden. Wenn ein Juwelier beispielsweise einem Polizisten am Telefon mitteilen will, daß sein Geschäft gerade überfallen wurde, muß er dazu in seinem Gedächtnis schnell die dazu notwendigen Worte aus seinem Wortschatz heraussuchen und seinem Sprechapparat (in erster Linie dem Kehlkopf, den Lungen, der Zunge und den Lippen) den Befehl geben, sie in der richtigen Reihenfolge auszusprechen. Der Polizist muß die ihm übermittelte Botschaft sowohl hören als auch richtig verstehen und einordnen.

Für die Sprache sind mehrere verhältnismäßig große Gebiete des Gehirns im Versorgungsbereich der mittleren Hirnarterie im vorderen Kreislauf zuständig, die an der Unterseite des Stirnlappens im Schläfen- und Scheitellappen liegen. Sind alle Gebiete oder »Sprachzentren« betroffen, kommt es zu einer sogenannten globalen Aphasie, während bei einer Störung der vorderen Anteile die Sprachbildung (= Broca-Aphasie, expressive oder motorische Aphasie) und bei einer Störung der hinteren Anteile das Sprachverständnis (= Wernicke-Aphasie, rezeptive oder sensorische Aphasie) gestört ist. Zusätzlich wird noch die sogenannte amnestische Aphasie abgegrenzt, die durch relativ leichte Wortfindungsstörungen charakterisiert und nach Schlaganfällen besonders in der Rückbildungsphase beobachtet wird.

Kranke mit einer alle Aspekte der Sprache umfassenden oder globalen Aphasie können weder sinnvoll sprechen noch Gesprochenes verstehen. Auch Lesen und Schreiben sind nicht möglich. Betroffene verwenden oft sinnlose Silben oder immer wiederkehrende Redefloskeln. Erfreulicherweise kommen globale Aphasien nur nach wenigen Schlaganfällen vor.

Bei einer Broca-Aphasie ist im wesentlichen die gesprochene und die geschriebene Sprache beeinträchtigt, während die Betroffenen wissen, was sie sagen wollen. Ihr Unvermögen, sich auszudrücken, kann so ausgeprägt sein, daß überhaupt nicht mehr gesprochen werden kann oder allenfalls noch einzelne, mehr der weniger verstümmelte Hauptwörter. Deswegen wird diese Aphasieform manchmal auch als expressive oder motorische Aphasie bezeichnet. Das Sprachverständnis ist nur bei schwierigen Wörtern, Sätzen oder Inhalten gestört. Die Sprache ist zerhackt, stockend und enthält meist nur das »Sinnskelett« bildende Worte und Begriffe, was auch als »Telegrammstil« bezeichnet wird, und worauf eine weitere Benennung dieser Aphasieform als »nichtflüssige« Aphasie Bezug nimmt. Einzelne Wörter können durch Silbenverdrehungen verändert sein. Menschen mit einer motorischen Aphasie können regelmäßig auch nicht schreiben.

Bei einer Wernicke-Aphasie ist besonders das Sprachverständnis gestört, also die Fähigkeit, Gesprochenes zu verstehen. Obwohl die Betroffenen im Prinzip normal sprechen können, wach sind und ihr Gegenüber »interessiert« ansehen, verstehen sie nicht mehr, was ihnen gesagt wird. Deswegen wird diese Aphasieform manchmal auch als rezeptive oder sensorische Aphasie bezeichnet. Betroffene mit einer Wernicke-Aphasie sprechen auch nach wie vor selbst viel, ohne daß sie dies jedoch kontrollieren. Deswegen ist ihre Sprache meist weitgehend unverständlich und besteht aus Kunstworten, die ohne Sinn und Zusammenhang aneinandergereiht werden. Auf das mühelose und oft sogar »sprudelnde« Sprechen nimmt eine weitere Benennung dieser Aphasieform als »flüssige« Aphasie Bezug. Das Gesprochene ist aber »wirr«, unzusammenhängend und durch Wortneubildungen oder -veränderungen (zum Beispiel Rülle statt Brille) gekennzeichnet. Da die Betroffenen auch nicht zu bemerken scheinen, daß man sie nicht versteht, kommt es immer wieder einmal vor, daß sie als vermeintlich geistesgestört in eine psychiatrische Klinik eingewiesen werden.

Vor allem bei globalen und schweren Broca-Aphasien sind fast immer gleichzeitig weitere Ausfälle wie Lähmungen oder Gefühlsstörungen vorhanden. Der Grund dafür liegt darin, daß die für die Muskelkraft und die Wahrnehmung von Berührungs- und Schmerzreizen zuständigen Gebiete im Gehirn den Sprachregionen eng benachbart sind.

Eine Dysarthrie ist eine Störung der Sprechmuskulatur durch eine Lähmung oder eine Störung des Zusammenwirkens der verschiedenen Teile des »Sprechapparates« (Zunge, Kehlkopf etc.). Dies führt zu Störungen der

Aussprache, der Stimmgebung und Atmung sowie von Sprechausdrucksmerkmalen. Eine dysarthrische Sprache kann monoton, undeutlich, verwaschen, abgehackt, zu schnell oder zu langsam oder auch ungebremst sein. Im Gegensatz zur Aphasie liegt bei einer Dysarthrie keine Störung der Wortfindung, des Schreibens, des sinnverstehenden Lesens oder des Sprachverständnisses vor. Auch die eigentliche Sprachbildung ist nicht gestört, sondern das Sprechen.

Häufig wird beim Auftreten einer Dysarthrie vorschnell auf einen Schlaganfall im Hirnstamm geschlossen. Dies ist jedoch nur dann mit ausreichender Sicherheit möglich, wenn gleichzeitig andere Hinweise auf Hirnstammstörungen wie etwa »gekreuzte« Ausfälle (siehe nächster Abschnitt) oder andere Hirnstammzeichen wie Schluckstörungen, Doppelbilder oder Schwindel vorliegen. Ansonsten kann eine Dysarthrie durchaus auch auf einem Schlaganfall im Großhirn beruhen.

Was ist eine Apraxie, und was ist eine Agnosie?

Eine Apraxie ist eine Störung von komplexen (zusammengesetzten) Bewegungsabläufen bei erhaltener Einzelbeweglichkeit. Bei manchen Schlaganfällen wissen die Betroffenen zwar, was sie tun wollen, können ihre Absicht aber nicht in die Tat umsetzen. Die vom Gehirn ausgehenden Befehle erreichen offensichtlich die ausführenden Organe (Arme, Hände, Beine etc.) nicht mehr in der erforderlichen Art und Weise.

Früher erlernte, zusammengesetzte, schwierige Bewegungsabläufe können nicht mehr ausgeführt oder neue nicht gelernt werden, obwohl keine Störung der Muskelkraft vorliegt. Unaufgefordert oder unbewußt können zwar selbst schwierige Bewegungsabläufe ausgeführt werden, nicht aber bewußt beziehungsweise auf Aufforderung. Der Übergang von Einzelbewegungen zu Bewegungs- oder Handlungsfolgen ist dabei beeinträchtigt, und es werden verschiedene Formen der Apraxie unterschieden:

Bei einer *motorischen Apraxie* sind die Betroffenen auf Aufforderung zum Beispiel nicht in der Lage, von einem Stuhl aufzustehen, während sie dies kurze Zeit später ohne Probleme können. Eine Sonderform davon ist die sogenannte *Ankleide-Apraxie*, bei der z.B. ohne Hilfe kein Hemd oder keine Bluse mehr angezogen werden kann.

Als *ideomotorische Apraxie* wird eine Störung bezeichnet, symbolische Handlungen durchzuführen. So haben die Betroffenen Schwierigkeiten,

Aufforderungen wie »Tun Sie so, als würden Sie sich die Zähne putzen« oder »Schreiben Sie mit den Fingern die Zahl 8 in die Luft« zu befolgen.

Als *ideatorische Apraxie* wird eine Störung bezeichnet, komplizierte Handlungsfolgen mit korrektem Gebrauch verschiedener Objekte auszuführen. So können die Betroffenen zum Beispiel auf Aufforderung nicht mehr mit einem Stift zuerst an die Nasenspitze und dann an ihr linkes Ohrläppchen zeigen oder sich aus Pulverkaffee eine Tasse Kaffee zubereiten.

Als *konstruktive Apraxie* wird eine Störung des Handelns in Verbindung mit räumlichem Vorstellungsvermögen bezeichnet. Die Betroffenen sind zum Beispiel nicht mehr fähig, einer Zeichnung eine räumliche Perspektive zu geben. Wenn sie ein Fahrrad zeichnen oder auch abzeichnen sollen, fehlen wichtige Teile, die für eine normale Funktion unerläßlich sind.

Besonders bei rechtshirnigen Schlaganfällen sind Apraxien häufig mit räumlichen Orientierungsstörungen vergesellschaftet. Dabei haben die Betroffenen Schwierigkeiten in der Einschätzung von Entfernungen, Größen oder Geschwindigkeiten. Gleichzeitig kann auch die Fähigkeit beeinträchtigt sein, die Beziehung von Einzelteilen zu einem Gesamtobjekt zu beurteilen. Menschen mit räumlichen Wahrnehmungsstörungen können zum Beispiel Probleme beim Lesen oder Zusammenzählen einer Zahlenkolonne auf einem Zettel haben, weil sie sich dauernd in den Zeilen »verirren«. Genauso können sie beim Ankleiden Knöpfe übersehen oder die Außen- und Innenseite von Kleidungsstücken verwechseln.

Sowohl das Pflegepersonal im Krankenhaus als auch Angehörige können bei derartigen Problemen leicht von der falschen Annahme ausgehen, die betreffenden Menschen seien unmotiviert, unkooperativ, verwirrt oder gar böswillig.

Eine Agnosie ist eine Störung des Erkennens beziehungsweise eine Unfähigkeit, einen Gegenstand mit seiner normalen Verwendung in Verbindung zu bringen, ohne daß eine Beeinträchtigung der Sinnesorgane (Augen, Ohren etc.) vorliegt. Ein Mensch mit einer Agnosie kann zum Beispiel eine Zahnbürste irrtümlich zum Kämmen verwenden oder erkennt das Gesicht eines guten Bekannten nicht mehr.

Bei einer *visuellen Agnosie* haben die Betroffenen zwar normale Seheindrücke, können den Wahrnehmungen aber keine Bedeutung beimessen und zum Beispiel nicht sagen, um welche Gegenstände oder Personen es sich handelt. Bei einer *auditorischen Agnosie* betrifft eine gleichartige Störung das Hören, was meist gemeinsam mit anderen neuropsychologischen Störungen zu beobachten ist. Eine *taktile Agnosie* führt dazu, daß Berührungsreize wie zum Beispiel ein schmerzhafter Nadelstich in einen Finger zwar wahrgenommen werden, ohne daß aber die Bedeutung erkannt und die Hand weggezogen wird.

Bei anderen Menschen wird ihre Vorstellung vom eigenen Körper und dessen Erkennen beeinträchtigt. So können sie beispielsweise ihre Finger benennen, nicht aber auf Aufforderung beispielsweise den Ringfinger bewegen (= *Fingeragnosie*). Bei einer *Stereoagnosie* ist das räumliche Erkennen durch Betasten gestört: mit geschlossenen Augen kann durch Befühlen zum Beispiel ein Kugelschreiber nicht mehr erkannt werden.

Was ist eine Alexie, Agraphie und Akalkulie?

Darunter werden Lese-, Schreib- und Rechenstörungen verstanden, die bei zerebralen Ischämien häufiger auftreten, meist in unterschiedlichen Verbindungen zusammen mit anderen neuropsychologischen Krankheitszeichen.

- Als *Alexie* wird in der medizinischen Fachsprache ein Unvermögen zu lesen bezeichnet. Dies kann mit und ohne begleitende Aphasie oder Schreibstörung auftreten. Bei isolierter Alexie können die Betroffenen zwar schreiben, aber nicht lesen. Früher wurde dies als »Wortblindheit« bezeichnet.
- *Agraphie* ist der Fachausdruck für ein Unvermögen zu schreiben. Die Störung bezieht sich sowohl auf den Satzbau und die Rechtschreibung als auch die Wortwahl. Sie tritt meist zusammen mit einer Aphasie, gelegentlich auch isoliert auf.
- Als *Akalkulie* wird in der Fachsprache schließlich ein Unvermögen zu rechnen bezeichnet. Wie die Alexie und Agraphie ist sie meist zusammen mit anderen Störungen zu beobachten.

Was ist ein Neglect?

Ein Neglect (von englisch to neglect = vernachlässigen) ist eine Störung, eine Körperseite oder deren Umgebung wahrzunehmen, was zur Vernachlässigung oder Unaufmerksamkeit gegenüber dieser Körperseite führt. Ein Neglect tritt häufiger bei linksseitigen als rechtsseitigen Lähmungen und oft in Verbindung mit einer Hemianopsie auf. Beispiele sind das unbeabsichtigte Herabhängenlassen eines Armes (in etwas Gefährliches) oder das Ausbleiben einer zuwendenden Kopfbewegung bei Ansprache von der Seite. Schwere Neglectformen gehen häufiger mit einem Nichterkennen und Verneinen von eigenen Erkrankungszeichen einher.

Bei einem *visuellen Neglect* als häufigster Neglectform wird zum Beispiel eine Tellerhälfte vernachlässigt oder es erfolgt ein häufiges Anrempeln mit der Schulter (wenn gleichzeitig eine Hemianopsie vorliegt, ist eine Abgrenzung oft nicht möglich). Bei einem *akustischen Neglect* wird zum Beispiel ein Gesprächspartner auf der Seite der gesunden Hirnhälfte gesucht, obwohl er sich auf der anderen Seite befindet. Auch ein *somatosensorisches Neglect* kommt vor.

Wie können sich Gedächtnis- und Orientierungsstörungen bemerkbar machen?

Bei Schlaganfällen können Gedächtnis- und Orientierungsstörungen unter mehreren Bedingungen auftreten. Dies kann sowohl akut als Ausdruck von Durchblutungsstörungen in den entsprechenden Hirnarealen oder nach einer Hirnblutung oder Subarachnoidalblutung der Fall sein als auch nach mehreren Schlaganfällen infolge einer dann diffusen Schädigung des Gehirns.

Das Gedächtnis kann in mehrere verschiedene Bereiche unterteilt werden, die *Ultrakurzzeitgedächtnis, Kurzzeitgedächtnis* und *Langzeitgedächtnis* genannt werden. Jeder dieser Bereiche hat besondere Aufgaben und kann alleine oder gemeinsam mit den anderen gestört sein. Gedächtnisstörungen werden in der medizinischen Fachsprache auch *amnestische Störungen* oder *Amnesien* genannt. Ein Beispiel ist eine Bewußtlosigkeit und entsprechende Erinnerungslücke nach einer Kopfverletzung.

Bei Schlaganfällen sind schwere Gedächtnisstörungen selten. Ein Sonderfall sind sogenannte Thalamusinfarkte. Der Thalamus ist ein Teil der in der Tiefe des Gehirns liegenden Stammganglien (siehe Abb. 8, S. 35) und bildet eine Sammelstelle für die Nervenbahnen der Sinnessysteme (außer dem Geruchssinn) vor der Weiterleitung an die Hirnrinde. Wenn nun gleichzeitig oder nacheinander auf beiden Seiten des Gehirns ein Thalamusinfarkt auftritt, klagen die Betroffenen oft über ausgeprägte Gedächtnisstörungen.

Die sogenannten Orientierungsstörungen können auch zu den Gedächtnisstörungen gezählt werden. Als Beeinträchtigung der Orientierung werden Störungen des Wissens bezeichnet, wie man heißt, wo man wohnt oder sich gerade aufhält, welcher Tag es ist, wann man geboren ist oder wie alt man ist. Alle diese Dinge werden als »Orientierung« bezeichnet, die man in Orientierung »zur Person« (*wer bin ich?, wie heiße ich?*), »zur Zeit« (*welcher Tag ist heute?, welcher Monat?, welches Jahr?, wie alt bin ich?*) und »zum Ort« (*wo bin ich?*) unterteilen kann. Diese drei Bereiche werden auch Orientierungsqualitäten genannt. Entsprechend kann festgestellt werden, ein Mensch sei in allen Qualitäten sicher orientiert oder z.B. zur Person sicher, zum Ort unsicher und zur Zeit nicht orientiert.

Was sind Hirnleistungsstörungen, und was ist ein hirnorganisches Psychosyndrom?

Beide Ausdrücke sind weit gefaßte Sammelbegriffe für Störungen der Tätigkeit des Gehirns. Als Hirnleistungsstörungen werden alle Einschränkungen oder Störungen der geistigen Leistungsfähigkeit des Gehirns bezeichnet, wobei leichte und mittelschwere Hirnleistungsstörungen oft als Vorstufen einer Demenz (siehe S. 143) bezeichnet werden.

Allerdings sind die Grenzen dabei sehr unscharf, und diese Unterteilung ist auch nicht allgemein anerkannt. Auch der Ausdruck hirnorganisches Psychosyndrom besagt eigentlich nur, daß jemand psychische Störungen wegen einer Krankheit des Gehirns hat. Solche überholten und weitgehend nichtssagenden Feststellungen werden nach wie vor leider mit der Feststellung einer bestimmten Krankheit verwechselt. Durch griffige Abkürzungen wie HOPS für *hirnorganisches Psychosyndrom* wird einer kritiklosen Verwendung noch Vorschub geleistet.

Der Hauptnachteil der Benennung von Krankheitszeichen als Hirnleistungsstörung oder hirnorganisches Psychosyndrom liegt darin, daß diese viel zu allgemein sind und nahelegen, die verschiedenen möglichen Störungen bildeten ein mehr oder weniger einheitliches Syndrom (Verbindung von zusammengehörenden Krankheitszeichen), das nicht weiter unterschieden werden müßte. Bei Durchblutungsstörungen des Gehirns kann es zwar zu einem hirnorganischen Psychosyndrom kommen, das auch ohne jeden Zweifel mit Hirnleistungsstörungen einhergeht, diese Einordnung alleine wird der Krankheit aber in keiner Weise gerecht. Die Begriffe Hirnleistungsstörungen und hirnorganisches Psychosyndrom umschreiben lediglich Beschwerden, ohne daß Aussagen über die zugrundeliegenden Ursachen oder den zu erwartenden Krankheitsverlauf gemacht werden.

Was ist ein Verwirrtheitszustand?

Mit diesem Ausdruck werden besonders von Laien verschiedene Beschwerden zusammengefaßt, die meist Ausdruck einer Demenz sind. Verwirrtheitszustände sind jedoch nicht mit einer Demenz gleichzusetzen und können zum Beispiel auch unabhängig davon bei hohem Fieber, bei sehr hohen Blutzuckerwerten oder bei Schlaganfällen auftreten.

Allen Verwirrtheitszuständen ist gemeinsam, daß die Betroffen nur vorübergehend durcheinander sind und Sinneseindrücke nicht mehr richtig zuordnen können. Nach Abklingen des Verwirrtheitszustandes haben die Betroffenen dafür eine Erinnerungslücke. Typischerweise bestehen auch Störungen der Aufmerksamkeit, der Auffassung sowie des zusammenhängenden Denkens. Darüber hinaus sind Orientierung und Gedächtnis mehr oder weniger stark gestört. Die Betroffenen selbst wirken rat- und hilflos oder auch unruhig und überempfindlich. Sie können sowohl völlig inaktiv als auch unruhig-getrieben sein, nur ganz selten kommt es auch zu aggressiven Ausbrüchen.

Verwirrtheitszustände können als Begleiterscheinung von Durchblutungsstörungen in verschiedenen Phasen auftreten. Häufige Auslöser sind zum Beispiel plötzliche Umstellungen der Lebensgewohnheiten durch Einweisungen in ein Krankenhaus oder Pflegeheim, Reisen an fremde Orte oder andere überraschend auftretende, unbekannte Situationen. Daneben können sehr viele Medikamente einschließlich Herz-Kreislaufmittel, Psychopharmaka und Schmerzmittel ursächlich sein. Bei der sogenannten transienten globalen Amnesie (TGA, siehe S. 111) ist ein Verwirrtheitszustand das führende Krankheitszeichen.

Was ist eine Demenz?

Demenz geht auf ein griechisches Wort zurück und bedeutet »ohne Geist« sein. Demenz ist keine Krankheit, sondern ein Name für eine Kombination von Beschwerden, die bei vielen Krankheiten vorkommen können. Bis vor wenigen Jahren lauteten weit verbreitete Ersatzbezeichnungen zum Beispiel »Verkalkung«, »Zerebralsklerose« oder »Senilität«. Obwohl der Begriff Demenz meist nur für stärker ausgeprägte Hirnleistungsstörungen benutzt wird, kann es durchaus vorkommen, daß Ärzte damit auch zumindest aus Sicht von Laien geringgradige Beeinträchtigungen bezeichnen.

Eine Demenz ist ein längerdauernder, im Verlauf des Lebens auftretender Verlust der geistigen Leistungsfähigkeit, der so stark ist, daß es zu Beeinträchtigungen im täglichen Leben (zum Beispiel bei einer Berufstätigkeit, beim Versorgen des Haushalts oder dem Kontakt zu Mitmenschen) kommt. Dabei liegt keine Störung des Bewußtseins vor. Eine Demenz setzt nicht voraus, daß das ursächliche Leiden chronisch und nicht rückbildungsfähig ist. Je nach Alter der Betroffenen und zugrundeliegender Krankheit kann eine Demenz sich völlig oder teilweise zurückbilden oder zum Beispiel auch wellenförmig verlaufen.

Arteriosklerotisch bedingte Durchblutungsstörungen wurden bis vor wenigen Jahren in Form einer »Arterienverkalkung« als häufigste Demenzursache überhaupt angesehen. Heute weiß man, daß dies nicht zutrifft, sondern daß Durchblutungsstörungen des Gehirns nur dann zu einer Demenz führen, wenn sie für das Gedächtnis und andere höhere Hirnleistungen wichtige Stellen betreffen oder wenn die Auswirkungen mehrerer Schlaganfälle zusammenkommen.

Eine vaskuläre Demenz tritt gelegentlich nach wiederholten, kleineren Schlaganfällen auf. Dann wurde früher manchmal auch von Multi-Infarkt-Demenz gesprochen. Es kann zwar auch schon nach einem einzigen Schlaganfall zu einer erheblichen Einschränkung der geistigen Leistungsfähigkeit kommen, die die Kriterien einer Demenz erfüllt, üblicherweise setzt dies aber die Unterbrechung zahlreicher Leitungsbahnen im Gehirn voraus, was nach zahlreichen Schlaganfällen wahrscheinlicher ist als nach einzelnen Ereignissen. Die Krankheitsentwicklung zeigt dabei meist entsprechend der Schlaganfälle eine schritt- oder stufenweise Verschlechterung mit zwischenzeitlicher Stabilisierung oder sogar teilweiser Verbesserung.

Was sind Bewußtseinsstörungen, und wann treten sie bei Schlaganfällen auf?

Als zunehmende Stadien einer Bewußtseinsstörung werden im medizinischen Sprachgebrauch Somnolenz (Benommenheit), Sopor (starke Schläfrigkeit) und Koma (Bewußtlosigkeit) bezeichnet.

Ausgeprägte Bewußtseinsstörungen kommen besonders bei folgenden Schlaganfallformen vor:

1. Bei einer *Basilaristhrombose* als einer Thrombose der Arteria basilaris oder Hirnbasisarterie (siehe auch S. 47). Diese versorgt Großteile des

Hirnstamms mit den darin liegenden Zentren für die Steuerung unter anderem von Atmung und Blutdruck. Da auch die für die »Wachheit« zuständigen Nervenbahnen durch den Hirnstamm laufen, ist es naheliegend, daß eine Thrombose der einzigen größeren Arterie in diesem Bereich praktisch immer auch zu Bewußtseinsstörungen führt.

2. Bei einem sogenannten *raumfordernden Mediainfarkt* als einem großen, ausgedehnten Infarkt im Gebiet einer mittleren Hirnarterie, der innerhalb weniger Tage durch Ödembildung (Wassereinlagerung) stark anschwillt und zu einem Ansteigen des Drucks im Kopf führt (siehe auch S. 196).

3. Bei *intrazerebralen Blutungen* (Blutungen in das Gehirn, siehe auch S. 119) kann eine Druckerhöhung im Kopf Ursache von Bewußtseinsstörungen sein.

Eine Bewußtlosigkeit geht stets mit einem schlechten Krankheitsverlauf einher. Wenn auch zwei Tage nach Auftreten eines Schlaganfalles noch eine Bewußtlosigkeit besteht, muß bei drei von vier Menschen mit einem baldigen Tod gerechnet werden.

Was sind die häufigsten Komplikationen von Schlaganfällen?

Viele Schlaganfälle sind schwerwiegende Krankheiten, und weitere Komplikationen oder Folgeerkrankungen sind relativ häufig.

Hirnschwellung Nicht nur bei Hirnblutungen (siehe S. 119), sondern auch nach ausgedehnten ischämischen Hirninfarkten kann es zu einer Wassereinlagerung in zwar noch lebende, aber nicht mehr voll funktionstüchtige Zellen kommen. Sofern es zu einem solchen Ödem kommt, tritt es meist innerhalb von 3–4 Tagen nach einem Schlaganfall auf. Gelingt es nicht, ein Ödem zum Abschwellen zu bringen, kann es zu einer über den ursprünglichen Schlaganfall hinausgehenden zusätzlichen Hirnschädigung kommen.

Herzprobleme Unabhängig davon, ob es sich um eine Minderdurchblutung, Hirnblutung oder Subarachnoidalblutung handelt, haben viele Schlaganfallbetroffene gleichzeitig auch Herzprobleme. Bei vom Herzen ausgehenden embolischen Infarkten ist es nicht überraschend, daß auch Embolien in anderen Körperteilen auftreten können. Es kann sogar sein, daß die Herzprobleme erst durch einen Schlaganfall entstehen.

Sonstige Durchblutungsstörungen   Bei Bettlägerigkeit besteht ein hohes Risiko der Entwicklung von tiefen Beinvenenthrombosen. Wenn sich Teile davon ablösen, besteht die zusätzliche Gefahr von häufig lebensbedrohlichen Lungenembolien. Deswegen wird oft eine sogenannte lowdose- oder Niedrigdosis-Heparinisierung mit mehrmals täglicher Einspritzung von Heparin in die Bauchdecken oder den Oberschenkel. Manchmal werden die gelähmten Beine zusätzlich auch gewickelt, oder es wird zum Tragen von Stützstrümpfen geraten.

Druckgeschwüre   Wenn Gelähmte zu lange in ein und derselben Körperhaltung liegen bleiben, kann es zu einem auch als »Wundliegen« bezeichneten Störungen kommen (in der medizinischen Fachsprache: Dekubitus). Durch regelmäßiges Umlagern, eine sorgfältige Hautpflege und bei Bedarf auch besonderen Matratzen können Druckgeschwüre verhindert werden. Insofern sind sie eigentlich immer ein Zeichen schlechter Pflege.

Gelenkversteifungen   Durch einen Schlaganfall gelähmte Muskeln haben eine Neigung, sich vermehrt zusammenzuziehen und dann in dieser Haltung zu verharren. Besonders bei nicht schon in den ersten Tagen nach einem Schlaganfall einsetzender Krankengymnastik ist dadurch auch die Gefahr von Gelenkversteifungen wie z.B. einer schmerzhaften Schulter gegeben.

Lungenentzündung   Lungenentzündungen treten bei vielen schweren, mit einer Bettlägerigkeit verbundenen Krankheiten vermehrt auf. Nach Schlaganfällen sind die ersten Wochen am gefährlichsten, wobei die Gefährdung bei Atem- oder Schluckstörungen am höchsten ist.

Epileptische Anfälle   Bei etwa jedem 10. Schlaganfallbetroffenen kommt es im Verlauf zu epileptischen Anfällen. Die meisten davon treten in der ersten Woche nach dem Ereignis auf und bedürfen keiner dauerhaften medikamentösen Behandlung. Auf der anderen Seite werden Durchblutungsstörungen des Gehirns als wichtigste Ursache von im höheren Lebensalter beginnenden Epilepsien (sog. Altersepilepsien) angesehen.

Harnwegsentzündungen   Nach Schlaganfällen kommt es nicht nur deswegen zu einer Häufung von Blasenentzündungen, weil die Blasenentleerung durch den Schlaganfall beeinträchtigt sein kann. Häufiger besteht die Ursache darin, daß die Betroffenen wegen ihrer Lähmung nicht oft genug auf die Toilette gehen oder ihre Bedürfnisse wegen einer Sprachstörung nicht mitteilen können.

Depression Eine Depression wurde bislang bei Schlaganfallbetroffenen zu wenig beachtet. Offenbar kommt es bei fast jedem Zweiten zu einer krankhaften Niedergeschlagenheit. Manchmal wird dies aber auch nur vorgetäuscht, wenn z.B. bei rechtshirnigen Schädigungen der Gefühlsgehalt der Sprache verlorengegangen ist oder es z.B. bei Hirnstammschädigungen zu einem Lachen bzw. Weinen ohne erkennbaren Anlaß kommt. Schlaganfälle können aber auch zu einer echten Depression führen, spätestens wenn es nach Abklingen der Akutphase nicht zu einer raschen Rückbildung kommt und schwere Lähmungserscheinungen oder Sprachstörungen zumindest zunächst bestehen bleiben. Die dadurch bedingte Hilflosigkeit beeinträchtigt das Selbstwertempfinden und führt zu verständlichen Sorgen und Befürchtungen. Manche Betroffene können diese auch ausdrücken, während andere sich zurückziehen. Wenn die Zeichen einer Depression sich durch eine vermehrte Zuwendung nicht beheben lassen, kann eine vorübergehende medikamentöse Behandlung mit Antidepressiva erforderlich werden.

Typische Beschwerdebilder

Welche Beschwerden sind typisch für eine Durchblutungsstörung im Mediastromgebiet?

Die mittlere Hirnarterie (Arteria cerebri media oder kurz Media) ist die größte Arterie im Schädelinnern. Sie entsteht durch Aufteilung der inneren Halsschlagader (Arteria carotis interna) an der mittleren knöchernen Schädelbasis in zwei Äste (siehe Abb. 14, S. 48). Der nach außen umbiegende Ast ist die mittlere Hinarterie, die u.a. für die Blutversorgung der außenliegenden Teile von Stirn- und Scheitellappen und von großen Teilen der Schläfenlappen sowie auch tiefliegender Hirnabschnitte zuständig ist. Die mittleren Hirnarterien der beiden Hirnhälften stehen über ein Gefäßnetz mit Arterien der vorderen und hinteren Hirnarterien in Verbindung (siehe Abb. 18, S. 53).

Die Beschwerden und Störungen von Mediainfarkten hängen vom genauen Ort sowie der zeitlichen und räumlichen Ausdehnung der Minderdurchblutung ab. Ein Infarkt der linken, in der Regel dominanten Hirnhälfte (siehe S. 36) geht mit einer arm- und gesichtsbetonten Lähmung der rechten Körperseite sowie einer aphasischen Sprachstörung (siehe S. 136) einher. Bei dem Sonderfall eines raumfordernden Mediainfarkts kommt es darüber hinaus zu einer Bewußtseinsstörung (siehe S. 144), weshalb unter Umständen eine Notfalloperation durchgeführt wird (siehe S. 196).

Einige typische Merkmale von Mediainfarkten sind in Tab. 16 zusammengestellt.

● **Tab. 16: Typische Beschwerden bei einem Mediainfarkt**

Lähmungen	betreffen in erster Linie den Arm und das Gesicht (»brachio-fazial betont«), weniger das Bein
Gefühlsstörungen	betreffen ebenfalls in erster Linie Arm und Gesicht (wie Lähmungen)
Sprachstörungen	bei Betroffensein der dominanten Hirnhälfte (siehe S. 36), Aphasie (siehe S. 136)
andere Störungen	u.U. andere neuropsychologische Störungen wie Alexie, Agraphie oder Akalkulie (siehe S. 140), Apraxie (siehe S. 136) Neglect (siehe S. 140) anfänglich bei ausgedehnten Infarkten häufig Blickwendung

Welche Beschwerden sind typisch für eine Durchblutungsstörung im Anteriorstromgebiet?

Die vordere Hirnarterie (Arteria cerebri anterior oder kurz Anterior) entsteht durch Aufteilung der inneren Halsschlagader (Arteria carotis interna) an der mittleren knöchernen Schädelbasis in zwei Äste (siehe Abb. 14, S. 18). Der nach innen umbiegende Ast ist die vordere Hinarterie, die u.a. für die Blutversorgung der innenliegenden Oberfläche des Stirn- und Scheitellappens des Gehirns, des Stirnhirns an der Schädelbasis sowie auch tiefliegender Hirnabschnitte zuständig ist. Die vorderen Hirnarterien der beiden Hirnhälften stehen über den sogenannten Ramus communicans anterior des Circulus arteriosus Willisii (siehe S. 51) miteinander in Verbindung.

Die meisten Menschen mit Anteriorinfarkten haben zusätzliche Infarkte im Mediastromgebiet. Isolierte, nur das Anteriorstromgebiet betreffende Hirninfarkte sind selten und machen nur etwa 2–3% aller ischämischen Schlaganfälle aus. Die häufigsten Ursachen von Anteriorinfarkten bestehen in kardioembolischen Ereignissen sowie in Thrombosen der hirnzuführenden Arterien mit von dort ausgehenden Embolien; vergleichsweise häufig sind auch noch arterielle Spasmen nach einer Subarachnoidalblutung (siehe S. 121). Eine Thrombusbildung direkt in der vorderen Hirnarterie scheint extrem selten zu sein.

Die Beschwerden und Störungen von Anteriorinfarkten hängen vom genauen Ort sowie der zeitlichen und räumlichen Ausdehnung der Minderdurchblutung ab. Einige typische Merkmale sind in Tab. 17 zusammengestellt.

● **Tab. 17: Typische Beschwerden bei einem Anteriorinfarkt**

Lähmungen	betreffen in erster Linie den Fuß und das Bein (»beinbetont«), viel weniger oder nicht Arm und Gesicht
Gefühlsstörungen	betreffen ebenfalls in erster Linie Fuß und Bein, meist jedoch nur gering ausgeprägt oder sogar fehlend
Sprachstörungen	häufig anfängliche, rasch vorübergehende Stummheit, selten (aber bei linksseitigen Infarkten möglich) Aphasie mit verminderter Spontansprache bei ungestörtem Nachsprechen und Sprachverständnis
andere Störungen	u.U. Antriebsmangel und andere neuropsychologische Störungen (Stimmungsschwankungen, Euphorie, Umtriebigkeit, Geschwätzigkeit incl. »Witzelsucht« etc., andere Stirnhirnzeichen wie gestörter Greifreflex oder »Nachgreifen«, Blasenstörungen (selten)

Welche Beschwerden sind typisch für eine Durchblutungsstörung im Posteriorstromgebiet?

Die hintere Hirnarterie (Arteria cerebri posterior oder kurz Posterior) entsteht durch Aufteilung der Hirnbasisarterie (Arteria basilaris) an der hinteren knöchernen Schädelbasis in zwei Äste (siehe Abb. 16, S. 50). Die hinteren Hirnarterien sind u.a. für die Blutversorgung des Hinterkopflappens sowie von Teilen des Schläfen- und Scheitellappens zuständig, daneben für das Mittelhirn und den Thalamus (siehe Abb. 8, S. 35). Die hinteren Hirnarterien der beiden Hirnhälften stehen über den sogenannten Ramus communicans posterior des Circulus arteriosus Willisii (siehe S. 51) miteinander in Verbindung. Zusätzlich bestehen Gefäßnetze mit Arterien der vorderen und mittleren Hirnarterien.

Die Beschwerden und Störungen von Posteriorinfarkten hängen vom genauen Ort sowie der zeitlichen und räumlichen Ausdehnung der Minderdurchblutung ab. Bei einer Beteiligung des Thalamus kommt es zu gegenseitigen Schmerzen in der Hand. Doppelseitige Posteriorinfarkte bedingen eine kortikale Blindheit (siehe S. 135). Einige typische Merkmale sind in Tab. 18 zusammengestellt.

● **Tab. 18: Typische Beschwerden bei einem Posteriorinfarkt**

Lähmungen	fehlen in der Regel!
Gefühlsstörungen	fehlen meist!
Sprachstörungen	fehlen in aller Regel
andere Störungen	führendes Zeichen ist meist eine halbseitige Gesichtsfeldstörung mit Ausfall (Hemianopsie, siehe S. 134) oder »positiven« Störungen mit Trugwahrnehmungen einfacher oder komplexer Reize (z.B. Blitze, Farben, Menschen oder Gegenstände, Abläufe)
	u.U. visuelle Agnosie (siehe S. 139) oder Alexie ohne Agraphie (siehe S. 140)

Welche Beschwerden sind typisch für einen lakunären Infarkt?

Ein lakunärer, also ein mit Lakune (französisch: kleine Höhle) einhergehender Infarkt ist meist Ausdruck einer Mikroangiopathie und tritt bevorzugt in den Versorgungsgebieten von kleinen, aus anderen Gefäßen rechtwinklig abgehenden Arterien ohne Kollateralversorgung in der Tiefe des Gehirns auf (siehe S. 117). Im Vergleich zu Infarkten mit Beteiligung der Hirnrinde entwickeln sich die Beschwerden oft langsamer (über Stunden oder sogar Tage).

Von mehr als 30 beschriebenen Beschwerdebildern lakunärer Hirninfarkte sind die vier folgenden am häufigsten, die allerdings entgegen ihrer Benennung keineswegs immer in »reiner« Form auftreten:

1. »rein motorische Halbseitensymptomatik« oder »rein motorischer Schlaganfall« (ohne begleitende Gefühls- oder Sehstörung),
2. »rein sensible Halbseitensymptomatik« oder »rein sensibler Schlaganfall« mit Kribbel- oder Mißempfindungen einer Körperseite ohne Lähmungen,
3. Ungeschicklichkeit einer Hand mit begleitender Dysarthrie (undeutlicher Sprache, siehe S. 136) und
4. halbseitige Ataxie (Gang- und Standunsicherheit, siehe S. 153) in Verbindung mit einer beinbetonten spastischen (mit erhöhter Muskelspannung einhergehenden) Parese.

Allerdings hat sich gezeigt, daß aus dem klinischen Beschwerdebild eines lakunären Infarkts nicht zuverlässig auf den Ort und die Ausdehnung der Schädigung im Gehirn geschlossen werden kann. Ein rein motorischer Schlaganfall kann beispielsweise an fast allen Stellen zwischen Hirnrinde und Rückenmark seinen Sitz haben und sowohl ein Infarkt als auch eine Blutung sein.

Welche Beschwerden sind typisch für eine Durchblutungsstörung des Hirnstamms oder Kleinhirns?

Der Hirnstamm ist derjenige Teil des Gehirns, der zwischen Groß- und Kleinhirn auf der einen Seite und Rückenmark auf der anderen Seite liegt und durch den alle Nervenbahnen von und zum Gehirn laufen (siehe Abb. 8, S. 35). Zusätzlich liegen hier die Zellkerne der meisten Hirnnerven, die für die Bewegung der Augen, die Gefühlswahrnehmung und Beweglichkeit der Muskeln im Gesicht, Hören und Gleichgewicht sowie Schlucken und Stimmbildung verantwortlich sind. Da der Hirnstamm im Vergleich zum Großhirn vergleichsweise schmächtig ist, bedeutet dies auch, daß die Nervenbahnen sehr dichtgedrängt liegen und schon relativ umschriebene Schäden schwere Folgen haben können.

Eine Dysarthrie als ein typisches Zeichen einer Durchblutungsstörung im Hirnstamm- und Kleinhirnbereich wurde bereits früher besprochen (siehe S. 136). Bei Schlaganfällen im Bereich des Kleinhirns sind ansonsten in erster Linie Schwindel und Gleichgewichtsstörungen mit einer meist deutlich zu einer Seite gerichteten Fallneigung zu erwarten, oft in Kombination mit nicht mehr ausreichend fein kontrollierten bzw. koordinierten Bewegungen und auch Kopfschmerzen und Übelkeit bzw. Brechreiz. Andere Störungen können sowohl als »Fernwirkung« von Durchblutungsstörungen des Großhirns als auch bei Durchblutungsstörungen des Hirnstamms und Kleinhirns selbst auftreten.

»Gekreuzte« Ausfälle   Weil die zwischen Gehirn und Rückenmark verlaufenden Bahnen an verschiedenen Stellen im Rückenmark und Hirnstamm auf die Gegenseite kreuzen (siehe S. 37), können Durchblutungsstörungen des Hirnstamms beispielsweise zu Lähmungen der rechten Körperhälfte und linksseitigen Empfindungsstörungen führen. Ein anderes Beispiel ist eine rechtsseitige Lähmung der Gesichtsmuskulatur und linksseitige Lähmung der Arm- und Beinmuskulatur.

Doppelbilder, Schluckstörungen, Heiserkeit   Doppelbilder sind bei Durchblutungsstörungen in der Regel Folge einer Störung im Hirnstamm im Bereich der für die Augenbewegungen zuständigen Hirnnervenkerne. Bei einer häufigen Form (der sogenannten internukleären Ophthalmoplegie) bleibt ein Auge beim Seitwärtsblick in der Mitte stehen, und zusätzlich tritt ein Nystagmus (ruckartiges Augenzittern) des nach außen stehenden Auges auf. Auch Heiserkeit ist bei Schlaganfallbetroffenen Zeichen einer Hirnstammstörung, während Schluckstörungen auch bei Großhirninfarkten auftreten.

Schwindel und Gleichgewichtsstörungen   Schwindel und Gleichgewichtsstörungen können bei Durchblutungsstörungen des Hirnstamms und Kleinhirns erstes Zeichen einer lebensbedrohlichen Thrombose der Arteria basilaris (Hirnbasisarterie) sein. Meist handelt es sich aber um harmlosere Beschwerden mit oder ohne Gangunsicherheit und Fallneigung. Viele Menschen mit Schwindel geben an, sie fühlten sich wie betrunken.

Kopfschmerzen, Brechreiz und Erbrechen   Kopfschmerz, Brechreiz und Erbrechen schon zu Beginn sind für ausgedehntere Infarkte im Hirnstamm oder Kleinhirn relativ typisch, können aber zum Beispiel auch bei Blutungen an jeder anderen Stelle des Gehirns vorkommen.

Ataxie und Gleichgewichtsstörung   Eine Ataxie ist eine Störung der Bewegungsabstimmung. Dies wird zum Beispiel bei Zeigeversuchen (bei geschlossenen Augen mit dem Zeigefinger auf die Nasenspitze), oder dem Versuch, ebenfalls mit geschlossenen Augen auf einer Linie zu gehen, deutlich. Auch andere Gleichgewichtsstörungen sind bei Hirnstamm- und Kleinhirninfarkten häufiger zu beobachten.

Horner-Syndrom   Ein sogenanntes Horner-Syndrom (Herabhängen des Oberlides und Pupillenverengung auf einer Seite des Gesichts) hat sein Ursache meist außerhalb des Gehirns am Hals (siehe auch Dissektion, S. 97). Daneben kann ein Horner-Syndrom aber auch bei Hirnstamminfarkten vorkommen.

Bewußtseinsstörungen   Bewußtseinsstörungen bei Hirnstamm- oder Kleinhirninfarkten sind meist Folge einer Hirndrucksteigerung aufgrund eines sog. Verschlußhydrozephalus (Zusammendrücken der Liquor ableitenden Wege in der hinteren Schädelgrube mit Aufstau der ersten 3 Ventrikel. Ansonsten gehören Bewußtseinsstörungen nicht zu den üblichen Zeichen eines Schlaganfalls (siehe auch S. 144).

Welche Beschwerden sind typisch für eine Hirnblutung?

Die durch eine Hirnblutung hervorgerufenen Beschwerden lassen sich in zwei Gruppen einteilen: Allgemeinbeschwerden und herdförmige Beschwerden. Die herdförmigen Beschwerden hängen davon ab, welche Gehirnabschnitte durch die Blutung in Mitleidenschaft gezogen wurden. Sie können völlig denjenigen von ischämischen Schlaganfällen entsprechen, weshalb eine sichere Unterscheidung nur durch eine Computer- oder Magnetresonanztomographie (siehe S. 165 bzw. 168) möglich ist.

Die Allgemeinbeschwerden werden durch die Blutung an sich und unabhängig von ihrem Ort hervorgerufen. Sie spiegeln den Druck wieder, der von dem zusätzlichem Blut im Kopf ausgeübt wird. Das Blut drückt normales Gehirngewebe zusammen und verdrängt bei einer Blutung im Großhirn oft die betroffene Hälfte zur Gegenseite, was auch als Mittellinienverlagerung bezeichnet wird. Die Allgemeinbeschwerden können in Kopfschmerzen, Brechreiz und Erbrechen sowie unterschiedlichen Bewußtseinsstörungen bestehen.

Ein häufiger Ort von Hirnblutungen sind die sogenannten Stammganglien (siehe S. 33). Der Grund dafür besteht darin, daß die diese Gehirnabschnitte versorgenden Arterien häufiger als andere Arterien einreißen oder »platzen«. Hirnblutungen haben im Vergleich zu den anderen Schlaganfallformen zwar meist einen ungünstigeren Verlauf, sie müssen aber im Einzelfall nicht mit schweren Ausfällen einhergehen und können auch weitgehend folgenlos überlebt werden.

Welche Beschwerden sind typisch für eine Subarachnoidalblutung?

Führendes Krankheitszeichen einer Subarachnoidalblutung sind meist aus völligem Wohlbefinden heraus auftretende, heftigste, in dieser Stärke auch von Betroffenen mit Migräne vorher nie gekannten und nicht stärker vorstellbaren Kopfschmerzen. Oft verändert sich auch die Bewußtseinslage oder Wachheit. Dabei sind alle möglichen Formen von leichter Benommenheit oder Verwirrtheit über zunehmende Schläfrigkeit bis zur völligen Reaktionslosigkeit (Koma) möglich. Da die Blutung außerhalb des Gehirns auftritt und meist flächenförmig an der Gehirnoberfläche bleibt, treten bei leichteren Formen keine herdförmigen neurologischen Ausfälle auf.

Für die Kopfschmerzen ist in erster Linie die Blutansammlung in den schmerzempfindlichen Hirnhäuten verantwortlich, die wie bei einer Hirnhautentzündung reflektorisch zu einer starken Anspannung der Nackenmuskulatur führt. Diese »Nackensteifigkeit« wird auch Meningismus genannt (Abb. 50). Ursache der Bewußtseinsstörungen und Verwirrtheit ist die Druckerhöhung im Kopf.

Kranke mit einer SAB werden mit einer Stadieneinteilung eingruppiert (Tab. 19; benannt nach zwei Neurochirurgen). Dies ist insbesondere für die weitere operative Versorgung von Bedeutung (siehe dazu S. 196).

Welche Beschwerden sind typisch für eine hypertensive Enzephalopathie?

Eine hypertensive Enzephalopathie ist eine Funktionsstörung des Gehirns durch einen zeitweise oder dauernd stark erhöhten Blutdruck. Meist tritt sie nach einem raschen Blutdruckanstieg auf. Ursächlich wird ein krampfhaftes Zusammenziehen (Vasospasmus) der Arterien des Gehirns nach Zusammenbrechen der Autoregulation (siehe S. 54) angenommen.

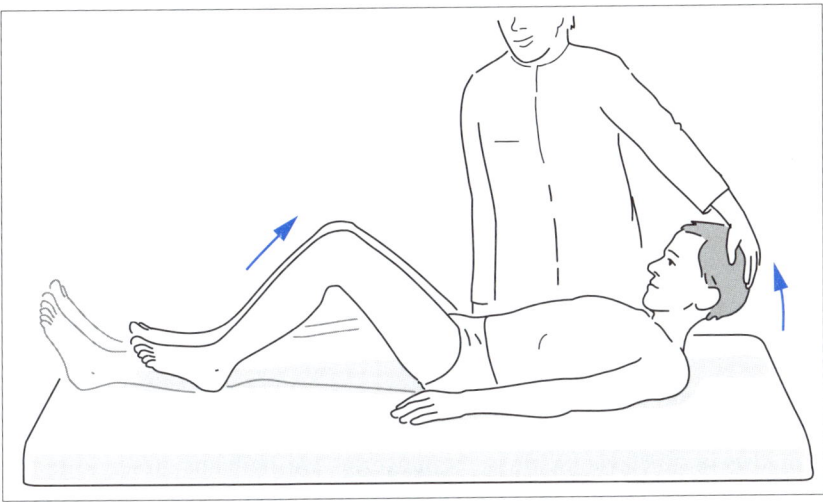

Abb. 50: Nackensteifigkeit (Meningismus) bei Subarachnoidalblutung.

● **Tab. 19: Stadieneinteilung von SAB-Kranken (nach Hunt und Hess)**

Stadium	Beschreibung
1	leichte Kopfschmerzen und leichte Nackensteifigkeit
2	mäßige bis schwere Kopfschmerzen, deutliche Nackensteifigkeit, außer Hirnnervenstörungen keine neurologischen Ausfälle
3	Schläfrigkeit, psychische Veränderung (zum Beispiel Verwirrtheit), leichte herdförmige neurologische Ausfälle
4	starke Schläfrigkeit bis Bewußtlosigkeit, schwere herdförmige neurologische Ausfälle
5	tiefe Bewußtlosigkeit

Bei den Beschwerden stehen Kopfschmerzen und ein Verwirrtheitszustand im Vordergrund, die von anderen Krankheitszeichen wie Muskelzuckungen oder epileptischen Anfällen und Bewußtseinsstörungen begleitet werden können. Die Kopfschmerzen sind meistens am Hinterkopf betont und morgens schlimmer als abends. Es kommen aber auch fokale, umschriebene neurologische Ausfälle wie Halbseitenstörungen oder Aphasien vor. Die Betroffenen haben meist einen seit vielen Jahren bekannten und entweder schlecht behandelten oder von ihnen selbst etwas vernachlässigten Bluthochdruck. Dabei ist der untere, diastolische Blut-druckwert meist auf über 125 mmHg erhöht. Am Augenhintergrund kön-nen sich Netzhautblutungen zeigen.

Die Behandlung besteht in einer konsequenten Blutdrucksenkung, die bei Stenosen der Halsschlagadern allerdings wegen der damit verbunde-nen Gefahr des Auftretens eines Schlaganfalls nicht zu rasch und dra-stisch erfolgen darf (siehe auch S. 190).

Welche Beschwerden sind typisch für ein Subklavia-Anzapfsyndrom?

Ein Subklavia-Anzapfsyndrom (englisch: subclavian steal syndrome) ist eine Störung mit einem meist erworbenen Verschluß im Anfangsteil ei-ner Arteria subclavia (Schlüsselbeinarterie), weshalb auf dieser Seite auf normalem Weg kein Blut mehr in die Wirbelsäulenarterie und Armarte-rien gelangt. Trotzdem kommt es über einen Umgehungskreislauf durch die Wirbelsäulenarterie mit orthogradem (normalem, vorwärts gerichte-tem) Blutfluß auf der gesunden und retrogradem (rückwärts gerichtetem) Fluß auf der Seite des Verschlusses der Schlüsselbeinarterie zu einer weit-gehend normalen Blutversorgung des Armes.

Dabei zapft der rückläufige Blutstrom in der Wirbelsäulenarterien auf der Seite des Verschlusses der Schlüsselbeinarterie gewissermaßen die Gegenseite und gelegentlich über die Hirnbasisarterie auch die Hirn-durchblutung an. So gelangt das Blut von der Vereinigungsstelle der bei-den Wirbelsäulenarterien im Genick auf der Seite des Schlüsselbeinarte-rienverschlusses entgegen seiner normalen Flußrichtung zum offenen Endteil der Schlüsselbeinarterie. Von dort aus fließt es wieder in seiner gewohnten Richtung zum Arm, wenngleich häufig schwächer als normal (Abb. 51).

Bei der Blutdruckmessung ist ein deutlicher Seitenunterschied von 30 bis 50 mmHg auffällig. Wenn überhaupt Beschwerden auftreten, bestehen diese neben einem schwierig zu findenden oder fehlenden Armpuls auf der Seite des Verschlusses der Schlüsselbeinarterie in belastungsabhängi-gen Schmerzen im gleichseitigen Arm. Nur selten treten auch Zeichen ei-ner Durchblutungsstörung im hinteren Kreislauf wie Schwindel oder ei-ne Fallneigung auf, die durch Rückfluß von Blut in der Hirnbasisarterie bedingt sind.

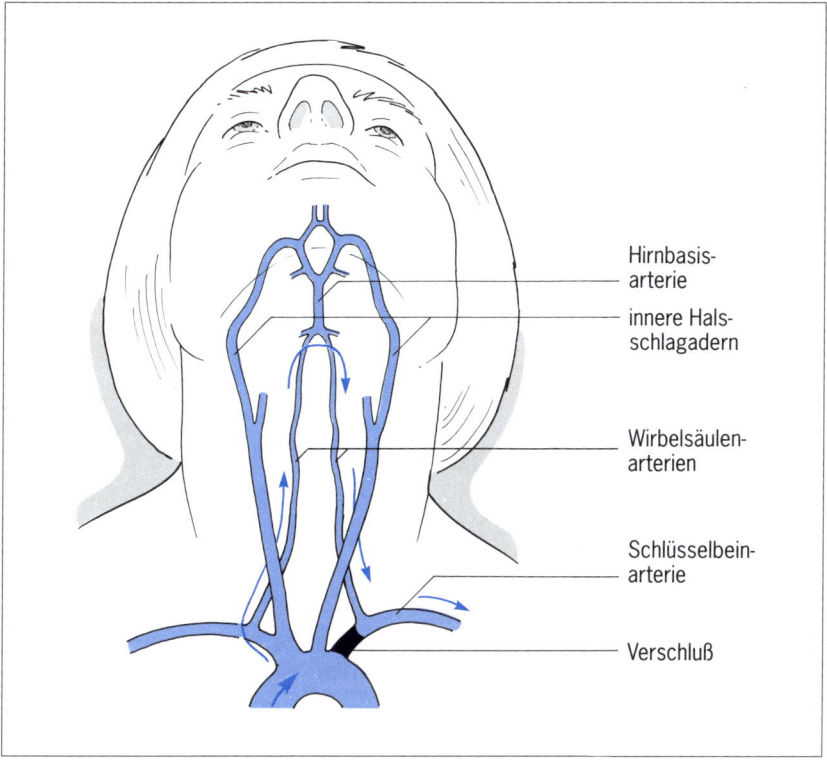

Abb. 51: Schematische Darstellung eines Subklavia-Anzapfsyndroms.

Untersuchung

Wie wird eine Durchblutungsstörung des Gehirns festgestellt?

Je erfahrener ein Arzt ist, desto eher ist er auch ohne aufwendige technische Zusatzuntersuchungen in der Lage, eine begründete Verdachtsdiagnose zu stellen beziehungsweise den wahrscheinlichen Ort einer Gehirnschädigung durch einen Schlaganfall und dessen Ursache zu erkennen. Allerdings ist es auch für Fachleute nicht möglich, ohne weitere apparative Untersuchungen eine ausreichend sichere Einordnung als Grundlage für das weitere Vorgehen vorzunehmen. Deshalb gehört heute zur Standarduntersuchung von Schlaganfallpatienten, notfallmäßig eine Computertomographie oder Magnetresonanztomographie (siehe S. 165 bzw. S. 168) zu veranlassen und nicht mehr wie früher »erst einmal abzuwarten«.

Bei TIAs stützt sich die Diagnose allerdings nach wie vor mehr oder weniger allein auf eine genaue Erhebung der Vorgeschichte (Anamnese). Dabei müssen die Betroffenen aber zum Beispiel bei dem Verdacht auf eine Ischämie in der linken Großhirnhälfte gezielt gefragt werden, ob sie in den Wochen und Monaten, ja sogar den letzten Jahren einmal beispielsweise eine Kraftlosigkeit oder ein Taubheitsgefühl im rechten Arm oder Bein beziehungsweise eine Sprachstörung hatten. Eine vorübergehende Sprachstörungen kann aber schon allein deswegen unbemerkt geblieben sein, weil Betroffene alleine leben oder aus anderen Gründen nicht versucht haben, zu sprechen. Auch teilweise Gesichtsfeldausfälle werden oft nicht wahrgenommen. Schließlich ist zu bedenken, daß TIAs auch nachts bzw. im Schlaf auftreten können und bei einer Rückbildung bis zum Aufwachen schon deswegen nicht bemerkt werden.

Die Anamnese bezieht sich auch nicht nur auf das jetzige Ereignis, sondern auch auf frühere Erkrankungen und Krankenhausaufenthalte sowie eventuelle andere Durchblutungsstörungen z.B. an den Beinen oder am Herz. Alle möglichen Risikofaktoren wie hoher Blutdruck, Zuckerkrankheit, Rauchen oder die Einnahme der Antibabypille bei Frauen müssen in Erfahrung gebracht werden. Auch eine Häufung von Schlaganfällen oder anderen Herz-Kreislauf-Erkrankungen in der Familie ist von Bedeutung. Schließlich ist wichtig, welche Medikamente Schlaganfallbetroffene zur Zeit einnehmen. Beispielsweise ist unter einer Behandlung mit blutverdünnenden Mitteln (Antikoagulantien wie Marcumar) die Gefahr einer Hirnblutung erhöht. Der Beginn der Beschwerden ist für die ärztliche Bewertung von Schlaganfällen mit am wichtigsten. Viele Betroffene schildern verständlicherweise aber zunächst – und manchmal nur – die später aufgetretenen, aber schwerwiegenderen Beschwerden.

Was spricht für eine thrombotische Ursache, und was spricht für eine embolische Ursache?

Hinweise für eine Thrombose als Ursache einer zerebralen Ischämie sind neben allgemeinen Zeichen einer Arteriosklerose das Bestehen eines erhöhten Blutdrucks, der Nachweis entsprechender Gefäßveränderungen – zum Beispiel mittels Doppler- und Duplexsonographie – sowie normale Untersuchungsbefunde am Herz.

Thrombotische Ischämien treten bevorzugt in der zweiten Nachthälfte beziehungsweise am frühen Morgen auf und werden beim nächtlichen Gang auf die Toilette oder morgendlichen Aufstehen bemerkt. Ursächlich wird in erster Linie ein relativer Blutdruckabfall in den frühen Morgenstunden diskutiert, daneben können aber auch andere Faktoren wie ein nächtliches Ansteigen des Hämatokrits (siehe S. 56) eine Rolle spielen.

Der Beginn der Beschwerden erfolgt bei thrombotischen Infarkten meist allmählich; häufiger kommt es über mehrere Stunden zu einer Beschwerdezunahme. Gelegentlich findet sich auch eine schrittweise oder »stotternde« Verschlechterung. Stärkere Bewußtseinsstörungen zu Beginn kommen praktisch nur bei einer Thrombose der Hirnbasisarterie im Hirnstammbereich vor.

Die Krankheitszeichen einer Hirnembolie entwickeln sich demgegenüber meist rasch, oft innerhalb weniger Sekunden. Häufiger kommt es auf der betroffenen Seite zu leichten bis mäßigen Kopfschmerzen. Das Auftreten ist nicht tageszeitlich gebunden und erfolgt im Gegensatz zu Thrombosen meist im Wachzustand und während körperlicher Aktivität. Im Computertomogramm (CT, siehe S. 165) findet sich häufiger eine Blutung in das Infarktgebiet. Gelegentlich läßt sich ein Embolus bei einer ischämischen Sehstörung am Augenhintergrund direkt beobachten (siehe S. 112). Im Vergleich zu thrombotischen Störungen ist eine Beeinträchtigung des Bewußtseins häufiger. Ein weiterer möglicher Hinweis besteht in einer schon kurz nach Auftreten der Beschwerden einsetzenden Besserung.

Für eine Embolie aus dem Herzen sprechen unter anderem fehlende Zeichen einer Arteriosklerose, das Bestehen entsprechender Herzkrankheiten, bereits abgelaufene frühere zerebrale Ischämien in verschiedenen Stromgebieten, eine Kombination mit Embolien in andere Körperregionen sowie ein jugendliches Alter der Betroffenen. Anhaltspunkte für eine Einschätzung eines Schlaganfalls als mögliche, wahrscheinliche oder klinisch sichere kardiale Embolie sind in Tabelle 20 zusammengestellt.

● **Tab. 20: Wahrscheinlichkeit kardiogener Hirnembolien (nach Hart)**

Mögliche kardiogene Hirnembolie = Bestehen von Emboliequellen
- hohes Risiko:
  Vorhofflimmern, künstliche Herzklappen, Mitralstenose, kürzlicher Herzinfarkt,
  Thrombus in der linken Herzkammer oder im linken Vorhof, infektiöse Endokarditis, Kardiomyopathie.
- niedriges Risiko:
  Mitralklappenvorfall, Mitralringverkalkung, offenes Foramen ovale, Vorhofseptumaneurysma, verkalkte Aortenstenose

Wahrscheinliche kardiogene Hirnembolie (setzt CT und Ultraschall voraus)
Nachweis einer Emboliequelle und alle folgenden Merkmale
- keine oder unter 50 %ige Stenose der inneren Halsschlagader
- kein lakunärer Infarkt
- keine andere Ursache erkennbar
- kein Hypertonus und kein Diabetes mellitus

Klinisch sichere kardiogene Hirnembolie (setzt Angiographie voraus)
Nachweis einer Emboliequelle und entweder
- Gefäßverschluß im Gehirn ohne nennenswerte Arteriosklerose der Halsschlagadern
  oder
- normale Angiographie, keine Hinweise auf andere Schlaganfallursachen und nicht-lakunärer Infarkt
  oder
- lakunärer Infarkt ohne Hypertonus und Diabetes mellitus

Was sind die wichtigsten körperlichen Untersuchungen?

Ziel einer allgemeinen körperlichen Untersuchung ist die Überprüfung des Blutdrucks sowie die Suche nach Zeichen einer Herzerkrankung oder einer Zuckerkrankheit. Dazu gehört das Auskultieren (Abhören) des Herzschlages und eine beidseitige Blutdruckmessung.

Bei der internistischen Untersuchung wird besonders auf Herz und Kreislauf geachtet. Dies betrifft auch das EKG mit der Frage, ob beispielsweise Herzrhythmusstörungen oder Hinweise auf einen früher erlittenen Herzinfarkt vorliegen, den erstaunlich viele Betroffene nicht bewußt erlebt bzw. in Erinnerung haben. Sowohl bei der körperlichen Untersuchung als auch im EKG und bei der Röntgenaufnahme von Lunge und Herz (dem »Röntgen-Thorax«) wird auf einer Herzvergrößerung bzw. Herzinsuffizienz (verminderten Leistungsfähigkeit des Herzens) geachtet.

Die Untersuchung der Halsschlagadern auf Gefäßgeräusche ist in Anbetracht der zur Verfügung stehenden weit zuverlässigeren Ultraschallverfahren weitgehend überholt. Selbst hochgradige Stenosen können ohne Geräusch bleiben, und hörbare Geräusche können vom Herz fortgeleitet sein oder von anderen Arterien stammen.

Worauf wird bei der neurologischen Untersuchung besonders geachtet?

Bei der neurologischen Untersuchung wird besonders auf all jene Funktionen geachtet, die durch einen Schlaganfall beeinträchtigt werden können. So wird überprüft, ob Seitenunterschiede beim Reflexverhalten, der Muskelkraft und dem Gefühlsempfinden vorliegen. Bei schweren Halbseitenstörungen läßt sich die kranke Seite ohne Mitarbeit der Betroffenen für die Kraft schon durch Anheben und Fallenlassen und für das Gefühl durch leicht schmerzhafte Reize unterscheiden. So fallen der gelähmte Arm und das gelähmte Bein wesentlich rascher herab als die gesunden Gliedmaßen und auf der Seite einer schweren Gefühlsstörung erfolgt auf leicht schmerzhafte Reize keine oder eine schwächere Reaktion. Ein weiteres Zeichen bei ausgedehnten Schlaganfällen besteht darin, daß beide Augen der Betroffenen oft dauerhaft zur Seite der Schädigung im Gehirn gerichtet sind (»Der Kranke schaut seinen Herd an«). Dies wird in der medizinischen Fachsprache konjugierte Blickparese genannt. Liegen nur leichte Lähmungen vor, gibt oft das Gangbild entsprechende Hinweise, die z.B. in einem verminderten »Mitschwingen« eines betroffenen Armes oder einem Hinken mit herabhängendem Fuß bestehen können.

Daneben wird auf die Bewußtseinslage, die Funktion der Hirnnerven, die Sprachbildung und das Sprachverständnis sowie andere neuropsychologische Funktionen (siehe auch S. 135) wie das Gedächtnis oder die Orientierung und das Verhalten geachtet. Den Betroffenen oder ihren Angehörigen mag es beispielsweise zunächst eigenartig erscheinen, wenn nach dem Datum oder dem Ort gefragt wird. Durch eine solch einfache Frage ist es aber möglich, sich sofort ein Bild über die sogenannte Orientierung (siehe S. 141) zu machen. Bei der Sprache wird nach den verschiedenen Arten einer Aphasie geschaut und überprüft, ob eine Dysarthrie (siehe S. 136) vorliegt. Auch ohne Aphasie kann die Sprache wichtige Hinweise auf den Ort eines Schlaganfalls geben. So kommt es zwar bei Rechtshändern und einem rechtsseitigen Hirninfarkt nicht zu einer Aphasie, aber die Sprache verliert oft ihren Gefühlsgehalt und wird monoton bzw. gleichförmig.

Zur neurologischen Untersuchung gehört auch eine genaue Betrachtung des Augenhintergrunds mit einem besonderen, von innen her beleuchteten Augenspiegel (Ophthalmoskop). Der Augenhintergrund kann gewissermaßen als ein Fenster mit Einblick in das Gefäßsystem des Körpers bezeichnet werden, weil die Arterien und Venen so gut wie sonst nirgends am Körper sichtbar sind. Nach einer Hirnblutung finden sich beispielsweise oft auch kleinere Blutungen am Augenhintergrund. Daneben lassen sich auch Auswirkungen eines erhöhten Blutdrucks und manchmal selbst Embolien erkennen.

Eine genaue neurologische Untersuchung ermöglicht in Ergänzung zur Erhebung der Vorgeschichte und der allgemeinen internistischen Untersuchung eine erste grobe Einordnung eines Schlaganfalls im Hinblick auf die Form (Ischämie bzw. Infarkt, Hirnblutung oder Subarachnoidalblutung?), das betroffene Gefäßsystem (Seite, vorderer oder hinterer Kreislauf?) und die Ausdehnung (großer Territorialinfarkt, Endstrom- oder Grenzzoneninfarkt?). Damit kann oft schon vor einer Computer- oder Magnetresonanztomographie eine recht genaue Einordnung eines Schlaganfalles vorgenommen werden. Beispielsweise spricht bei einer Hemiparese eine armbetonte Schwäche für einen Mediainfarkt (siehe S. 148), während eine gleich starke Ausprägung in Arm und Bein eher bei lakunären und Hirnstamminfarkten (siehe S. 150) zu beobachten ist.

Für weitreichende Entscheidungen wie etwa die Einleitung einer Behandlung mit die Blutgerinnung hemmenden Medikamenten ist die Beurteilung aufgrund einer alleinigen neurologischen Untersuchung aber nicht ausreichend sicher. Außerdem kann sich der neurologische Befund in den ersten Stunden und Tagen nach einem Schlaganfall durchaus verbessern oder verschlechtern, weshalb regelmäßig Kontrollen und Vergleiche mit den Vorbefunden erfolgen müssen. In Abhängigkeit von Alter der Betroffenen, Zeit seit Eintritt des Schlaganfalls, Bestehen von Begleiterkrankungen und nicht zuletzt vermutetem Ort und Art der Durchblutungsstörung wird das weitere Vorgehen festgelegt. Neben Blut- und Laboruntersuchungen (siehe nächster Abschnitt) erfolgen fast immer auch technische oder apparative Zusatzuntersuchungen.

Bei den Zusatzuntersuchungen wird in erster Linie unter dem Gesichtspunkt einer möglichen Gefährdung der Betroffenen zwischen nichtinvasiven und invasiven Untersuchungen unterschieden. Bei nichtinvasiven Untersuchungen findet kein über das Verabreichen von Kontrastmitteln in Venen hinausgehendes »Eindringen« in den Körper statt, während dies bei invasiven Untersuchungen der Fall ist. Invasive Untersuchungen werden zwar immer mehr durch nichtinvasive verdrängt, sind für manche Fragestellungen aber nach wie vor unentbehrlich.

Was sind die wichtigsten Blut- und Laboruntersuchungen?

Die Blutuntersuchungen dienen bei Durchblutungsstörungen des Gehirns sowohl dazu, Hinweise auf mögliche Ursachen zu finden als auch Auswahl und Überwachung von medikamentösen Behandlungen zu verbessern. Dabei ist zwischen Laborwerten zu unterscheiden, die in der Frühphase eines Schlaganfalles unerläßlich sind oder routinemäßig bei einer stationären Aufnahme im Krankenhaus erfaßt werden, und solchen, die im weiteren Verlauf der Untersuchungen aufgrund sich ergebender Verdachtsmomente gezielt bestimmt werden. Eine entsprechende Zusammenstellung findet sich in Tabelle 21.

Was kann mit dem Elektroenzephalogramm festgestellt werden?

Die Abkürzung EEG steht für Elektroenzephalogramm oder Elektroenzephalographie, womit die Aufzeichnung der von der Kopfhaut abgeleiteten elektrischen Aktivität der vielen Milliarden Nervenzellen des Gehirns in Form von vielen verschiedenen Stellen an der Kopfoberfläche entsprechenden Kurven bezeichnet wird. Genauer gesagt ist das EEG die Darstellung der gemittelten Aktivitätskurven von Nervenzellkreisen, die ausreichend starke elektrische Felder produzieren, um an der Kopfhaut noch gemessen werden zu können.

● Tab. 21: **Wichtige Blutuntersuchungen bei Schlaganfällen**

	stets	bei Bedarf
Blutbild	rotes und weißes Blutbild Thrombozyten Hämatokrit	Thrombozytenfunktionstests
Glukose	Nüchternwert	Tagesprofil Glukose-Toleranz-Test
Gerinnung	Quick-Wert	Fibrinogen Fibrinogen-Spaltprodukte Gerinnungsfaktoren Antithrombin III Protein C, Protein S
allgemeine Entzündungszeichen	Blutkörperchensenkungs-geschwindikeit (BSG, BKS) C-reaktives Protein	Elektrophorese Blutkulturen Immunglobuline Komplement Liquor
spezielle Entzündungszeichen		Lues-Serologie HIV- (AIDS-) Serologie Tuberkulose Immunelektrophorese antinukleäre Antikörper Antiphospholipid-Antikörper Lupus anticoagulans
Elektrolyte	Natrium Kalium Kalzium	Magnesium
Blutfette	Cholesterin	LDL-/HDL-Cholesterin Lipoproteine
Nierenwerte	Kreatinin	Kreatininclearance Harnsäure
Leberwerte		Transaminasen alkalische Phosphatase Gamma-GT
Muskelenzyme	Kreatinkinase (CK)	Herz-Isoenzym der CK
Urin		Blut, Eiweiß Bakterien

Bei Durchblutungsstörungen des Gehirns zeigt ein EEG in aller Regel nicht viel. Der Stellenwert des EEGs ist in den letzten Jahren parallel zu stetig verbesserten bildgebenden Verfahren (CT und MRT) sowie Ultraschalldiagnostik auch immer mehr in den Hintergrund getreten. Lange Zeit hatten viele Neurologen in ihren Praxen nur EEG-Geräte stehen und führten kaum andere Zusatzuntersuchungen durch. Inzwischen ist dies aber nicht mehr der Fall, sondern meist stehen auch Ultraschallgeräte und andere Techniken zur Verfügung. Nach einer wegen eines Schlaganfalls erfolgten Krankenhauseinlieferung sollte jedenfalls in den ersten Stunden nach einem Schlaganfall keine Zeit mit der Ableitung eines EEGs verschwendet werden.

Bei reversiblen Ischämien (TIA, PRIND) finden sich zwar vereinzelt passende EEG-Befunde, insgesamt sind die diesbezüglichen Erfahrungen aber wenig ergiebig. Bei schweren Insulten findet sich zwar in der Regel über den von der Durchblutungsstörung betroffenen Hirnabschnitten eine umschriebene Verlangsamung (ein »EEG-Herd«), die aber völlig unspezifisch ist und zum Beispiel auch bei Tumoren oder komplizierter Migräne vorkommt. Im Gegensatz zur CT oder MRT ist auch keine Unterscheidung zwischen Infarkt und Blutung möglich.

Auch bei drohenden Durchblutungsstörungen des Gehirns ist die Ableitung eines EEGs ebenfalls fast immer ohne weiterführenden Befund. Leichte und unspezifische Störung kommen auch bei anderen Krankheiten vor. Insgesamt kann ein EEG bei der erstmaligen Abklärung und bei Verdacht auf andere Krankheiten sinnvoll sein, zur Verlaufskontrolle ist es aber kaum geeignet und verliert zunehmend an Bedeutung.

Was kann mit der Computertomographie festgestellt werden?

Mit der Computertomographie (CT), einer seit etwa 25 Jahren zur Verfügung stehenden Weiterentwicklung der Röntgentechnik, ist es möglich geworden, außer Knochen auch Weichteilgewebe und damit das Gehirn abzubilden. Dies geschieht schicht- oder scheibchenweise (tomo = griechisch: Schicht). Der Patient wird auf einer beweglichen Liege in die Untersuchungsöffnung des Gerätes (Abb. 52) geschoben. Dabei liegt der Kopf in einer gepolsterten Schale und wird mit einem weichen Band festgehalten, um durch Bewegungen entstehende Unschärfen der Bilder zu verhindern. Die Aussagekraft der Untersuchung kann zusätzlich dadurch erhöht werden, daß Kontrastmittel (KM) in eine Armvene gegeben wird.

Mit der CT konnten erstmals Schlaganfälle im Gehirn direkt nachgewiesen werden. Allerdings zeigte sich bald, daß dies erst nach einer gewissen Zeit und ab einer gewissen Größe möglich ist. Trotz laufender Verbesserungen der Geräte mit immer kürzeren Untersuchungszeiten und höherer Auflösung bzw. Detailerkennbarkeit zeigt die Methode selbst ausgedehnte ischämische Schlaganfälle meist erst ab dem zweiten oder dritten Tag sicher an. In den ersten Stunden nach einem Schlaganfall dient eine CT also dem Ausschluß einer Blutung oder eines Tumors, erst später dem Nachweis eines Infarkts und der Beurteilung seiner Lage und Ausdehnung. Kleine, umschriebene Infarkte im Hirnstamm oder in der Tiefe des Gehirns sind allerdings auch dann oft nicht zu erkennen, und auch leichte Subarachnoidalblutungen können dem Nachweis entgehen.

Bei der für das weitere Vorgehen sehr wichtigen Frage, ob eine Blutung vorliegt oder nicht, ist die Antwort der CT-Untersuchung so eindeutig wie der Unterschied zwischen Schwarz und Weiß. Sowohl Hirnblutungen als auch Subarachnoidalblutungen sind durch entsprechende weiße Gebiete klar erkennbar. Einige Tage nach einem Hirninfarkt läßt sich dieser dann als schwarzes Gebiet von dem umgebenden normalem Hirngewebe abgrenzen. Ein CT kann auch Hirntumoren und andere ungewöhnliche Ursachen erkennen, daneben gelegentlich auch vorbestehende Verletzungen oder Schädigungen des Gehirns ohne Zusammenhang mit den akuten Beschwerden, von denen selbst die Betroffenen bislang nichts wußten

Der Patient muß während der Untersuchung, die etwa 10–15 Minuten dauert und nicht schmerzhaft ist, ruhig auf dem Rücken liegen bleiben. Ohne Kontrastmittelgabe ist die CT praktisch ungefährlich. Die Strahlenbelastung einer CT entspricht in etwa derjenigen von zwei normalen Röntgenaufnahmen des Schädels in zwei Ebenen, die vor Einführung der CT sehr häufig und in aller Regel ohne jedes verwertbare Ergebnis durchgeführt wurden. Ist die Gabe von Kontrastmittel erforderlich, entspricht das damit verbundene Risiko demjenigen beim Röntgen anderer Organe wie z.B. der Gallenblase.

Krankenhäuser ohne eigenes CT sind zur Behandlung von Schlaganfallbetroffenen heute nicht mehr geeignet. Manchmal wird dagegen eingewandt, eine CT sei gerade in der Frühphase wenig ergiebig, und die Kosten stünden in keinem Verhältnis zum Nutzen. Dem ist entgegenzuhalten, daß heute ohne den sicheren und sofortigen Ausschluß einer Blutung keine angemessene Betreuung von Schlaganfällen mehr durchgeführt werden kann. Außerdem bestreitet auch längst kein Mensch mehr, daß nach einem Herzinfarkt mehrere EKGs und eine Betreuung auf einer Intensivstation erforderlich sind.

Beispiele für CT-Befunde von Hirninfarkten sind in Abbildung 52 unten dargestellt.

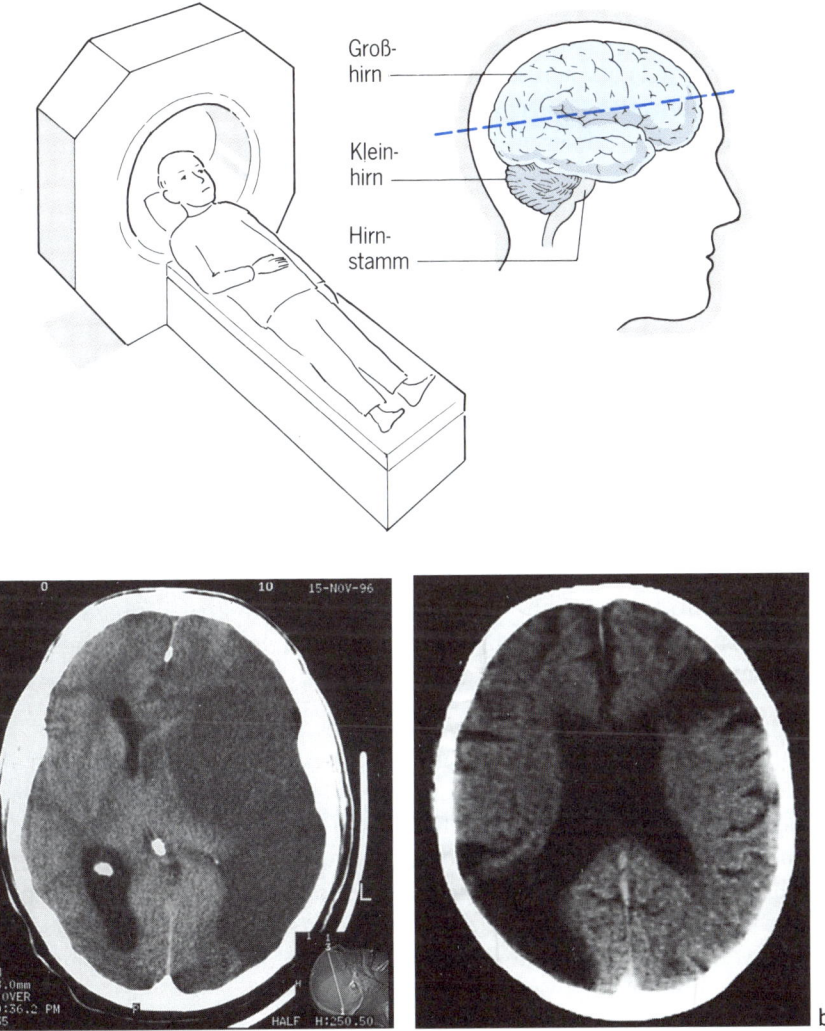

Abb. 52: Schematische Darstellung der Computertomographie (oben) sowie typischer Befunde (unten) mit einem ausgedehnten Mediainfarkt (a) und Grenzzoneninfarkt (b); die dunkel erscheinenden Zonen oder »Hypodensien« entsprechen den Infarkten.

Was kann mit der Magnetresonanztomographie festgestellt werden?

Die Magnetresonanztomographie (MRT; englisch magnetic resonance imaging oder MRI, im Deutschen manchmal auch als Kernspintomographie = KST oder Nukleare Magnetische Resonanztomographie = NMR bezeichnet) steht seit etwa 15 Jahren zur Verfügung und bildet das Gehirn mit noch höherer Genauigkeit und Detailauflösung als die Computertomographie (CT) ab. Anstelle mit Röntgenstrahlen erfolgt eine Messung des Verhaltens des Gehirngewebes (genauer von Wasserstoffprotonen, einem Bestandteil vieler Atome) in einem starken elektromagnetischen Feld. Die Meßergebnisse werden wie bei der CT durch Computer in Bildpunkte umgesetzt. Im Unterschied zur CT kann die Schnittebene nach der Untersuchung frei gewählt werden. In der Regel erfolgt eine Darstellung in drei Ebenen: axial (wie bei der CT), koronar und sagittal (Abb. 53).

Das Gerät einschließlich der Untersuchungsöffnung in der Mitte ist im Vergleich zur CT größer, ansonsten ist der Untersuchungsablauf weitgehend mit der CT vergleichbar. Allerdings verursacht das An- und Abschalten der Magnetfelder ziemlich laute Geräusche, und man muß länger ruhig liegen bleiben, damit die Bilder nicht verwackelt werden.

Mit der MRT lassen sich bei zerebralen Durchblutungsstörungen im Vergleich zur CT frühere und auch kleinere Veränderungen nachweisen (Abb. 54); außerdem lassen sich Gefäßmißbildungen hervorragend erkennen. Die intravenöse Gabe einer dem Kontrastmittel bei Röntgenuntersuchungen vergleichbaren Substanz (Gadolinium, Handelsname Magnevist) kann die Aussagekraft weiter erhöhen.

Schon bei TIAs werden bei jedem dritten Betroffenen positive Befund erhoben, ohne daß im Einzelfall immer klar ist, ob die Veränderungen aktuell oder vorbestehend sind. Von großem Vorteil ist die MRT auch bei relativ kleinen, umschriebenen Hirnstamm- oder Kleinhirninfarkten, die im CT oft nicht oder nur angedeutet nachweisbar sind. Schließlich kann mit der MRT auch zwischen nur minderdurchblutetem und bereits abgestorbenem, also ischämischem und infarziertem Hirngewebe unterschieden werden, und es können auch Stoffwechseluntersuchungen erfolgen (= sogenannte Magnetresonanzspektroskopie).

Weitere Vorteile der MRT bestehen gegenüber dem CT in der Möglichkeit eines etwas früheren Infarktnachweises und der Möglichkeit eines gleichzeitigen Nachweises zugrundeliegender Gefäßveränderungen

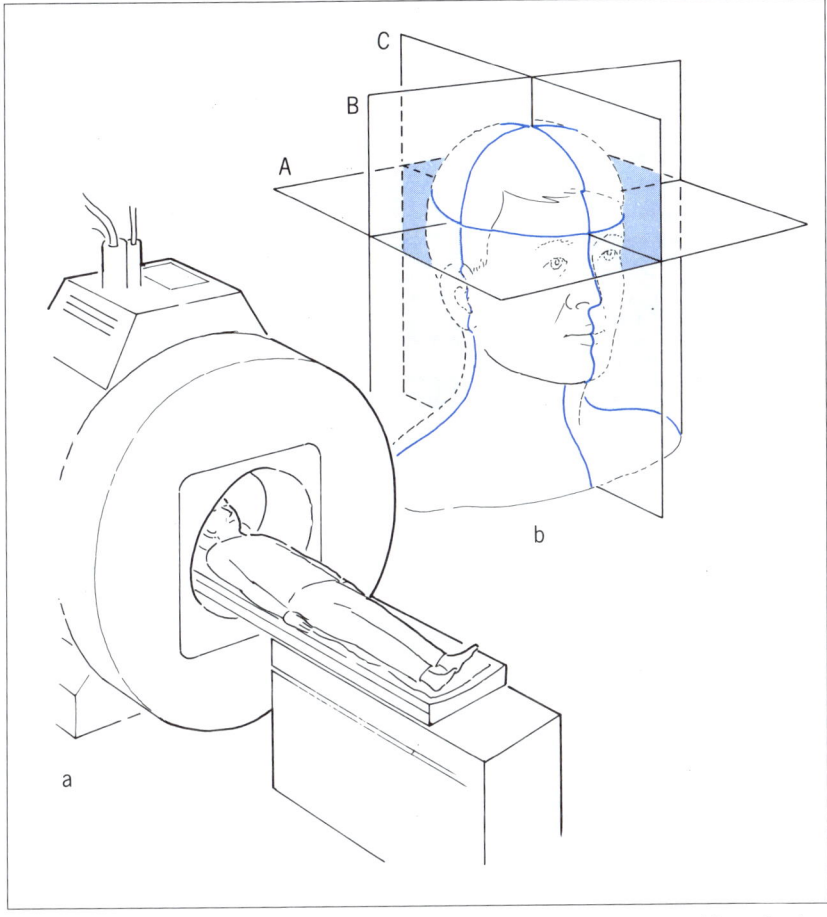

Abb. 53: Schematische Darstellung der Magnetresonanztomographie mit den Schnittebenen A, B und C.

(= Magnetresonanzangiographie, siehe nächster Abschnitt). Ein Nachteil der MRT sind die gegenüber der CT etwas höheren Kosten. Dennoch besteht kein Zweifel daran, daß die MRT für die Untersuchung von Schlaganfällen zum Standardverfahren werden wird.

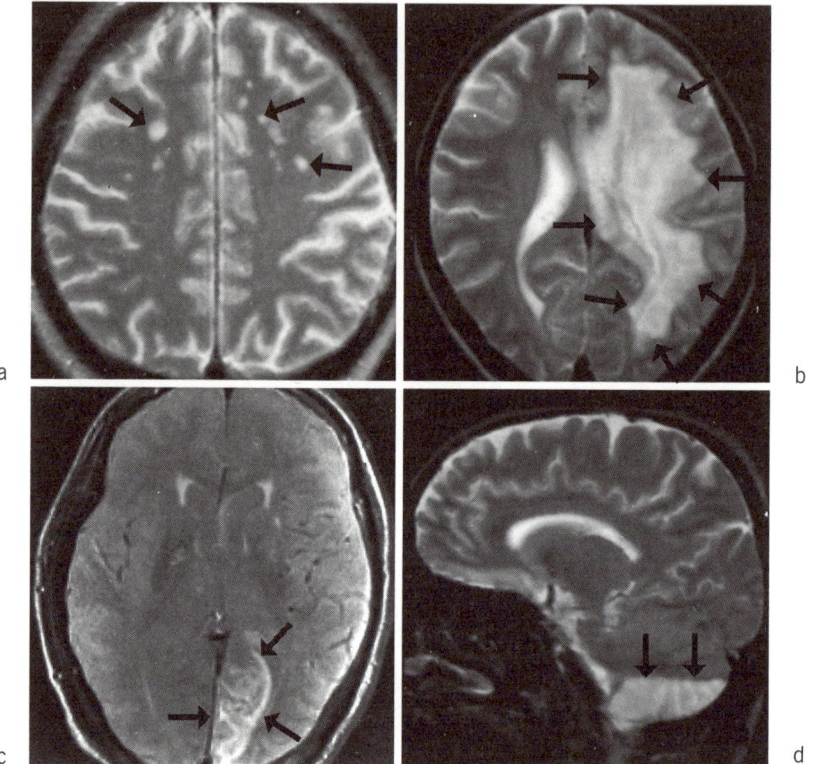

Abb. 54: Typische magnetresonanztomographische Befunde bei Hirninfarkten (jeweils durch Pfeile markiert mit a) vielen kleinen Ischämien beidseits im Marklager (Ebene A in Abb. 53); b) einem ausgedehnten Infarkt im Gebiet der mittleren Hirnarterie (Ebene A); c) einem Infarkt im Gebiet der hinteren Hirnarterie (Ebene A); d) einem Kleinhirninfarkt (Ebene C).

Was ist eine Dopplersonographie, und was kann sie zeigen?

Christian Doppler war ein österreichischer Physiker (1803–1853), der sich unter anderem mit Schallwellen beschäftigte und ein Prinzip beschrieb, nach dem sich eine Bewegung durch Ultraschallwellen erfassen läßt. Eine Sonographie ist eine Ultraschalluntersuchung. Eine Dopplersonographie ist eine Ultraschalluntersuchung mit Messung der Flußgeschwindigkeit des Blutes.

Das Doppler-Prinzip beruht darauf, daß die festen Bestandteile im fließenden Blut – im wesentlichen die Erythrozyten (roten Blutkörperchen) – ein auf sie treffendes Ultraschallsignal reflektieren (zurückwerfen). Die Geschwindigkeit der reflektierten Wellen und damit die Tonhöhe hängt dabei davon ab, ob das Blut zur Schallquelle hin- oder von ihr wegfließt. Im Alltag tritt dieser Effekt z.b. bei vorbeifahrenden Polizei- oder Feuerwehrautos auf, deren Sirene sich während der Fahrt auf einen zu anders anhört als bei der Fahrt von einem weg.

Das aufgrund der verwendeten Frequenzen im nicht hörbaren (Ultra-) Schallbereich liegende Echo ändert sich mit der Fließgeschwindigkeit des Blutes, was man über Lautsprecher in den Dopplergeräten als Zischen im Rhythmus des Herzschlages hörbar machen und mit einem Schreiber darstellen kann. Die Ultraschallwellen werden von einem speziellen Kristall in der an den Hals oder Kopf gehaltenen Sonde ausgesendet und durchdringen die Haut, ohne sie zu verletzen. Das zurückgeworfene Schallecho wird mit einem in derselben Sonde eingebauten Empfänger wieder aufgefangen. Dabei gibt es zwei verschiedene technische Verfahren, die auch als CW-Doppler und gepulster Doppler bezeichnet werden. Bei der CW- oder continous-wave- (englisch: kontinuierliche Welle) Dopplersonographie wird mit einem kontinuierlichem, gleichzeitigen Aussenden und Empfangen von Schallwellen gearbeitet. Bei der gepulsten Technik werden demgegenüber kurz hintereinander jeweils »Pulse« von Schallwellen ausgesendet und nach ihrer Reflektion wieder aufgenommen. Während die meisten Dopplergeräte mit der CW-Technik arbeiten, benutzt die Duplexsonographie (nächster Abschnitt) die gepulste Technik.

Mit der Dopplersonographie kann festgestellt werden, ob das Blut in den zum Gehirn führenden Arterien normal fließt oder ob stärkere Einengungen beziehungsweise ein Verschluß vorliegen. Die Untersuchung läuft so ab, daß etwas Kontaktgel auf den Hals oder über die Augen aufgetragen wird, um die Übertragung der Ultraschalls möglichst störungsfrei zu halten. Die Meßsonde selbst besteht aus einem bleistiftartigen Stab, die in das Gel getaucht und mit leichtem Druck über verschiedenen interessierenden Gefäßabschnitten hin- und herbewegt wird. Dabei wird mit der Sonde dem Verlauf der Arterien entsprechend am Hals entlanggefahren. Eine zusätzliche Messung erfolgt im inneren Augenwinkel, wo eine »Wasserscheide« zwischen Gefäßen des Gesichtes und des Gehirnes vorliegt, die sich hier treffen (Abb. 55).

Die Untersuchung wird meist vom Arzt durchgeführt. Es gibt aber auch gut ausgebildete medizinisch-technische Assistentinnen, die dies ebenso gut können. Eine spezielle Vorbereitung für die Untersuchung ist nicht

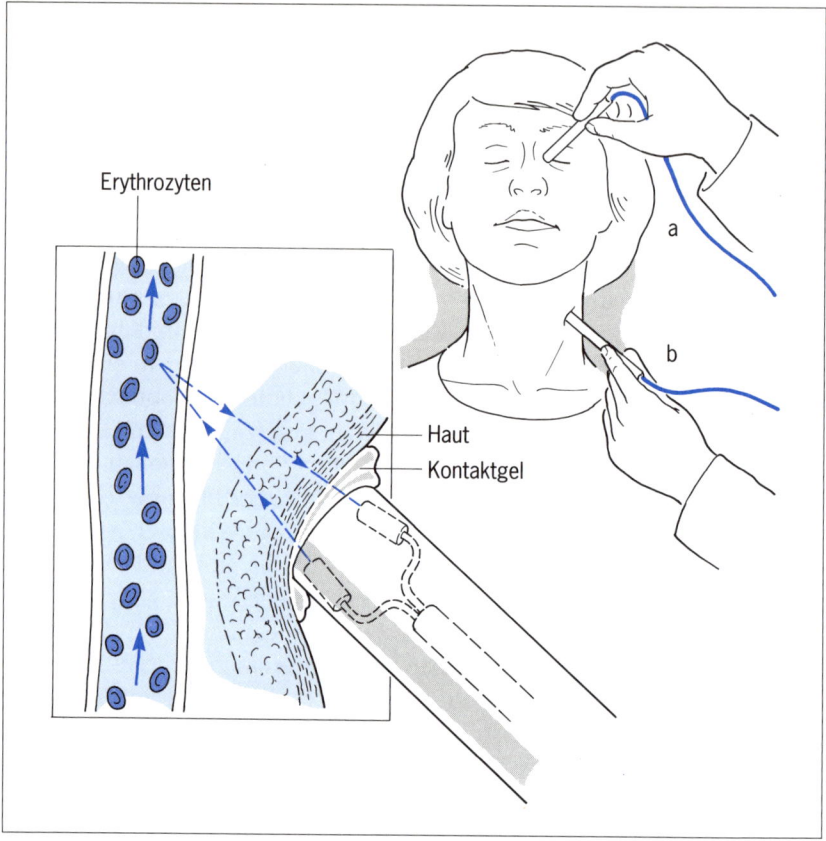

Abb. 55: Schematische Darstellung der Doppler-Sonographie der hirnversorgenden Arterien. Oben rechts ist die Untersuchung des inneren Augenwinkels (a) und der inneren Halsschlagader (b) dargestellt, unten links das Prinzip der Methode mit Zurückwerfen des Ultraschallsignals durch die Erythrozyten (roten Blutkörperchen).

erforderlich. Medikamente und Nahrung können in der gewohnten Weise eingenommen werden. Die Untersuchungsdauer schwankt zwischen 10 und 30 Minuten. Die Dopplersonographie ist nichtinvasiv sowie völlig schmerzlos und ungefährlich. Daher kann sie zum Beispiel für Verlaufskontrollen beliebig oft wiederholt werden.

Was sind eine B-Scan- und Duplexsonographie, und was können sie zeigen?

Ein Scan ist eine mit Unterstützung eines Rechners erstelltes Bild; ein B-Scan ist eine bildliche Darstellung von Gewebe durch computerunterstützte Auswertung von im Gewebe reflektierten (zurückgeworfenen) Ultraschallwellen. Duplex heißt doppelt; eine Duplexsonographie ist eine kombinierte B-Scan- und Dopplersonographie.

Gegenüber ersten Ultraschalluntersuchungen in der Medizin, wo die Stärke des im Gewebe reflektierten Schalls eindimensional als Amplitude (= A-Modus) dargestellt wurde, erfolgt bei den modernen Verfahren eine zweidimensionale, bildliche Darstellung. Den unterschiedlichen Stärken der Ultraschallwellen entsprechen jetzt unterschiedliche Helligkeiten (B für brightness; englisch = Helligkeit) bzw. Schwarzweißabstufungen im Bild.

Viele Betroffene mit zerebralen Durchblutungsstörungen haben nur niedriggradige, unter 50 %ige Einengungen der Halsschlagadern, die sich mit der Dopplersonographie nicht erfassen lassen. Umgekehrt hat die B-Scan-Sonographie Schwierigkeiten bei der Unterscheidung von hochgradigen Stenosen und vollständigen Verschlüssen sowie bei der Erkennung von frischen Thromben. Daher ergänzen sich die getrennte, aufeinanderfolgende Anwendung von Doppler- und B-Scan-Sonographie bzw. die Kombination beider Verfahren in einem Gerät als Duplexsonographie in idealer Weise. Die Doppler-Untersuchung unter Sichtkontrolle des Gefäßes ermöglicht bei der Duplexsonographie gerade bei Problemfällen oft eine verbesserte Beurteilung. Durch die Einführung der Farb-Duplexsonographie mit Farbgebung der Arterien (rot) und Venen (blau) sowie abgestufter Farbintensitäten für unterschiedliche rasch fließendes Blut innerhalb der Gefäße ist nochmals eine weitere Verbesserung erfolgt.

Wie bei der Dopplersonographie wird die Untersuchung meist vom Arzt durchgeführt. Auch bei der B-Scan- und Duplexsonographie gibt es aber gut ausgebildete medizinisch-technische Assistentinnen oder Assistenten. Eine spezielle Vorbereitung für die Untersuchung ist ebenfalls nicht erforderlich, Medikamente und Nahrung können in der gewohnten Weise eingenommen werden. Die Untersuchungsdauer schwankt zwischen 20 und 45 Minuten. Neue Ansätze gehen dahin, mit Hilfe von Computern dreidimensionale Gefäßbilder zu berechnen.

Beispiele für B-Scan- und duplexsonographische Bilder finden sich in Abbildung 56.

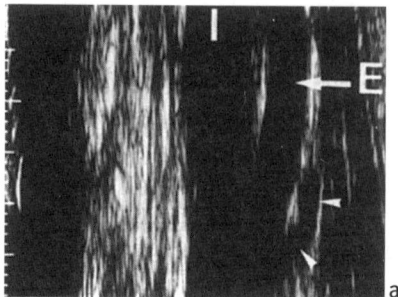

I = Interna (innere
    Halsschlagader)
E = Externa (äußere
    Halsschlagader)

a

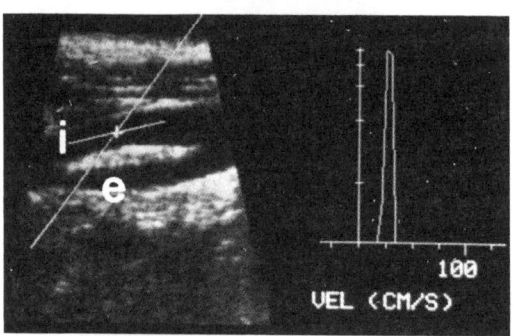

i = Interna (innere
    Halsschlagader)
e = Externa (äußere
    Halsschlagader)
VEL = velocity (englisch:
    Fließgeschwindig-
b   keit)

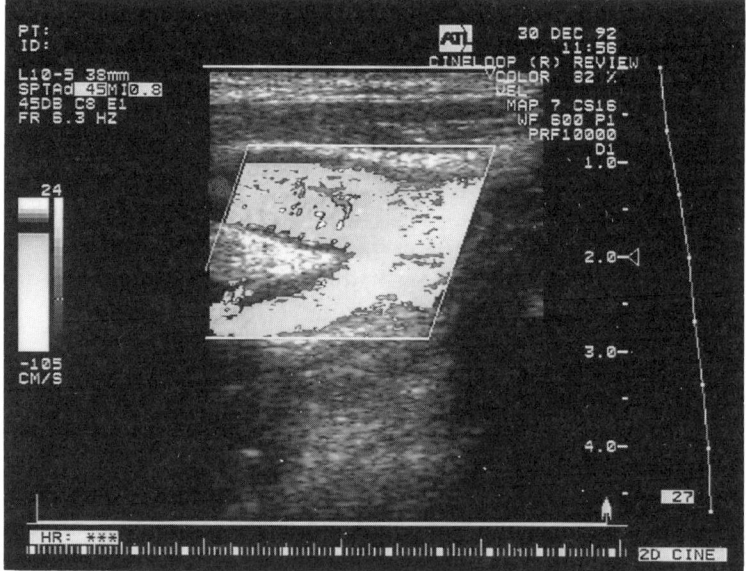

c

Abb. 56: Beispiele für B-Scan- und Duplex-sonographische Befunde der Aufteilungsstelle der gemeinsamen Halsschlagader in die innere und äußere Halsschlagader mit
B-Scan (a), Kombination von B-Scan und Duplex (b) sowie Duplex mit zusätzlicher
Farbmarkierung für arterielles Blut (c; normalerweise wird bei der Untersuchung arterielles Blut rot und venöses Blut blau abgebildet).

Was ist eine transkranielle Dopplersonographie, und was kann sie zeigen?

Transkraniell heißt wörtlich übersetzt »durch den Schädel«. Eine transkranielle Dopplersonographie ist eine dopplersonographische Untersuchung von Blutgefäßen im Innern des Kopfes durch die Schädelknochen hindurch. Normalerweise ist Knochen für Ultraschall zwar nicht durchdringbar, mit Hilfe neuer Geräte ist dies aber unter bestimmten Bedingungen (nicht zu dicker Knochen, Verwendung von Schallwellen, die keine allzu genaue Detailerkennung zulassen) doch möglich geworden.

Wie bei den anderen Ultraschallmethoden wird die Untersuchung zwar meist vom Arzt durchgeführt, kann aber auch durch erfahrene medizinisch-technische Assistentinnen erfolgen. Eine spezielle Vorbereitung ist ebenfalls nicht erforderlich und Medikamente oder Nahrung können in der gewohnten Weise eingenommen werden. Die Untersuchungsdauer schwankt zwischen 10 und 30 Minuten.

Eine wichtige Zusatzmethode bei der transkraniellen Dopplersonographie besteht in der Bestimmung der sogenannten Reservekapazität der Hirndurchblutung. Dazu ist ein vorübergehendes Einatmen von Kohlendioxid (CO_2) erforderlich. Bei einem Hirninfarkt ist die sogenannte vasomotorische Ansprechbarkeit der Arteriolen im Kopf gestört. Darüber hinaus ist der CO_2-Doppler auch zur Bewertung der Frage einer ausreichenden Kollateralversorgung von Verschlüssen der Halsschlagadern von Interesse.

Eine weitere interessante Zusatzmethode besteht in der Erkennung von zerebralen Embolien. Dies erfolgt meist im Rahmen eine mehrstündigen Überwachung gefährdeter Patienten mit einer über der Schläfe aufgeklebten oder durch ein Band festgehaltenen Sonde. Beim Verdacht auf sogenannte »gekreuzte« kardiale Embolien (siehe S. 95) können zusätzlich intravenöse Infusionen mit zum Beispiel kleinen Eiweißteilchen verabreicht werden. Diese kleinen Eiweißteilchen würden normalerweise über das rechte Herz nur bis in die Lunge gelangen. Kommt es aber zum Beispiel bei einem offenen Foramen ovale zu einem Übertritt in die linke Herzhälfte, führen die Eiweißteilchen bei ihrem Anfluten in das Gehirn zu zusätzlichen, typischen Dopplersignalen.

Befundbeispiele der transkraniellen Dopplersonographie finden sich in Abbildung 57.

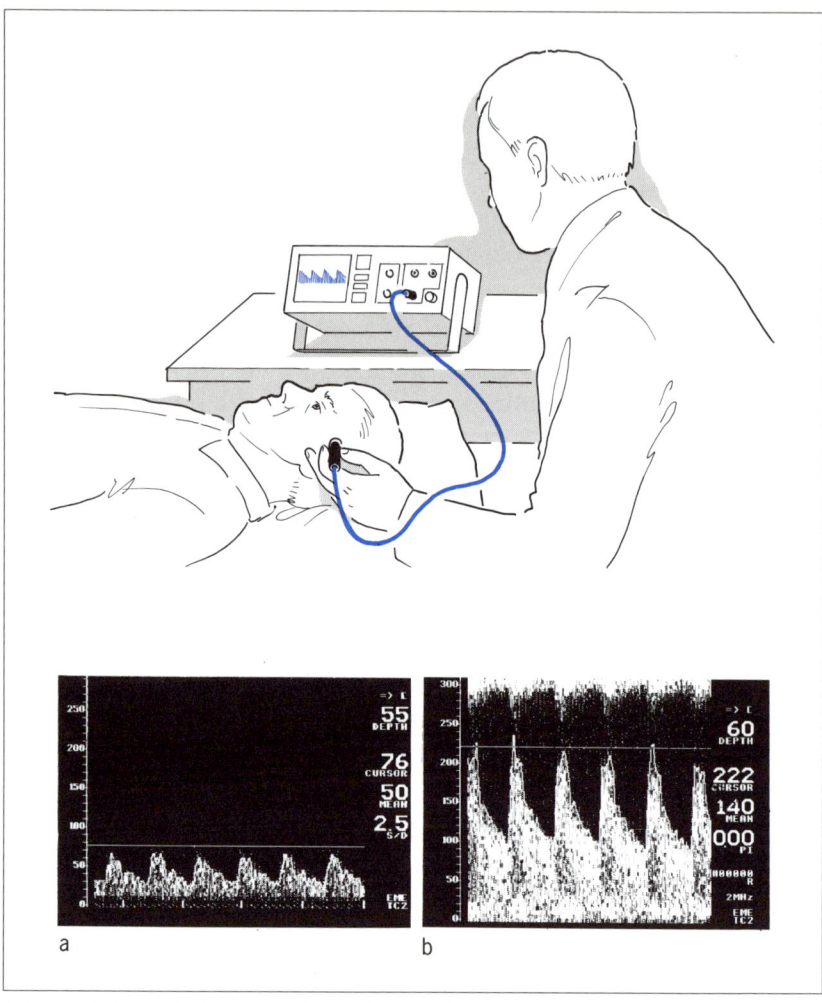

Abb. 57: Schematische Darstellung der transkraniellen Dopplersonographie (oben) mit Befundbeispielen für normalen Blutfluß in der mittleren Hirnarterie (a) sowie stark beschleunigtem Blutfluß bei hochgradiger Einengung der mittleren Hirnarterie (b).

Was ist eine Angiographie, und was kann sie zeigen?

Eine Angiographie ist eine Darstellung von Blutgefäßen. Werden nur die Arterien untersucht, handelt es sich um eine Arteriographie (Darstellung von Arterien). Bei Menschen mit Durchblutungsstörungen des Gehirns sind dabei der erste Abschnitt der Hauptschlagader des Körpers (Aorta) mit den davon abgehenden großen Gefäßstämmen sowie der vordere und hintere Hirnkreislauf einschließlich der Verbindungen untereinander und der Gefäßabschnitte im Schädelinnern von Interesse.

Zur Sichtbarmachung der Blutgefäße wird meist ein jodhaltiges, wasserlösliches aber »röntgendichtes« und auf den Bildern nachher schwarz erscheinendes Kontrastmittel in den Blutkreislauf gegeben. Dies erfolgt in aller Regel über einen von der Leiste über eine Beinarterie zunächst retrograd (rückwärts) zum Herz und von dort in die hirnversorgenden Arterien vorgeschobenen dünnen Katheter (Schlauch). Das Einstechen in die Beinarterie erfolgt in lokaler Betäubung und ist bei normalen Gefäßverhältnissen völlig unproblematisch. Wegen der Verwendung eines Katheters im Vergleich zum früher üblichen direkten Anstechen der Halsschlagader wird diese Technik auch Katheterangiographie genannt (Abb. 58).

Die Verteilung des Kontrastmittels mit dem Blut im Gehirn kann sowohl durch mehrere, kurz aufeinanderfolgende Aufnahmen auf übliche Röntgenfilme als auch unter Zuhilfenahme der Computertechnik dargestellt werden. Vorteil der herkömmlichen Technik ist ihre große Detailauflösung, Nachteile bestehen in der Strahlenbelastung und dem unter Umständen vergleichsweise großen Bedarf an Kontrastmittel. Wegen der Befunddokumentation auf Röntgenfilmen oder -blättern wird diese Art der Angiographie auch als Blattfilmangiographie bezeichnet.

In den letzten Jahrzehnten werden auch bei der Angiographie zunehmend Computer eingesetzt. Diese zerlegen die Röntgenbilder gewissermaßen in einzelne Bildpunkte, die sie speichern und nach Gabe von Kontrastmittel in sehr kurzen Abständen mit anderen vergleichen können. Man bezeichnet dies auch als digitale Subtraktionsangiographie oder abgekürzt DSA. Hauptvorteile der DSA sind ihre niedrigere Strahlenbelastung und die nachträgliche Bearbeitungsmöglichkeit der Bilder mit dem Computer. Bei der sogenannten intravenösen DSA (oder i.v.-DSA) erfolgt die Kontrastmittelgabe über Armvenen. Es hat sich gezeigt, daß diese Technik zur Darstellung der Hirnarterien kaum geeignet ist, weshalb heute vorwiegend eine intraarterielle DSA (i.a.-DSA) durchgeführt wird.

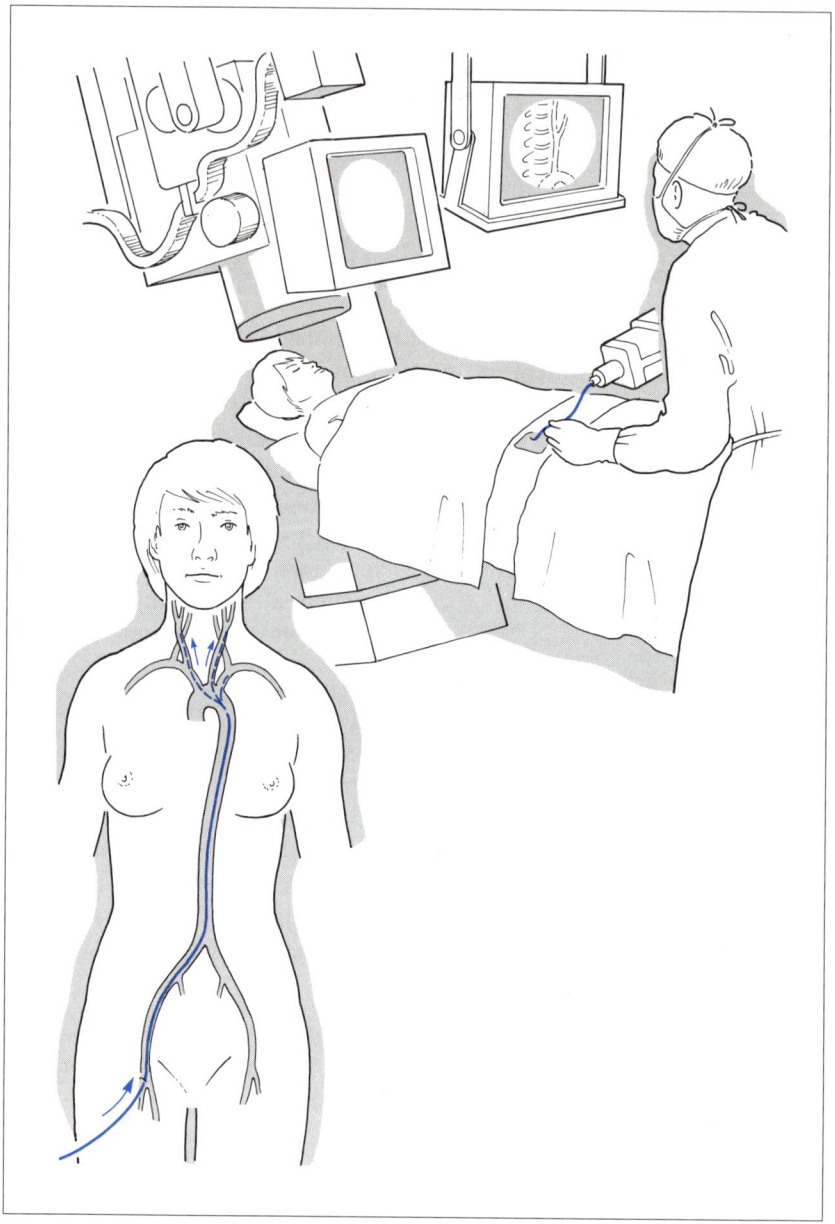

Abb. 58: Schematische Darstellung der Katheter-Angiographie von der Leiste.

Ziele einer Angiographie sind bei drohendem oder stattgehabtem Schlaganfall in erster Linie:

- Darstellung der Aufteilung der Halsschlagader,
- Nachweis eines embolischen Gefäßverschlusses im Kopf (meist allerdings nur in den ersten 48 Stunden möglich),
- Nachweis anderer Veränderungen im Gehirn,
- Nachweis oder Ausschluß von Gefäßfehlbildungen und
- Überprüfung der Kollateralversorgung bei Verschlüssen.

Eine Angiographie ist eine invasive Untersuchung und nicht ohne Risiko. Die Häufigkeit der dabei auftretenden Komplikationen liegt bei Gefäßkranken bei 1–2%, weshalb eine Angiographie stets nur dann durchgeführt werden sollte, wenn von ihrem Ergebnis wichtige Entscheidungen für das weitere Vorgehen einschließlich der Behandlung abhängen. Die Magnetresonanzangiographie (MRA) als nichtinvasive Alternative wird im nächsten Abschnitt besprochen.

Was kann mit der Magnetresonanzangiographie festgestellt werden?

Die Magnetresonanzangiographie (MRA) ist eine Weiterentwicklung der Magnetresonanztomographie (MRT) und ermöglicht die dreidimensionale Darstellung von Blutgefäßen (Abb. 59). Schon heute kann die MRA die risikoreichere Katheterangiographie (siehe S. 177) manchmal ersetzen, und es kann sein, daß dies in Zukunft mit weiteren Verbesserungen der Technik immer häufiger möglich ist.

Die Hauptvorteile der MRA bestehen darin, daß sie ebenso wie die MRT nichtinvasiv sind und daß sich die interessierenden Gefäße oder Gefäßabschnitte hinterher am Bildschirm aus jeder beliebigen Richtung betrachten lassen. Die Hauptnachteile der MRA bestehen darin, daß die Technik erst an wenigen Orten mit ausreichender Erfahrung betrieben wird, daß die Untersuchungszeit noch relativ lang ist und daß nicht alle Gefäße ausreichend genau dargestellt werden können.

Als risikoloses Ersatzverfahren für die bisherige Angiographietechnik könnte sich in Zukunft zumindest teilweise die Magnetresonanzangiographie erweisen. Diese kommt ohne Röntgenstrahlen und Kontrastmittel aus und stellt die Gefäße aufgrund des Flußverhaltens des Blutes dar. Bisher ist die Detailerkennbarkeit bei dieser Technik aber noch unbefriedigend. Außerdem kommt es zu einer Überlagerung mehrerer Gefäße, so daß keine selektive (gezielte) Darstellung möglich ist.

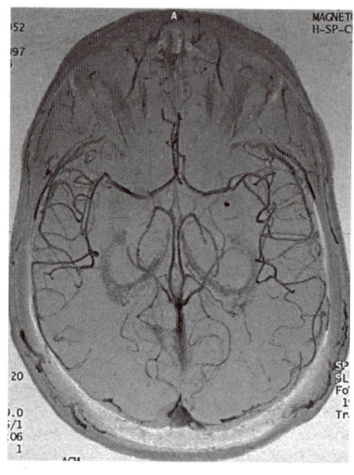

Abb. 59: Befundbeispiele einer Magnetresonanzangiographie.

Wann muß das Herz genauer untersucht werden?

Bei jedem begründeten Verdacht auf eine kardial-embolische Genese einer Durchblutungsstörung des Gehirns und bei allen jüngeren Betroffenen, besonders bei fehlenden Hinweisen auf Stenosen der Halsschlagadern.

Die Verdachtsdiagnose einer kardialen Hirnembolie ergibt sich aus entsprechenden Hinweisen auf bekannte Herzkrankheiten wie Vorhofflimmern, Herzoperationen mit Einsetzen von Ersatzklappen oder Herzinfarkte. Dies ist besonders dann der Fall, wenn bei mehreren Ereignissen verschiedene Gefäßgebiete im Gehirn betroffen sind, sich im CT schon bei der ersten Untersuchung eine Einblutung in einen Infarkt zeigt oder gleichzeitig Embolien in andere sonstige Körperarterien (zum Beispiel in Arme oder Beine) abgelaufen sind. Zusätzlich bestehende Hinweise auf eine Makro- oder Mikroangiopathie schließen eine kardiale Embolie nicht aus.

Im normalen *EKG* sind Zeichen eines Herzinfarktes sowie kontinuierliche (dauernd vorhandene) Herzrhythmusstörungen zu sehen. Ein *Langzeit-EKG* ist besonders zum Nachweis intermittierender (nur zeitweise auftretender) Rhythmusstörungen geeignet. Diese Untersuchung ist besonders bei allen jüngeren Betroffenen und anderweitig nicht erklärbaren Durchblutungsstörungen des Gehirns gerechtfertigt, daneben bei bekannten Herzkrankheiten einschließlich Herzinfarkt und Rhythmusstörungen.

Für Schlaganfallbetroffene haben *Ultraschalluntersuchungen des Herzens*, die auch als Echokardiographie oder Ultraschallkardiographie (UKG) bezeichnet werden, die größte Bedeutung. Inzwischen stehen dabei mehrere unterschiedliche Methoden zur Verfügung (Tab. 22). Ein UKG ist bei allen jüngeren Betroffenen mit ursächlich unklaren Durchblutungsstörungen des Gehirns sowie auch bei einigen Älteren mit Hinweisen auf Herzkrankheiten gerechtfertigt.

Eine *Herzkatheteruntersuchung*, bei der wie bei einer Angiographie von der Leiste her ein Katheter rückwärts zum Herz geschoben wird, ist in Anbetracht der heute zur Verfügung stehenden Ultraschallmethoden nicht mehr so oft notwendig. Dies kann aber bei herzkranken Betroffenen z.B. vor einer Operation an den Halsschlagadern (siehe S. 207) der Fall sein, um das Operationsrisiko im Hinblick auf das Herz besser einschätzen zu können.

Was sind evozierte Potentiale, und was kann mit ihnen festgestellt werden?

Als »Potential« werden elektrische Spannungsunterschiede bezeichnet, die in sehr schwacher Form auch in den Nerven- und Muskelzellen des menschlichen Körpers vorkommen. Sie können mit Elektroden abgeleitet und nach elektronischer Verstärkung aufgezeichnet werden. Beispiele

● Tab. 22: Ultraschallkardiographie-(UKG-)Methoden

Methode	Beschreibung
M-Modus (m-mode) eindimensional	stellt insbesondere Bewegung (englisch: motion) der Herzklappen dar
transthorakal (2-D) zweidimensional	Beschallung des Herzens von der Außenseite des Thorax (Brustkorbs)
transösophageal (2-D) zweidimensional	Beschallung des Herzens von der Speiseröhre her mit einer in einen dünnen Schlauch eingebauten dünnen Sonde, die wie bei einer Magenspiegelung geschluckt wird
Provokations-UKG	zusätzliche Gabe von Mikro-Emboli in Venen und Durchführung spezieller Manöver (bei 2-D-UKG) zum Nachweis eventueller Defekte im Vorhofseptum (z.B. offenes Foramen ovale)

für solche, spontan auftretende Potentialschwankungen sind das Elektro-kardiogramm (EKG) und das Elektroenzephalogramm (EEG). »Evozierte« Potentiale treten demgegenüber nicht spontan, sondern erst nach Anre-gung von außen oder Reizung auf. Da die einzelnen Reizantworten nur sehr schwach sind, muß mehrfach gereizt und die Antworten durch Überlagerung der Einzelmessungen zusammengefaßt werden. Die so »hervorgerufenen« Potentiale werden evozierte Potentiale genannt. Durch technische Kunstgriffe werden zufällige Veränderungen und Störungen entfernt. Gemessen werden die Amplitude (Höhe) und die La-tenz (Zeit zwischen Reiz und Auftreten der Antwort) der Potentiale.

Mit evozierten Potentialen können gefahrlos und mit geringer Beläsit-gung gezielt einzelne Teilabschnitte des Nervensystems untersucht wer-den. Dadurch lassen sich Störungen nachweisen, die für Betroffene ent-weder völlig unbemerkt oder früher abgelaufen sind, ohne daß ihnen ei-ne Bedeutung beigemessen wurde. Allerdings spielen evozierte Potentia-le für die Erkennung von Durchblutungsstörungen des Kopfes keine all-zu große Rolle und dienen eher dem Ausschluß anderer Krankheiten.

Die akustisch evozierten Potentiale (AEP) überprüfen die Nervenfasern der Hörbahn, die durch den Hirnstamm laufen. Gereizt wird über einen Kopfhörer mit einem gleichbleibenden kurzen Geräusch, die Ableitung erfolgt mit Elektroden von der Kopfoberfläche hinter den Ohren. Typi-sche AEP-Veränderungen bei Durchblutungsstörungen des Hirnstamms bestehen in Verzögerungen (Latenzverlängerungen) der einzelnen Wel-len beziehungsweise ihres Abstandes untereinander auf einer oder bei-den Seiten. Bei schweren Störungen kann es auch zu Ausfällen einzelner AEP-Teile oder der ganzen Wellenfolge kommen.

Die somatosensibel evozierten Potentiale (SEP) überprüfen die Übermitt-lung von Gefühlswahrnehmungen an das Gehirn über die Nervenbahnen von Armen und Beinen sowie im Rückenmark, die durch kurze elektri-sche Reize an Armen oder Beinen hervorgerufen werden können. Die Antwortpotentiale können sowohl über dem Wirbelkanal als auch an der Kopfoberfläche gemessen werden. Typische SEP-Veränderungen bei Durchblutungsstörungen des Gehirns bestehen wie bei den anderen evo-zierten Potentialen in Latenzverlängerungen oder Ausfällen.

Die visuell evozierten Potentiale (VEP) überprüfen die von der Netzhaut bis zu den für das Sehen verantwortlichen Nervenzellen im Hinterkopf verlaufende Sehbahn. Als Reiz wird ein Lichtblitz oder ein Schachbrett-muster mit rasch wechselnder Helligkeit der Felder benutzt. Es werden sowohl beide Augen gemeinsam als auch jedes Auge getrennt untersucht. Mit den VEPs lassen sich bei Durchblutungsstörungen des Gehirns und Auges im Prinzip sowohl Veränderungen an der Netzhaut und am Sehnerven als auch im Bereich der Sehrinde am Hinterkopf nachweisen. Im Gegensatz zu den AEPs und SEPs ist eine Mitarbeit der Betroffenen erforderlich, weshalb Bewußtlose nicht untersucht werden können.

Untersuchungen der visuell und akustisch evozierten Potentiale (VEP beziehungsweise AEP) sind schmerzlos, die Untersuchung somatosensibel evozierter Potentiale (SEP) kann wegen der notwendigen Stromstöße unangenehm sein. Für die Ableitung werden sowohl auf die Haut geklebte Oberflächenelektroden als auch Nadelelektroden benutzt. Bei sachgerechter Durchführung ist der Einstich der Nadelelektroden in die Haut kaum schmerzhaft.

Welche anderen Untersuchungen können sinnvoll sein?

Lumbalpunktion (LP)   Eine Lumbalpunktion ist bei der weiteren Abklärung von zerebralen Durchblutungsstörungen nur selten sinnvoll und sollte nur dann durchgeführt werden, wenn es keine anderen Möglichkeiten gibt, die gewünschte Information zu erhalten. Bei erhöhtem Hirndruck kann es durch eine LP zu einer lebensbedrohlichen Einklemmung des Hirnstamms in der Öffnung der hinteren Schädelgrube zur Halswirbelsäule hin kommen. Eine LP kann in folgenden Situationen erforderlich sein:

- Verdacht auf eine Subarachnoidalblutung ohne Blutnachweis im CT
- Verdacht auf Arteriitis der hirnversorgenden Arterien
- Ausschluß anderer Ursachen bei jüngeren Patienten und ungewöhnlichen Beschwerden
- Ausschluß entzündlicher ZNS-Prozesse wie Hirnhautentzündung oder Hirnabszeß

Temporalisbiopsie   Jeder begründete Verdacht auf eine Riesenzellenarteriitis oder Arteriitis temporalis sollte zur histologischen (feingeweblichen) Untersuchung eines ausreichend großen Abschnittes der Arteria temporalis (Schläfenarterie) an der Stirn führen. Die Biopsie (Gewebsentnahme) wird in lokaler Betäubung durchgeführt.

Muskel- oder Hautbiopsie   Eine Muskel- oder Hautbiopsie ist nur bei Verdacht auf eine Vaskulitis beziehungsweise Arteriitis sinnvoll. Allerdings hat eine Entzündung der Gehirnarterien nur relativ selten eine Mitbeteiligung der Gefäße in Haut- oder Muskelzellen. Auf der anderen Seite ist eine Biopsie der Gehirnarterien wegen der damit verbundenen Risiken praktisch nie gerechtfertigt.

Blinkreflex Der Blinkreflex gehört zu den sogenannten Hirnstammreflexen und überprüft damit die Funktion eines bei Hirnstammischämien häufig beteiligten Gehirnteils. Bei dieser Untersuchung wird die Reflexantwort nach elektrischer Reizung an der Augenbraue mit auf die Haut der Augenlider geklebten Oberflächenelektroden abgeleitet. Um genaue Meßwerte zu erhalten, werden mehrere Reflexantworten aufgezeichnet und ausgewertet. Die Untersuchung dauert etwa 10 Minuten und ist harmlos.

Elektronystagmographie (ENG) Als Elektronystagmographie wird die elektrische Aufzeichnung von Augenbewegungen und deren Reaktion auf bestimmte Reize bezeichnet. Diese werden von Nervenzellen im Hirnstamm und Kleinhirn gesteuert, die durch Durchblutungsstörungen gestört sein können. Der Kranke sitzt während der Untersuchung in einem abgedunkelten Raum auf einem Drehstuhl. Ein möglicher Reiz besteht z.B. in der Darbietung beweglicher Streifenmuster, die Ableitung erfolgt mit Oberflächenelektroden an der Stirn und Wange. Manchmal erfolgt zusätzlich eine Reizung des Gleichgewichtssystems durch Spülung der Gehörgänge mit warmem und kaltem Wasser (nach Überprüfung, daß die Trommelfelle intakt sind). Dieses Spülen ruft auch beim Gesunden (!) ein Schwindelgefühl und mitunter auch eine leichte, kurzdauernde Übelkeit hervor. Auch dann ist die 15–30 Minuten dauernde Untersuchung aber völlig gefahrlos.

Magnetstimulation oder Pyramidenbahnstimulation Diese relativ neue Methode ermöglicht den Nachweis einer Schädigung der sogenannten Pyramidenbahn zwischen Hirnrindenzellen und Zellen im Rückenmark, die für Bewegungen und Muskelkraft verantwortlich sind. Nach den bisherigen Erfahrungen ist es aber so, daß Untersuchungen bei Schlaganfällen nur selten Informationen ergeben, die sich dadurch der körperlichen Untersuchung entziehen.

Messung der Hirndurchblutung (CBF) Nach Einatmung oder Einspritzen (in die Halsschlagader) eines speziellen Gases (meist Xenon 133) kann mit einer Reihe von über der Kopfoberfläche verteilten Meßgeräten dessen

Verteilung im Gehirn beziehungsweise anschließende Entfernung (»Aus-waschen«) durch den Blutkreislauf gemessen werden.

Positronen-Emissions-Tomographie (PET)   Dies ist eine sehr aufwendige Untersuchungsmethode des Gehirns, bei der eine vorübergehende Anrei-cherung kurzlebiger Radioisotopen (radioaktiv markierter Elementarteil-chen) zur Messung von Durchblutung, Sauerstoffverbrauch und Zucker-umsatz im Gehirngewebe ausgenutzt wird. Im PET lassen sich zum Bei-spiel zunächst noch funktionelle Störungen des Hirngewebes nachwei-sen, bevor sich im CT oder MRT Gewebsschäden zeigen. Diese Methode ist wissenschaftlich sehr interessant, spielt aber für die praktische Ver-sorgung von Schlaganfallbetroffenen schon wegen ihrer begrenzten Ver-fügbarkeit (zur Zeit in ganz Deutschland weniger als dreißig Geräte) und der extrem hohen Kosten keine Rolle.

Einzel (englisch: single)-Photonen-Emissions-Computer-Tomographie (SPECT)   Diese Methode ist der PET insofern vergleichbar, als auch sie mit radioaktiv markierten Stoffen die Hirndurchblutung messen kann. Sie ist technisch weniger aufwendig und wird von vielen Kliniken und niedergelassenen Ärzten angeboten. Allerdings ist die SPECT im Ver-gleich zur PET wesentlich ungenauer. Zur Zeit spielt sie für die routi-nemäßige Untersuchung von Schlaganfallbetroffenen ebenfalls noch kei-ne Rolle.

Behandlung

Was sind die Ziele einer Behandlung von Schlaganfällen?

Die bestmögliche Behandlung einer Krankheit besteht in einer Heilung mit völliger Rückbildung sowohl aller eingetretenen Störungen im Körper als auch der dadurch hervorgerufenen Beschwerden. Dieses Ziel ist bei Schlaganfällen ebenso wie bei vielen anderen Krankheiten oft nicht oder nur teilweise erreichbar. Dies bedeutet aber nicht, daß eine Behandlung von Schlaganfällen sinnlos wäre.

Lange Zeit waren die ärztlichen Bemühungen zur Behandlung von Schlaganfällen letztlich enttäuschend. Es wurden zwar immer wieder Empfehlungen und Richtlinien erstellt, die von vielen Ärzten dann auch schematisch bei allen Betroffenen angewandt wurden. Eine auf den Einzelfall abgestellte Behandlung war schon deswegen nicht möglich, weil keine Untersuchungsverfahren zur Verfügung standen, um die heute bekannten zahlreichen Unterformen von Schlaganfällen zu erkennen. Insofern kann es eigentlich auch nicht überraschen, daß eine Überprüfung von solchen Behandlungen, wie etwa einer routinemäßigen Blutverdünnung (Hämodilution) durch Infusion spezieller Lösungen, keinen generellen Nutzen und für manche Betroffene sogar eine zusätzliche Gefährdung bzw. Schädigung gezeigt hat.

Die Behandlung von Schlaganfällen kann nur dann erfolgreich sein, wenn Ort, Art und Ausdehnung der Schädigung sowie möglichst auch die wahrscheinliche Ursache bekannt sind. Sie hat im wesentlichen drei Ziele:

- eine weitergehende Schädigung des Gehirns durch den eingetretenen Schlaganfall zu verhindern,
- die Folgen des eingetretenen Schlaganfalles so weit wie möglich zurückzubilden und
- das Auftreten weiterer Schlaganfälle zu verhindern.

Wenn es nicht nur zu einer Störung aufgrund einer Minderdurchblutung (Ischämie), sondern schon zu einem Absterben (Infarkt) von Gehirnzellen gekommen ist, sind die betroffenen Abschnitte unwiderbringlich verloren. Oft sind aber die Randzonen durch rechtzeitig einsetzende Maßnahmen noch vor einem Absterben zu retten. Außerdem gibt es Formen von Durchblutungsstörungen des Gehirns, wie viele TIAs oder auch Subarachnoidalblutungen, die nicht notwendigerweise mit einem Infarkt einhergehen.

Sowohl zur Rückbildung der Folgen eingetretener Schlaganfälle als auch Verhinderung weiterer Schlaganfälle stehen verschiedene medikamentöse und nichtmedikamentöse Maßnahmen zur Verfügung. Für viele dieser Maßnahmen wie beispielsweise die operative Entfernung von Stenosen in den Halsschlagadern (Karotis-Thrombendarteriektomie, siehe S. 207) haben großangelegte Untersuchungen in den letzten Jahren eine hervorragende Schutzwirkung eindeutig nachgewiesen. Zur Zeit wissenschaftlich untersuchte Behandlungen wie beispielsweise die medikamentöse Auflösung von Blutgerinnseln (Thromben oder Emboli) in den Halsschlagadern oder Hirnarterien (siehe thrombolytische Behandlung, S. 192) haben teilweise ermutigende Zwischenergebnisse vorzuweisen. Es ist gut möglich, daß es in wenigen Jahren für Schlaganfälle ebenso allgemeine anerkannte und wirksame Behandlungsmethoden gibt wie für den Herzinfarkt.

Welche Rolle spielt die Zeit bis zum Behandlungsbeginn?

Ja, nach dem derzeitigen Wissensstand spielt diese Zeit sogar eine sehr große, bislang zu wenig beachtete Rolle. Je früher beim Schlaganfall eine gezielte Behandlung einsetzt, desto geringer ist die Gefahr eines irreversiblen (nicht mehr rückbildungsfähigen) Gewebeschadens und damit einer bleibenden Störung.

Bedauerlicherweise glauben viele Menschen immer noch, ein Hirninfarkt sei im Gegensatz zum Herzinfarkt kein eigentlicher Notfall. Oft wird auch bei jüngeren Betroffenen erst einmal abgewartet, ob es sich nicht nur um ein »Schlägelchen« handelt, das am nächsten Tag wieder verschwunden ist. Selbst manche Ärzte wissen immer noch nicht, daß es mit großer Sicherheit auch für den Hirninfarkt ein sogenanntes Zeitfenster oder therapeutisches (Behandlungs-)Fenster gibt. Innerhalb dieser Zeit muß das Fenster »geöffnet« beziehungsweise mit einer Behandlung begonnen werden, damit sie wirksam sein kann.

Die Obergrenze dieses Zeitfensters liegt beim Hirninfarkt wahrscheinlich bei vier bis sechs, allerhöchstens zwölf Stunden (Tab. 23). Damit ist es so kurz, daß bei jedem Auftreten von Zeichen eines Schlaganfalls sofort Maßnahmen ergriffen werden müssen. Dies auch deshalb, weil im Kran-

● Tab. 23: Wahrscheinliche Zeitfenster zur Behandlung eines Hirninfarkts

Zeit	Gewebeveränderung, Folgen
0–6 Stunden	noch keine Gewebeveränderung, Möglichkeit der völligen Wiederherstellung
6–12 Stunden	beginnender Nervenzelluntergang, Möglichkeit der weitgehenden Wiederherstellung
12–24 Stunden	mäßiger Nervenzelluntergang, Folgen bleiben bestehen
24–48 Stunden	ausgeprägter Nervenzelluntergang, schwere Folgen bleiben bestehen

kenhaus vor Behandlungsbeginn noch eine neurologische Untersuchung und in der Regel auch Computertomographie durchgeführt werden muß.

Die bisher bescheidenen Erfolge in der medikamentöse Behandlung akuter Durchblutungsstörungen des Gehirns dürften nur zu verbessern sein, wenn es in Zukunft gelingt, die für eine optimale Therapie zur Verfügung stehende Zeitspanne besser zu nutzen.

Welche Rolle spielt das Alter der Betroffenen?

Häufiger ist zu hören, Schlaganfälle seien doch eine Krankheit älterer Menschen, da lohne doch der Aufwand nicht mehr, weil in der Regel doch keine nennenswerte Erholung zu erwarten sei. Außerdem seien die Kosten im Gesundheitswesen und besonders die durch Krankenhausbehandlungen verursachten ohnehin viel zu hoch, weshalb es vernünftiger sei, zumindest bei älteren Menschen mit Schlaganfällen keine weitreichenden Untersuchungen und auch keine besonderen Behandlungen mehr durchzuführen.

Das Alter allein spielt aber für die Auswahl der heute zur Verfügung stehenden Behandlungsverfahren von Schlaganfällen keine entscheidende Bedeutung. Fachleute unterscheiden deswegen auch zwischen dem sogenannten kalendarischen Alter und dem biologischen Alter. Während das kalendarische Alter durch den Geburtstag bzw. das Geburtsjahr festgelegt und nicht veränderlich ist, wird beim biologischen Alter der Gesamtzustand der Betroffenen einschließlich eventueller Begleitkrankheiten betrachtet. So kann das biologische Alter eines 50jährigen übergewichtigen Rauchers und Diabetikers mit einem vor zwei Jahren erlittenen Herzinfarkt höher sein als dasjenige eines ansonsten gesunden 70jährigen.

Bei der Operation eines Aneurysmas stellt auch ein hohes Lebensalter bei sonst guter Gesundheit kein Hinderungsgrund dar. Wenn allerdings schwerwiegende Herzprobleme bestehen, wird man mit einer Operation unabhängig vom Alter der Betroffenen zurückhaltend sein. Medikamente, die zu einer Hemmung der Blutgerinnung führen, werden bei Vorliegen eines schweren Bluthochdrucks unabhängig vom Lebensalter nicht eingesetzt, und bei Betroffenen mit einer ausgeprägten Vergeßlichkeit z.B. aufgrund einer Alzheimer Krankheit wird man mit der Empfehlung jedweder Medikation zurückhaltend sein, sofern nicht Angehörige für eine regelmäßige Einnahme sorgen können.

Das Lebensalter allein ist also nicht so wichtig wie die Frage, inwieweit ältere Schlaganfallbetroffene noch sonstige Krankheiten haben oder nicht.

Wann ist eine Krankenhauseinweisung erforderlich?

Nach einer TIA sollten Betroffene sich möglichst bald sorgfältig neurologisch und wegen des Herzinfarktrisikos auch internistisch-kardiologisch untersuchen lassen. Ein über eine TIA hinausgehender Schlaganfall muß immer als Notfall betrachtet und sofort in ein Krankenhaus eingewiesen werden, möglichst in eine Neurologische Klinik. Die besten Behandlungs- und Überlebenschancen haben Schlaganfallbetroffene, die innerhalb der ersten 4 bis höchstens 6 Stunden von einem Neurologen in einer mit allen Untersuchungs- und Behandlungsmöglichkeiten ausgestatteten Klinik betreut werden können.

Das Behandlungsziel besteht darin, eine weitere Verschlechterung zu verhindern, bestehende Störungen möglichst rasch zurückzubilden und das Auftreten weiterer Durchblutungsstörungen zu verhindern. Ähnlich, wie in den 50er und 60er Jahren der Aufbau spezieller Stationen zur Behandlung von Herzinfarkten zu einer erheblichen Verbesserung der Patienten geführt hat, befinden sich derzeit an vielen Kliniken sogenannte »Stroke Units« oder Schlaganfall-Einheiten im Aufbau. Dabei handelt es sich um Bereiche mit vier bis sechs Betten und enger Zusammenarbeit aller beteiligten Fachgebiete, die rund um die Uhr in der Lage sind, alle erforderlichen Untersuchungen durchzuführen und jeweils die neuesten Behandlungskonzepte anzubieten. Es ist davon auszugehen, daß diese Spezialstationen innerhalb kurzer Zeit neue Standards der Schlaganfallbetreuung setzen und zu einem Durchbruch in den Behandlungserfolgen führen werden.

Bei allen schweren Schlaganfällen ist mit Ausnahme bereits zuvor schwerstkranker Menschen, für die das neue Ereignis letztlich ohne Konsequenz ist, eine umgehende Krankenhauseinweisung sinnvoll. Dies gilt auch für alle Menschen mit vermutlichen Durchblutungsstörungen des Gehirns, wo es aufgrund der Vorgeschichte und der Beschwerden nicht ausreichend sicher ist, daß es sich tatsächlich um einen Schlaganfall handelt.

Bei sehr alten und oft multimorbiden (gleichzeitig an mehreren Krankheiten leidenden) Menschen kann es auf der anderen Seite durchaus sinnvoll sein, keine Krankenhauseinweisung zu veranlassen. Dies setzt aber voraus, daß eine Versorgung durch die Familienangehörigen oder andere Bezugspersonen sowie gegebenenfalls Gemeindeschwestern und soziale Dienste gewährleistet ist. In jedem Fall sollten Angehörige und Ärzte auch die diesbezüglichen Wünsche der Betroffenen respektieren, wann immer dies möglich ist und vertretbar erscheint.

Worin besteht die allgemeine Behandlung von Schlaganfällen?

Die allgemeine Behandlung oder medizinische Grundversorgung besteht in einer Überwachung und Kontrolle von der Atmung und Herz-Kreislauf-Funktion. Eine lange Zeit übliche allgemeine Digitalisierung (Gabe von herzwirksamen Digitalis-Präparaten) aller älteren Betroffenen unter der Vorstellung einer Verbesserung der Pumpfunktion wird heute abgelehnt. Bei der Gabe von Diuretika (harntreibenden Mitteln) ist zu beachten, daß keine zu starke Exsikkose (Austrocknung mit Anstieg des Hämatokrits) erfolgt. Auch eine Blutdrucksenkung ist beim frischen Schlaganfall in der Regel nicht angebracht, sondern ist nur bei stark erhöhten Druckwerten (über 220 mmHg systolisch) bzw. bei gleichzeitigen Zeichen einer kardialen Überlastung sinnvoll. Bei sehr niedrigen Druckwerten (unter 110 mmHg systolisch) wird sogar häufiger zu einer Blutdruckerhöhung geraten.

Erhöhte Blutzuckerwerte zum Zeitpunkt eines Schlaganfalls gehen mit einem schlechteren Verlauf einher. Schon von daher liegt es nahe, daß eine zusätzliche Glukoseinfusion nicht günstig sein kann. In den ersten 24 Stunden sollten daher keine höherkonzentrierten Infusionen erfolgen, und bei deutlich erhöhten Blutzuckerwerten wird zur vorübergehenden Gabe von Insulin geraten.

In den letzten Jahren werden auch bakterielle und sonstige Entzündungen vermehrt beobachtet, die beim Auftreten eines Schlaganfalls bestehen und diesen möglicherweise begünstigt haben. Unter Umständen ist dann eine entsprechende Behandlung z.B. mit Antibiotika erforderlich.

Schließlich soll so früh wie möglich nach einem Schlaganfall mit einer Physiotherapie (siehe S. 213) und gegebenenfalls auch Sprachtherapie (siehe S. 215) begonnen werden.

Worin besteht die spezielle Behandlung von Schlaganfällen?

Eine allgemein akzeptierte spezielle Behandlung von Schlaganfällen gibt es trotz jahrzehntelanger Bemühungen zahlloser Forschergruppen auf der ganzen Welt noch immer nicht. Bei der Beschreibung der Behandlungsziele von Schlaganfällen (siehe S. 186) waren die Verhinderung einer weitergehenden Schädigung des Gehirns durch den eingetretenen Schlaganfall, die Rückbildung der Folgen des eingetretenen Schlaganfalles und die Verhinderung des Auftretens weiterer Schlaganfälle genannt worden. An diesen Zielen müssen sich auch die Ansätze spezieller Behandlungsmaßnahmen ausrichten.

Selbst beim Auftreten eines Hirnödems sind früher sehr oft gegebene Kortisonpräparate unwirksam. Dennoch werden sie manchmal noch versuchsweise in ansonsten aussichtslosen Situationen wie raumfordernden Infarkten eingesetzt. In solchen Situationen kann eine wiederholte Infusion einer zehnprozentigen Glyzerinlösung zwar möglicherweise kurzfristig helfen, auf lange Sicht konnte aber ebenso wie für Kortikoide kein Nutzen nachgewiesen werden.

Bei ischämischen Schlaganfällen wäre es günstig, zur Verhinderung einer weitergehenden Schädigung des Gehirns möglichst rasch die Durchblutung in den betroffenen Hirnabschnitten wieder zu normalisieren. Mit den bisher zur Verfügung stehenden medikamentösen und operativen Verfahren gelingt dies aber noch nicht bzw. nicht ausreichend sicher.

Vor kurzem hat in Deutschland eine Expertenkommission Empfehlungen für die Akuttherapie von Schlaganfällen vorgelegt, nach denen davon auszugehen ist, daß nach wie vor kein spezielles Medikament mit eindeutig nachgewiesener Wirksamkeit zur Verfügung steht. Anlaß zur Hoffnung geben manche Untersuchungen mit zur medikamentösen Auflösung von Gefäßverschlüssen, die im nächsten Abschnitt besprochen werden.

Welche Medikamente zur Auflösung von Gefäßverschlüssen stehen zur Verfügung?

Die theoretisch sinnvollste Behandlung besteht in einer sogenannten *Thrombolyse*. Lyse heißt Auflösung, und als Thrombolyse wird eine Auflösung von frischen Thromben oder Embolien bezeichnet. Manchmal wird auch von Fibrinolyse gesprochen, bei als Embolien verschleppte Thromben könnte man auch von Embolyse sprechen. Das körpereigene fibrinolytische System kann durch eine Reihe von Medikamenten beeinflußt beziehungsweise »angestoßen« werden (Abb. 60). Ziel einer Fibrinolyse ist die raschestmögliche Wiederherstellung einer unterbrochenen Blutzufuhr.

In einigen spezialisierten Zentren wurden gute Erfahrungen mit einer Fibrinolyse bei ansonsten akut lebensbedrohlichen Schlaganfällen (wie einer Basilaristhrombose, siehe S. 124) gemacht. Auch erste versuchsweise Behandlungen mit einer Fibrinolyse meist embolisch bedingter Verschlüsse der mittleren Hirnarterie waren ermutigend. Aufgrund des positiven Ergebnisses einer Studie in den USA mit dem gentechnisch hergestellten Fibrinolytikum TPA (tissue plasminogen activator = Gewebsplasminogenaktivator) wurde dort eine entsprechende Behandlung innerhalb von drei Stunden nach Hirninfarkten zugelassen. Insgesamt erlauben die Ergebnisse von insgesamt sieben größeren Untersuchungen zur

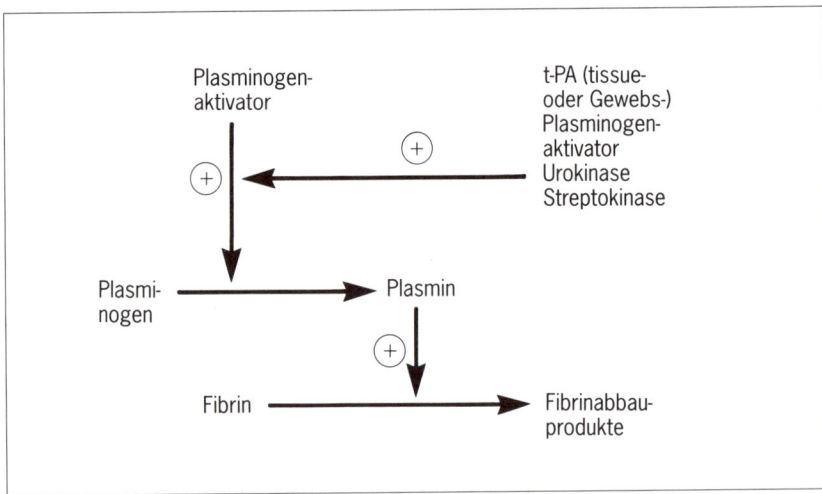

Abb. 6o: Schematische Darstellung der wichtigsten Bestandteile und Abläufe des fibrinolytischen Systems.

Thrombolyse aber immer noch keine abschließende Beurteilung der Methode. Insbesondere geht diese Behandlungsmethode mit einem beträchtlichen Risiko von Einblutungen in das minderdurchblutete Hirngewebe einher, was in einigen Studien auch eine erhöhte Sterblichkeit in der Verumgruppe mit sich brachte.

Derzeit werden an vielen großen neurologischen Kliniken weitere wissenschaftliche Untersuchungen durchgeführt, um zu klären, ob eine intraarterielle Gabe (über einen möglichst weit vorgeschobenen Katheter) erforderlich beziehungsweise eine intravenöse Gabe ausreichend ist, wie sich das Nutzen-Risiko-Verhältnis verbessern läßt, und für welche Schlaganfallformen unter welchen Voraussetzungen dieses Verfahren in Zukunft vielleicht allgemein empfohlen werden kann.

Weitere Behandlungsansätze bestehen in einer medikamentösen Hemmung der Blutgerinnung oder Antikoagulation, üblicherweise durch Heparin. Bei einer solchen Blutverdünnung oder Heparinisierung wird zwischen einer »Vollheparinisierung« oder »therapeutischen Heparinisierung« mit Gabe von meist 1000 Einheiten pro Stunde über einen Perfusor (Infusionspumpe) und einer »low-dose«-(Niedrigdosis-)Heparinisierung mit zwei- bis dreimal täglicher Injektion unter die Bauchdecke unterschieden. Große, weltweite Studien haben gezeigt, daß Heparin mit einer deutlich erhöhten Zahl an Blutungen in- und außerhalb des Kopfes einhergeht und daher zur Behandlung akuter Schlaganfälle nicht allgemein empfohlen werden kann. Eine Gabe scheint allenfalls bei Hirnvenen- und Sinusthrombosen (siehe S. 123), Dissektionen der hirnversorgenden Arterien (siehe S. 97), hochgradigen Stenosen der Hirnarterien und häufigen TIAs sowie bei einer Basilaristhrombose sinnvoll, sofern keine Lyse möglich ist. Auch dann schützt Heparin aber nur vor einem weiteren Schlaganfall. Mit sogenanntem niedermolekularem Heparin konnte in einer kleinen Studie im Gegensatz dazu sowohl eine verringerte Sterblichkeit als auch eine deutlichere Besserung von Schlaganfallfolgen nachgewiesen werden; dieses Ergebnis muß aber noch an größeren Patientenzahlen überprüft werden.

Die für Heparin geäußerten Bedenken gelten erst recht für Phenprocoumon (Marcumar), das beispielsweise nach Herzinfarkten häufiger zum Einsatz kommt.

Welche Medikamente sind bei der Akutbehandlung wirkungslos oder können sogar schädlich sein?

Hämodilution (Blutverdünnung, meist durch Infusionen) Bis vor wenigen Jahren galt eine Tropf- oder Infusionsbehandlung mit Medikamenten zur Blutverdünnung (nach dem griechischen Wort für flüssig auch als rheologische Therapie bezeichnet) als Standardbehandlung für alle Schlaganfälle. Zwei häufig eingesetzte Infusionen waren Rheomacrodex und HAES (Hydroxy-Aethyl-Stärke-Lösung). Trotz einiger positiver Hinweise in Tierversuchen und ausgedehnter Anwendung beim Menschen hat sich ein Nutzen bislang aber nicht nachweisen lassen. Im Gegenteil hat sich gezeigt, daß man einer Reihe gerade älterer Menschen mit grenzwertiger Leistungsfähigkeit des Herzens durch die Zufuhr von weiterer Flüssigkeit großen Schaden zufügen kann. Daher wird diese Form der Behandlung heute allenfalls noch bei Kranken mit extrem hohem Hämatokrit über 52 % (siehe auch S. 56) eingesetzt. Eine Senkung des Hämatokrits unter einen optimalen Wert von zum Beispiel 40 % ist in der Behandlung frischer Schlaganfälle eher schädlich als nützlich.

Vasodilatantien (gefäßerweiternde Mittel) Die Gabe dieser allgemein gefäßerweiternden Mittel führt nach einem Hirninfarkt nicht nur zu keiner Mehrdurchblutung des minderdurchbluteten Gebietes, sondern oft sogar zu einer weiteren Verschlechterung. Weil innerhalb eines Infarktareals die Autoregulation der Hirndurchblutung (siehe S. 54) gestört ist und die Arterien bereits maximal erweitert sind, führen Vasodilatantien nur im gesunden, nicht gestörten Gewebe zu einer Mehrdurchblutung. Im kranken Gewebe kann dies zu einem Abzweigen von Blut und damit zu einer weiteren Verschlechterung führen.

Antihypertensiva: Eine medikamentöse Senkung eines erhöhten Blutdruckes in den ersten Tagen nach einem Schlaganfall ist in aller Regel nicht sinnvoll. Bei den meisten Schlaganfällen kommt es nur zu vorübergehend stärker erhöhten Werten, die auch ohne Behandlung innerhalb von einigen Tagen wieder absinken. Auch wenn dabei keine Normalwerte erreicht werden, ist eine weitere Senkung durch Gabe von Medikamenten meist nicht günstig, weil ein »normaler« Blutdruck für einen Schlaganfallkranken, dessen Gefäße und Gehirn an einen Hochdruck gewöhnt sind, gerade in einer Notfallsituation zu wenig sein, und das Gebiet eines Hirninfarktes vergrößern kann.

Wie werden Hirnblutungen behandelt?

Einblutungen in das Gehirn müssen aus verständlichen Gründen anders behandelt werden als Mangeldurchblutungen oder ischämische Störungen. Zunächst einmal besteht das Behandlungsziel darin, die Blutung zum Stillstand zu bringen und die durch die Blutung bedingten Schäden so gering wie möglich zu halten. Dazu kann es erforderlich sein, einen erhöhten Blutdruck zu senken oder eine Anschwellung von Gehirngewebe zu bekämpfen. Häufiger reichen aber medikamentöse Maßnahmen alleine nicht aus, und es muß zusätzlich operiert werden.

Sofern keine Gefäßmißbildungen vorliegen, besteht die Ursache einer Hirnblutung meist in einem erhöhten Blutdruck. Selbst dann darf dieser aber nicht zu rasch und nicht zu stark gesenkt werden. Nur mäßig erhöhte Werte werden auch nach einer Hirnblutung nicht abgesenkt, um keine zusätzlichen ischämischen Störungen hervorzurufen.

Besonders nach Hirnblutungen kann es innerhalb der ersten 3–4 Tage zu einer Hirnschwellung in der Umgebung der Blutung kommen. Diese kommt durch eine zusätzliche Wasseraufnahme in Zellen zustande, die auch als Ödem bezeichnet wird. Je stärker die Anschwellung ist, desto schwerwiegender sind meist die Krankheitszeichen (siehe auch S. 119). Sowohl die Blutung als auch das Ödem können unter anderem zu Kopfschmerzen, Übelkeit und Brechreiz sowie auch zu Bewußtseinsstörungen (siehe auch S. 144) führen. Medikamentöse Maßnahmen zur Behandlung von Ödemen bestehen u.a. in der Gabe von Kortikoiden wie Dexamethason (z.B. Decadron).

Bei sehr ausgedehnten oder rasch zunehmenden Blutungen kann es manchmal erforderlich werden, das Blut zusätzlich durch operative Eingriffe zu entfernen und gleichzeitig möglichst die Blutungsquelle zu entfernen (siehe nächster Abschnitt). Manchmal wühlen sich Hirnblutungen auch von alleine in die Hirnkammern (Ventrikel) oder in den Subarachnoidalraum durch und können dann dorthin abfließen.

Wann können Notfalloperationen erforderlich sein?

Notfalloperationen sind nur bei wenigen Schlaganfällen erforderlich beziehungsweise sinnvoll (Tab. 24). Besonders bei intrakraniellen Blutungen (= Blutungen in das Schädelinnere) kann jedoch eine notfallmäßige Operation durch einen Neurochirurgen erforderlich werden. Dies gilt für fast alle Subarachnoidalblutungen und viele der anderen intrakraniellen Blutungen, insbesondere bei Zeichen einer durch die Blutung bedingten Druckerhöhung im Schädelinnern wie etwa einer immer schlechter werdenden Bewußtseinslage.

● **Tab. 24: Notfalloperationen bei Schlaganfällen**

Schlaganfallform	Operation
Hirninfarkte	
• fluktuierendes Defizit (wechselnd stark ausgeprägte Störungen) bei hochgradiger Stenose der inneren Halsschlagader	Ausschälung einer hochgradigen Stenose (Endarteriektomie)
• Verschluß der inneren Halsschlagader durch Angiographie oder anderen ärztlichen Eingriff	Entfernung des frischen Thrombus
• erneuter Verschluß direkt nach Operation an der Halsschlagader	Entfernung des frischen Thrombus
• raumfordernder Kleinhirninfarkt (z.B. bei Basilaristhrombose)	Druckentlastung mit Ableitung des Hirnwassers durch einen sogenannten Shunt (gegebenenfalls zusätzlich auch durch Entfernung des abgestorbenen Kleinhirngewebes)
• raumfordernder Mediainfarkt	ganz selten (versuchsweise) Druckentlastung (nur bei Betroffensein der nicht-dominanten Hirnhälfte)
Blutungen	
• Subarachnoidalblutung	Ausschaltung der Blutungsquelle
• Epiduralblutung	Entfernen des Blutes und Verschluß der Blutungsquelle
• Subduralblutung	Entfernen des Blutes

Aneurysmen als Ursache von Subarachnoidalblutungen (siehe S. 121) werden möglichst frühzeitig operativ ausgeschaltet, weil ansonsten schon innerhalb eines Monats bei jedem fünften Betroffenen eine Nachblutung auftritt. Voraussetzung einer Frühoperation ist eine möglichst rasche Diagnosestellung und ein angiographischer Nachweis des ursächlichen Aneurysmas. Daneben dürfen die Betroffenen sich nicht in den Stadien 4 und 5 der Hunt- und Hess-Skala befinden (siehe S. 155). In solchen Fällen wird meist versucht, vor einer Operation zunächst durch allgemeine und intensivmedizinische Maßnahmen eine Stabilisierung und schließlich Besserung zu erreichen.

Operative Eingriffe in der Akutphase von ischämischen Durchblutungsstörungen des Gehirns bzw. Hirninfarkten sind wegen der damit verbundenen hohen Risiken nur in seltenen Ausnahmefällen gerechtfertigt.

Verhinderung eines Wiederauftretens

Was sollte nach einem Schlaganfall beachtet werden, um weitere zu verhüten?

Zu dieser Frage habe ich ein eigenes TRIAS-Buch verfaßt (»Dem Schlaganfall vorbeugen«, 2. Auflage, Stuttgart 1997, siehe auch Literaturverzeichnis S. 237), weshalb hier nur in geraffter Form auf die wichtigsten Aspekte eingegangen wird.

Nachdem hoher Blutdruck der wichtigste beeinflußbare Risikofaktor für Schlaganfälle ist, sollte er konsequent kontrolliert und gesenkt werden. Dabei muß am Anfang keineswegs sofort die Einnahme entsprechender Medikamente stehen, sondern eine nichtmedikamentöse Behandlung eingeleitet werden. Die wichtigsten nichtmedikamentösen Maßnahmen zur Senkung des Blutdrucks bestehen in einer Diät mit Gewichtsabnahme bei Übergewicht, Einschränkung der Kochsalzzufuhr und eines überhöhten Alkoholkonsums. Gleichzeitig sollte eine vermehrte körperliche Aktivität mit regelmäßigem Ausdauertraining erfolgen.

Ziel einer bewußteren Ernährung ist eine Normalisierung des Körpergewichtes und von erhöhten Blutfetten. Wer normalgewichtig ist und Normalwerte des Blutdruckes und der Blutfette hat, benötigt keine spezielle Diät. Ansonsten trifft aber für fast alle von uns zu, daß wir »zu viel, zu fett, zu süß, zu salzig und zu ballaststoffarm« essen. Bei der weit überwiegenden Mehrzahl von übergewichtigen oder adipösen Menschen besteht die unmittelbare Ursache einzig und allein in einer zu reichlichen Nahrungsaufnahme. Oft bestehen mittelbar aber zum Beispiel seelische Probleme. Hormonstörungen lassen sich nur selten nachweisen.

Bei ihrer Ernährung sollten schlaganfallgefährdete Menschen die Zufuhr von Cholesterin, Fetten mit hohem Gehalt an gesättigten Fettsäuren, Kochsalz und Alkohol meiden. Günstig ist eine Bevorzugung von Früchten, Gemüse, Kartoffeln, Getreideprodukten, Meeresfisch, Olivenöl und fettarmen Milchprodukten. Bei Fleisch sollte »weißem« Fleisch gegenüber »rotem« und Wurstwaren wegen dessen hohem Gehalt an gesättigten Fettsäuren der Vorzug gegeben werden.

Sofern keine weiteren Risikofaktoren bekannt sind, liegt der Zielwert für das Gesamtcholesterin bei 240 mg/dl und für das LDL bei 155 mg/dl. Sind weitere Risikofaktoren vorhanden, erniedrigen sich die Zielwerte für das Gesamtcholesterin auf unter 200 mg/dl und für das LDL auf unter 135 mg/dl. Der Wert für das »gute« HDL soll bei Männern über 35 mg/dl und bei Frauen über 45 mg/dl liegen. Es wurde geschätzt, daß eine Senkung des Cholesterinspiegels um 10 % (also zum Beispiel von 250 auf 225 mg/dl) das Schlaganfallrisiko um 20 % verringert. Bei hohem LDL empfiehlt sich neben einer Gewichtsreduktion ein Einstellen des Rauchens und eine vermehrte körperliche Aktivität. Es konnte gezeigt werden, daß sich Cholesterinablagerungen in Arterienwänden unter Gewichtsreduktion und fettarmer Kost mit einem hohen Anteil ungesättigter Fettsäuren zurückbilden, sofern sie noch nicht verkalkt sind. Regelmäßiger, aber mäßiger Alkoholkonsum erhöht den HDL-Spiegel.

Übergewicht alleine ist nur dann ein Grund zu Gegenmaßnahmen, wenn es deutlich ist. Die meisten übergewichtigen Menschen haben aber gleichzeitig Hochdruck, erhöhte Blutfette oder eine Zuckerkrankheit. Oft trinken sie auch zu viel Alkohol und haben kaum Gelegenheit zur körperlichen Aktivität. Übergewichtige mit hohem Blutdruck, Diabetes mellitus oder Hypercholesterinämie müssen abnehmen, wenn sie die entsprechenden Werte verbessern wollen. Eine alleinige Einnahme von Tabletten gegen zu hohen Blutdruck, Blutzucker und erhöhte Blutfette ist in aller Regel nicht ausreichend wirksam und insbesondere auch nicht sinnvoll.

In vielen Untersuchungen hat sich gezeigt, daß mäßige Alkoholtrinker eine niedrigere Sterberate an Herz-Kreislauf-Erkrankungen haben. Bei der Wirkung von Alkohol auf Gefäße ist davon auszugehen, daß kleine Mengen unschädlich sind und wahrscheinlich – auch bei bestehendem Hochdruck oder anderen Herz-Kreislauf-Störungen – sogar günstig sein können. Das Problem liegt in dem Zusatz klein und der ja weithin bekannten Tatsache, daß sich viele Menschen zwar vornehmen, nur ein oder zwei Glas Bier oder Wein zu trinken, diesen Vorsatz aber dann beim Trinken vergessen.

Sport ist in Maßen immer sinnvoll. Durch vermehrte körperliche Aktivität und Gewichtsreduktion kann ebenso wie durch das Einstellen des Rauchens das HDL erhöht werden. Über die Frage der Gesundheitsförderlichkeit von Sport reichen die Meinungen von überaktiven Menschen, die nahezu jede freie Minute mit Sport verbringen bis zur völligen Ablehnung mit Äußerungen wie »Sport ist Mord«. Einige Leser werden die berühmte Antwort des früheren englischen Premierministers Winston Churchill auf die Frage nach der Ursache seines erreichten hohen Alters kennen: »No sports«, also »kein Sport«. Auf der anderen Seite ist Winston Churchill vielleicht nicht das beste Beispiel, da er eigentlich ein »lebender Gefäßrisikofaktor« (Übergewicht, Raucher, sehr wahrscheinlich auch erhöhter Blutdruck) war und zum Zeitpunkt seiner Antwort bereits einen Schlaganfall hinter sich hatte.

Auf das Herz-Kreislauf-System wirken sich nur solche Sportarten aus, die für eine gewisse Zeit die Pulsfrequenz auf mindestens 70 % des erreichbaren Wertes erhöhen und zu einer längerdauernden Steigerung von Herzleistung und Sauerstoffverbrauch führen. Dies ist beispielsweise durch Dauerlauf, Schwimmen, Radfahren oder Aktivität auf einem Heimtrainer möglich. Die anzustrebende Bewegungsintensität hängt vom jeweiligen Alter und Gesamtzustand ab, und ein entsprechendes Training sollte wenigstens dreimal pro Woche erfolgen.

Die genaue Zeitdauer eines Ausdauertrainings für den Kreislauf hängt vom jeweiligen Alter und Fitneßzustand ab. Wer schon lange keinen Sport mehr ausgeübt hat, sollte mit 5 Minuten beginnen und nur allmählich auf 20 bis 30 Minuten erhöhen. Für über 60jährige Menschen sind 20 Minuten Dauerleistung bereits sehr wirksam. Für 40- bis 60jährige sind 30 Minuten anzustreben, und für jüngere liegt das Optimum einer Trainingseinheit bei etwa 45 Minuten.

Es ist auch nicht ungefährlich, wenn ein zeitlebens unsportlicher Mensch nach einer TIA mit fünfzig oder sechzig Jahren anfängt, wie wild Tennis oder Squash zu spielen oder zu laufen. Sein Körper muß sich an die damit verbundenen Belastungen ganz langsam gewöhnen, was Monate bis Jahre dauert und nur in Absprache mit dem Hausarzt erfolgen sollte.

Obwohl viele Raucher sich dies nicht eingestehen wollen, sind sie vom Rauchen abhängig und damit süchtig. Inzwischen gibt es aber viele unterschiedliche Raucherentwöhnungsprogramme, wovon sich unter anderem Nikotinpflaster bewährt haben sollen, die während einer Übergangszeit auf die Haut geklebt werden, und von denen eine gewisse Menge Nikotin an den Körper abgegeben wird.

Mich hat vor einigen Jahren eine Antiraucherwerbung sehr beeindruckt, die ich im amerikanischen Fernsehen gesehen habe. Man hatte den bekannten Schauspieler Yul Brunner, der geraucht hatte und an Lungenkrebs erkrankt war, relativ früh nach Stellung der Diagnose zu einem

Fernsehspot überreden können, der dann erst nach seinem Tod ausgestrahlt wurde. Nach einer Pause von mehreren Sekunden mit schwarzem Bildschirm und ohne Ton erschien der scheinbar kerngesunde Brunner und begrüßte die Zuschauer. *Hallo, hier spricht Yul Brunner. Wenn Sie diesen Film sehen, bin ich gerade gestorben. Ich hatte Lungenkrebs. Ich habe geraucht*. Danach wurden Ton und Bild wieder ausgeschaltet und man sah wie zu Beginn mehrere Sekunden lang einen schwarzen Bildschirm.

Alles in allem ist es aber nicht angebracht, einem 75jährigen, der seine erste TIA erlitten hat und abgesehen von einer leichten Einengung einer Halsschlagader altersentsprechend gesund ist, in Zukunft streng das Rauchen zu verbieten, wenn dies für ihn ein wesentliches Merkmal seiner Lebensfreude ist. Obwohl selbst abgesehen von gelegentlichem Zigarrengenuß Nichtraucher, halte ich es in dieser Beziehung mit dem Münchener Psychiater Norbert Matussek, der mir einmal erzählte, ihm seien all jene fanatischen Menschen nicht geheuer, die auf jedwede Lebensfreude verzichteten und trotz ihrer panischen Angst vor dem Tod ja dennoch sterben müßten.

Jüngere Frauen, die schon einmal eine Durchblutungsstörung des Gehirns erlebt haben, für die sich keine wahrscheinlichere Ursache hat finden lassen, sollten ebenso wie solche mit anderen Risikofaktoren für Durchblutungsstörungen des Gehirns wie etwa einen erhöhten Blutdruck oder Rauchen auf keine Fall mehr hormonelle Kontrazeptiva einnehmen. Allerdings sollte man nicht den Fehler machen, als Medikamente zugeführte Hormone in jedem Fall als gefährlich anzusehen. So konnte gezeigt werden, daß Frauen, die nach der Menopause (Aufhören der monatlichen Periodenblutungen) Östrogene einnehmen, ein vermindertes Schlaganfallrisiko haben.

Gegen sexuelle Aktivität bestehen keine Bedenken, und zwar weder im Hinblick auf eine Verhütung von Schlaganfällen noch im Hinblick auf eine Gefährdung nach früher eingetretenem Schlaganfall. Wir leben in einer Gesellschaft, in der häufiger der Eindruck vermittelt wird, Sexualität sei auf Jugendliche und junge Erwachsene begrenzt. Wenn dann ältere Menschen von einem Schlaganfall bedroht werden oder gar schon einen erlitten haben, erscheint es um so naheliegender, zu einem Verzicht auf Sexualität zu raten. Beides ist aber schlichtweg falsch.

Vereinzelte Subarachnoidalblutungen beim Geschlechtsverkehr sind zwar möglicherweise auf anstrengungsbedingte Blutdruckspitzen zu beziehen, dennoch ist auch diese Beobachtung ohne weitere Bedeutung.

Betroffen sind – wie bei allen Subarachnoidalblutungen – nämlich fast ausnahmslos jüngere und bislang gesunde Menschen, deren schon längere zeit bestehendes Aneurysma bei dieser Gelegenheit geplatzt ist.

Trotz einer schon erlebten Durchblutungsstörungen des Gehirns sollte man den Rest seines Lebens nicht in Angst und Furcht vor dem nächsten Ereignis verbringen. Auch Streß ist zu einem gewissen Teil für die meisten von uns unvermeidlich und muß auch nicht immer schädlich sein. Erst ein Zuviel an Streß (negativer Streß oder Dis-Streß) ist abträglich für unsere Gesundheit. Das wichtigste Bindeglied zwischen seelischem Streß und dem Auftreten eines Schlaganfalles besteht dabei in einem erhöhten Blutdruck. Ein Patentrezept gegen ein Übermaß an Streß gibt es nicht. Letztlich bleibt es jedem Einzelnen überlassen, inwieweit er bereit und in der Lage ist, bei an ihn gestellten Anforderungen auch einmal nein zu sagen, um sich den nötigen Freiraum zur Entspannung und Erholung zu verschaffen.

Welche Medikamente können ein Wiederauftreten verhindern?

Durchblutungsstörungen des Gehirns können im wesentlichen mit zwei Medikamentengruppen verhindert werden, den sogenannten Thrombozytenfunktionshemmern und den sogenannten Antikoagulantien (siehe S. 206). Thrombozytenfunktionshemmer beugen der Bildung von Gefäßstenosen und -verschlüssen vor, indem sie sowohl die Thrombozytenaggregation (Vernetzungs- und Verklumpungsneigung der Blutplättchen untereinander) als auch die Zyklooxygenase und – in höheren Dosen – die Bildung von Prostaglandin hemmen. Inzwischen weiß man, daß mit der Einnahme dieser Medikamente möglichst früh nach einem Schlaganfall begonnen werden sollte, das heißt also schon am zweiten oder dritten Tag. Im wesentlichen stehen die folgenden vier Medikamente zur Verfügung:

1. Azetylsaliyzlsäure,
2. Azetylsalizylsäure in Kombination mit Dipyridamol,
3. Ticlopidin,
4. Clopidogrel.

Azetylsalizylsäure (ASS)   Das bislang am besten untersuchte Medikament dieser Stoffklasse ist die altbewährte Azetylsalizylsäure (ASS), die schon seit vielen Jahrzehnten als Mittel zur Bekämpfung von Schmerzen und Entzündungen bekannt ist. Zur Frage, wann keine Behandlung mit

ASS-Präparaten erfolgen darf (= Kontraindikationen oder Gegenanzeigen), wann eine Anwendung eingeschränkt ist bzw. nur mit Vorsicht erfolgen darf sowie zu den wichtigsten Neben- und Wechselwirkungen mit anderen Medikamenten siehe Tabelle 25.

Azetylsalizylsäure in Kombination mit Dipyridamol Während Dipyridamol alleine sich in der Verhütung von Schlaganfällen als relativ wirkungslos erwiesen hat, scheint eine gleichzeitige Einnahme von ASS und Dipyridamol (Handelsname für die Kombination: Asasantin) günstiger als ASS alleine zu sein. Dies wurde jedenfalls in einer großen europäischen Untersuchung bei 6 600 Patienten gezeigt, die nach einer TIA oder einem leichteren Schlaganfall mit ihrem Einverständnis durch einen Zufallsentscheid vier Gruppen zugeteilt und im Mittel über zwei Jahre nachkontrolliert worden waren. Während eine Gruppe nur Plazebo erhielt, wurden jeweils eine weitere alleine mit ASS oder Dipyridamol und die vierte mit einer Kombination beider Wirkstoffe behandelt. Die Kombination war klar besser als ASS oder Dipyridamol alleine. Leider wurde die Unter-

● **Tab. 25: Die wichtigsten Gegenanzeigen, Anwendungseinschränkungen sowie Neben- und Wechselwirkungen von Azetylsalizylsäure-Präparaten**

Gegenanzeigen	Magen- oder Zwölffingerdarmgeschwür, andere Formen einer erhöhten Blutungsneigung, bekannte Allergie gegen ASS
Vorsicht bei	Asthma oder anderen chronischen Atemwegskrankheiten, Heuschnupfen und andere Allergien, Herzinsuffizienz, Alkoholabhängigkeit, schwerer Leberschädigung, Schwangerschaft, bekannte Nierenschädigung
Nebenwirkungen	Magenschmerzen, Magenbluten, Kopfschmerzen, Tinnitus (Ohrgeräusche), Schwindel, Erbrechen allergischer Hautausschlag
Wechselwirkungen	Abschwächung der Wirkung von Diuretika (Medikamente zur Ausschwemmung von Flüssigkeit über die Nieren) und Medikamenten gegen Gicht, Verstärkung der Wirkung von Phenprocoumon (Handelsname Marcumar) mit erhöhtem Blutungsrisiko und von bestimmten Medikamenten zur Behandlung der Zuckerkrankheit mit erhöhtem Risiko einer Hypoglykämie (Unterzuckerung)

suchung mit einer sehr niedrigen Tagesdosis von ASS (50 mg) und hoher Dosis sowie veränderter Zubereitungsform von Dipyridamol durchgeführt, weshalb die Ergebnisse nicht auf das derzeit im Handel befindliche Kombinationspräparat übertragen werden können.

Ticlopidin Ticlopidin (Handelsname Tiklyd) ist zur Vorbeugung von thromboembolischen Hirninfarkten nach Schlaganfall-Vorläuferstadien (TIA, PRIND) und zur Vorbeugung von weiteren ischämischen Gefäßkomplikationen nach bereits eingetretenen thrombotischen Hirninfarkten (= sogenannte Sekundärprophylaxe) zugelassen. In zwei großen kontrollierten Untersuchungen konnte nachgewiesen werden, daß Ticlopidin zum einen bei Patienten, bei denen Schlaganfall-Vorläuferstadien aufgetreten waren, wirksamer war als ASS (im ersten Jahr zusätzliche Risikominderung für tödliche und nichttödliche Schlaganfälle um fast 50%) und zum anderen nach einem bereits erlittenen Schlaganfall das Risiko für einen zweiten deutlich senken konnte. Ticlopidin ist bei Männern und Frauen gleich wirksam.

Nebenwirkungen von Ticlopidin wie allergische Hautausschläge oder Durchfall treten meist in den ersten drei Monaten einer Behandlung auf. Selten (unter 1% der Fälle) kommt es zu schweren, sich nach Absetzen des Medikamentes zurückbildenden Blutbildveränderungen mit Abfall der Leukozyten oder Thrombozyten. Zur frühzeitigen Erkennung von Blutbildveränderungen sind daher vor Beginn und während der ersten drei Monate einer Behandlung in 14tägigen Abständen Blutbildkontrollen erforderlich. Bei einer Einnahme von Ticlopidin sollte außerdem auf Fieber, Halsentzündungen, Mundgeschwüre oder Blutergüsse geachtet und ein eventuelles Auftreten dem behandelnden Arzt mitgeteilt werden. Nach dem ersten Vierteljahr wird Ticlopidin in aller Regel gut vertragen. Zu den Gegenanzeigen sowie den wichtigsten Nebenwirkungen und Wechselwirkungen von Ticlopidin mit anderen Medikamenten siehe auch Tabelle 26.

Clopidogrel Die Probleme mit Blutbildveränderungen unter Ticlopidin bestehen bei dem Nachfolgemedikament Clopidogrel (vorgesehener Handelsname = Plavix) nur noch in sehr viel geringerem Umfang. Clopidogrel wurde weltweit in einer großen Studie bei fast 20000 Kranken untersucht, davon jeweils über 6000 mit leichten Schlaganfällen, Herzinfarkten oder arterieller Verschlußkrankheit. In jeder Krankheitsgruppe erhielt die Hälfte der Betroffenen täglich entweder 325 mg ASS oder 75 mg

● **Tab. 26: Die wichtigsten Gegenanzeigen, Anwendungseinschränkungen sowie Neben- und Wechselwirkungen von Ticlopidin**

Gegenanzeigen	bestehendes oder früheres Magen- oder Zwölffingerdarmgeschwür, andere Formen einer erhöhten Blutungsneigung, Blutbildveränderungen, auch in der Anamnese
Vorsicht bei	Lebererkrankungen
Nebenwirkungen	Abfall der weißen Blutkörperchen inkl. Blutplättchen, selten schwere Knochenmarkschädigung, Magen-Darm-Störungen (Durchfall, Übelkeit, Erbrechen), Kopfschmerz, Schwindel, Ohrensausen, allergischer Hautausschlag
Wechselwirkungen	u.a. Abschwächung durch Antazida (Mittel gegen Magensäurebildung), Verstärkung durch Theophyllin (Asthmamittel), Beeinflussung von Phenytoin (Epilepsiemittel) möglich

Clopidogrel; die mittlere Behandlungsdauer betrug knapp 2 Jahre. Im Vergleich zu ASS schnitten die mit Clopidogrel behandelten Patienten bei gleichzeitiger Betrachtung von im weiteren Verlauf auftretenden Schlaganfällen, Herzinfarkten oder auf Durchblutungsstörungen zurückzuführenden Todesfällen statistisch signifikant besser ab.

Wie hoch ist die optimale Azetylsalizylsäure-Dosis pro Tag?

Über diese Frage streiten sich Fachleute seit vielen Jahren. In den siebziger und achtziger Jahren lag die empfohlene ASS-Tagesdosis bei 1 500 mg, dann längere Zeit bei 1 000 mg und schließlich bei 500 mg. Zur Zeit wird von den meisten Ärzten zur Vorbeugung von Durchblutungsstörungen des Gehirns zur Einnahme von 100–300 mg ASS pro Tag geraten, beim Auftreten von ASS-bedingten Nebenwirkungen zu noch niedrigeren Dosen. Kommt es unter diesen Dosen zu erneuten TIAs oder einem weiteren Schlaganfall, gibt es die folgenden drei Möglichkeiten:

• Austausch von ASS gegen andere Thrombozytenfunktionshemmer,
• Gabe von Antikoagulantien,
• Erhöhung der ASS-Tagesdosis.

Es ist auch schon vorgeschlagen worden, ASS nur jeden zweiten oder dritten Tag einzunehmen. Wie bei anderen medikamentösen Behandlungen gilt aber auch bei der Vorbeugung von Schlaganfällen, daß eine Einnahme von Tabletten weder zu oft noch zu selten erfolgen sollte; beides begünstigt ein Vergessen.

ASS hemmt in hohen Dosen nicht nur das »schlechte« Prostaglandin aus den Thrombozyten, sondern auch das »gute« Prostaglandin oder Prostazyklin aus dem Endothel der Arterienwand. Dennoch gibt es auch gute Argumente für die Annahme, daß eine nach experimentellen Untersuchungen »im Reagenzglas wirksame« sehr niedrige ASS-Dosis von zum Beispiel 20 oder 30 mg am Tag zur Verhinderung von Schlaganfällen nicht unbedingt ausreichend ist. Heute weiß man jedenfalls, daß Dosen von mehrmals täglich 500 mg, wie sie in den Beipackzetteln mancher Präparate noch immer genannt werden, in der Regel unnötig riskant sind.

Wann ist eine längerdauernde medikamentöse Hemmung der Blutgerinnung sinnvoll?

Medikamente zur Abschwächung oder Verhinderung der Koagulation (Gerinnung) des Blutes werden als Antikoagulantien bezeichnet, eine entsprechende Behandlung als Antikoagulation. Im wesentlichen kommen dabei Heparin und Phenprocoumon (Marcumar) zum Einsatz. Obwohl eine sichere Wirksamkeit von Antikoagulantien bisher nur für wenige Schlaganfallformen nachgewiesen werden konnte, erhofft man sich unter anderem sowohl eine Wirkung bei der Verhinderung von Embolien als auch ein Offenhalten hochgradiger und nicht operabler Stenosen speziell innerhalb des Kopfes. Andere Einsatzgebiete werden beim Wiederauftreten von Durchblutungsstörungen unter Einnahme von Thrombozytenfunktionshemmern, bei frischen Verschlüssen der Halsschlagader und bei Dissektionen (siehe S. 97) gesehen.

Die bisher vorliegenden Untersuchungen zur Wirkung von Antikoagulantien zur Verhütung des Wiederauftretens von Durchblutungsstörungen des Gehirns lassen allerdings für keine dieser Situationen eindeutige Schlußfolgerungen zu. Derzeit versucht man unter anderem, durch niedrigere Dosen die Risiken einer Behandlung mit Antikoagulantien zu vermindern. Zu den Gegenanzeigen sowie den wichtigsten Nebenwirkungen und Wechselwirkungen mit anderen Medikamenten von Antikoagulantien siehe Tabelle 27.

● **Tab. 27: Die wichtigsten Gegenanzeigen, Anwendungseinschränkungen sowie Neben- und Wechselwirkungen von Antikoagulantien**

Gegenanzeigen	erhöhte Blutungsbereitschaft, Verdacht auf Gefäßverletzungen
Vorsicht bei	Epilepsie, Alkoholismus, Nierensteinen
Nebenwirkungen	Blutungen (Haut, Schleimhaut, Organe) Hautveränderungen, Haarausfall Magen-Darm-Störungen (Durchfall, Übelkeit, Erbrechen)
Wechselwirkungen	mit zahlreichen Medikamenten!

Wann ist eine Karotis-Endarteriektomie sinnvoll?

Bereits seit der ersten Vermutung eines ursächlichen Zusammenhangs zwischen Stenosen einer inneren Halsschlagader und Ischämien des Gehirns in den fünfziger Jahren wurden prophylaktische (vorbeugende) operative Behandlungsversuche mit einer Thrombendarteriektomie (TEA = Thrombus-Ausschäl-Operation in Arterien; Abb. 61) durchgeführt. Die Halsschlagadern liegen unmittelbar unter der Haut, arteriosklerotische Veränderungen sind also für eine operative Entfernung leicht zugänglich.

Bis zu den Ergebnissen von zwei großen Untersuchungen zur Wirksamkeit dieser Operation Anfang der 90er Jahre war es allerdings unklar, welche Menschen von einem solchen Eingriff profitieren und welche nicht. Eine der beiden Untersuchungen wurde in den USA durchgeführt, die andere in Europa. In die europäische Untersuchung wurden insgesamt 2 500 Patienten mit TIAs, PRIND oder leichtem Infarkt sowie durch plötzliche Durchblutungsstörungen des Auges bedingten Sehstörungen (sogenannte Amaurosis fugax und Retinainfarkt; siehe dazu auch S. 110 und S. 111) aufgenommen und im Mittel über drei Jahre im weiteren Verlauf beobachtet. Dabei wurde randomisiert (= per Zufall) entschieden, ob eine Karotis-TEA mit zusätzlicher bestmöglicher medikamentöser Behandlung oder eine alleinige medikamentöse Behandlung erfolgte. Die medikamentöse Behandlung bestand in beiden Gruppen in ASS und gegebenenfalls einer Blutdrucktherapie sowie der Empfehlung, das Rauchen einzustellen.

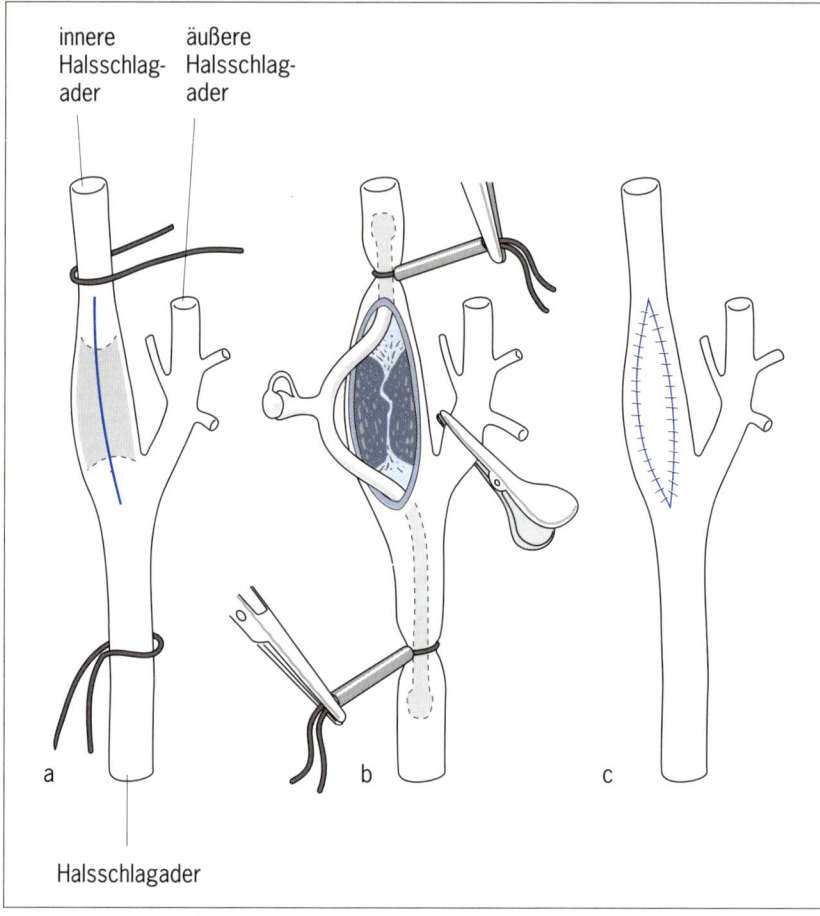

innere Halsschlagader   äußere Halsschlagader

a   b   c

Halsschlagader

Abb. 61: Schematische Darstellung einer Karotis-Thrombendarteriektomie. Der betroffene Arterienabschnitt zwischen gemeinsamer und innerer Halsschlagader wird zunächst abgebunden (a), dann wird zur Überbrückung der Durchblutung in der Regel ein dünner Schlauch eingelegt (b), bevor die arteriosklerotische Einengung herausgeschält wird. Beim Zunähen wird meist noch eine Erweiterung des zuvor verengten Arterienabschnitts mit einem Kunststoff- oder Venenstreifen vorgenommen (c).

Bei einer ersten Auswertung wurde sowohl von der europäischen als auch amerikanischen Untersuchung nur über die Ergebnisse bei hochgradigen Stenosen (70–99 % Einengung der Gefäßlichtung) berichtet. In beiden Studien hatten die operierten Patienten im weiteren Verlauf eindeutig weniger Schlaganfälle als die nur medikamentös Behandelten, und eine operationsbedingte Komplikationsrate wurde durch diese Vorteile schon nach wenigen Monaten ausgeglichen. Im Gegensatz zu dieser eindeutigen Überlegenheit der Operation bei hochgradigen Stenosen fand die europäische Untersuchung bei leicht- und mittelgradigen Stenosen (bis 30 % bzw. 30–70 % Einengung der Gefäßlichtung) keinen bzw. keinen sicheren Vorteil der Karotis-TEA.

Es muß ausdrücklich betont werden, daß beide Untersuchungen an Betroffenen durchgeführt wurden, die innerhalb des letzten halben Jahres eine zur Stenose »passende« Durchblutungsstörung des Gehirns und keine ursächlich wahrscheinlicheren anderen Störungen wie etwa Vorhofflimmern hatten. Bei sogenannten asymptomatischen Stenosen, also Gefäßeinengungen, die bei vorsorglichen Untersuchungen oder per Zufall gefunden wurden, sind die meisten Neurologen der Ansicht, daß eine Karotis-TEA nur in Ausnahmefällen gerechtfertigt ist.

Wann kann eine extra-intrakranielle Bypass-Operation sinnvoll sein?

Ein Bypass ist eine chirurgische Umgehung eines verschlossenen Gefäßes durch Schaffen eines künstlichen Umgehungskreislaufs. Bei einer extra-intrakraniellen Bypass-Operation wird durch eine Öffnung im Schädelknochen eine künstliche Anastomose (Gefäßverbindung) zwischen der Schläfenarterie und einem Ast der mittleren Hirnarterie hergestellt (Abb. 62). Als Abkürzungen für diese Operation werden EC/IC- (englisch: extracranial/intracranial, deutsch: extrakranieller/intrakranieller) Bypass und EIAB (extrakraniell-intrakranieller arterieller Bypass) verwendet.

Eine Anfang der 80er Jahre durchgeführte große internationale Studie hat bedauerlicherweise keinen Vorteil der extra-intrakraniellen Bypass-Operation erkennen lassen. Obwohl diese Operation seit Vorliegen der Ergebnisse dieser Studie kein gefäßchirurgisches Standardverfahren zur Behandlung von Verschlüssen der inneren Halsschlagader mehr ist, hat dieser Eingriff in ausgewählten Fällen weiterhin seine Berechtigung. Dies ist vor allem dann der Fall, wenn durch besondere Untersuchungstechniken (wie sogenannter CO_2-Doppler, Xenon-CBF oder Diamox-SPECT) eine stark eingeschränkte oder sogar aufgehobene sogenannte Reservekapazität auf der Seite des Verschlusses festgestellt werden kann, ohne daß es bislang zu einem größeren Hirninfarkt gekommen ist.

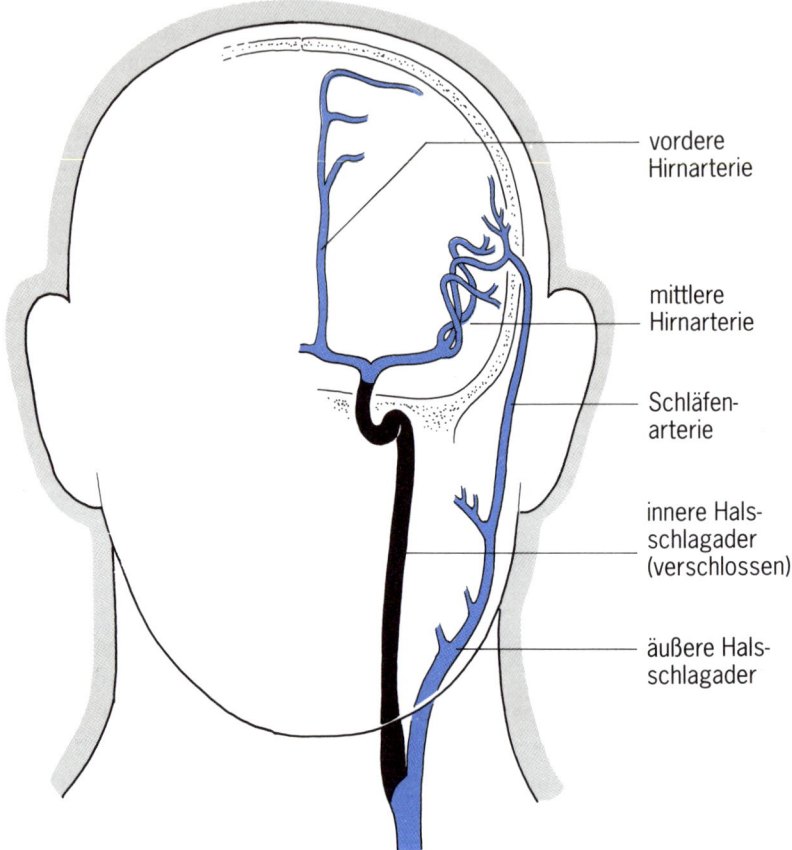

vordere
Hirnarterie

mittlere
Hirnarterie

Schläfen-
arterie

innere Hals-
schlagader
(verschlossen)

äußere Hals-
schlagader

Abb. 62: Schematische Darstellung der extra-intrakraniellen Bypass-Operation zur Umgehung eines völligen Verschlusses der inneren Halsschlagader.

Wann kommt eine Ballondilatation oder »Stent«-Einlage in Betracht?

Der Stellenwert dieses Verfahrens für die Verhütung von Schlaganfällen läßt sich zur Zeit noch nicht genau abschätzen. Manche Ärzte lehnen sie vollständig ab, während andere sie zumindest für manche Betroffene als risikoärmere Alternative zur Endarteriektomie sehen.

Bei der Ballondilatation (Ballon-Aufweitung) wird zunächst nach lokaler Betäubung an der Einstichstelle (meist in der Leiste) eine Angiographie durchgeführt. Anstelle eines üblichen Katheters mit nur einem Lumen wird jedoch ein doppelläufiger Katheter verwandt. Durch das eine Lumen kann wie üblich Kontrastmittel eingespritzt werden, um die Lage des Katheters zu kontrollieren oder sich die Gefäßeinengung anzusehen. Durch das andere Lumen kann ein an der Katheterspitze befestigter stabiler Ballon aufgeblasen werden, um Gefäßeinengungen aufzudehnen. Außer der Verwendung eines doppelläufigen Katheters besteht auch die Möglichkeit, in das gleiche Gefäß zwei getrennte Katheter einzuführen. Eine andere Möglichkeit ist die Einlage eines sogenannten Stents. Dabei handelt es sich um eine »Gefäßstütze« aus festerem, netzartigem Material, die mit einem Katheter zur Vermeidung eines drohenden Verschlusses in eine Arterie eingeführt wird und dort verbleibt.

Während die Ballondilatation in der Behandlung von Stenosen der Herzkranzgefäße oder der Becken- und Beinarterien inzwischen zu einer Standardmethode geworden ist, wird bei ihrem Einsatz an den Hirnarterien befürchtet, daß es bei einer Erweiterung zu einer Ablösung von kleinen Thromben und embolischen Ischämien im Gehirn kommen könnte. Eine sorgfältige Auswahl von Kranken sowie Schutz- und Überwachungsmaßnahmen während der Operation (wie Ableitung von EEGs und Versorgung des Gehirns mit heparinisiertem Blut durch den Ballonkatheter während des Verschlusses) haben aber gezeigt, daß die Methode ihre Berechtigung hat.

Die Hauptvorteile gegenüber der Karotis-Endarteriektomie bestehen darin, daß keine Vollnarkose erforderlich ist und die Betroffenen wie nach einer Angiographie nur einen Tag im Krankenhaus bleiben müssen. Der Hauptnachteil ist, daß der Effekt in einem nur schlecht zu steuernden Einreißen der Gefäßinnenwand besteht, die nicht wie bei einer üblichen Operation genau betrachtet und »geglättet« werden kann. Offen ist auch die Frage, wie lange der Effekt einer Ballonerweiterung anhält.

Derzeit scheint die Ballondilatation über einen Katheter insbesondere für die beiden folgenden Gruppen von Gefäßkranken in Betracht zu kommen:

1. Ein- oder beidseitige hochgradige Einengung der Wirbelsäulenarterien in ihrem Abgangsbereich.
2. Operationswürdige Einengung der Halsschlagader bei Menschen, bei denen eine Narkose oder Operation nicht in Frage kommt (zum Beispiel wegen Herz- oder Lungenerkrankungen).

Nachdem an der Halsschlagader weltweit bisher aber weniger als 500 Menschen mit dieser Methode behandelt wurden, sollte sie – wenn überhaupt – nur von darin Geübten angewandt werden. Wird einem Betroffenen zu dieser Behandlung geraten, empfiehlt es sich also, nach Zahl, Nebenwirkungs- und Erfolgsquote der jeweiligen Einrichtung und der jeweiligen Ärzte zu fragen. Die bisherigen Erfahrungen an den Halsschlagadern sind noch begrenzter wie mit der Ballondilatation.

Rehabilitation

Wann sollte mit der Rehabilitation begonnen werden?

Mit einer Rehabilitation sollte möglichst früh nach einem Schlaganfall begonnen werden, das heißt also am zweiten Tag bzw. auf jeden Fall bereits im Akutkrankenhaus. Rehabilitation heißt weitestmögliche Wiedereingliederung Kranker oder Behinderter, z.B. in das Berufsleben oder in ein selbständiges Leben. Auch zur Rehabilitation von Schlaganfällen liegt ein eigenes TRIAS-Buch vor (H.C. Mäurer und R. Mäurer: Der Schlaganfall, Stuttgart 1991; siehe auch Literaturverzeichnis S. 237), weshalb hier nur auf einige Aspekte eingegangen wird. An der Rehabilitation sind außer den Fachleuten stets auch die Angehörigen der Betroffenen beteiligt. Erfreulicherweise gibt es zunehmend Angebote einer ambulanten Rehabilitation am Wohnort.

Eine bewährte einfache Skala zur Erfassung der Behinderung durch einen Schlaganfall ist der sogenannte Barthel-Index (Tab. 28) mit Werten zwischen 0 (= maximale Pflegeabhängigkeit) und 100 (= Normalzustand). Damit können auch Behandlungsfortschritte dokumentiert werden.

Was ist bei der Krankengymnastik zu beachten?

Etwa 75–80 % aller Schlaganfallbetroffenen weisen Lähmungen auf, weshalb deren Behandlung eine zentrale Bedeutung zukommt. Dies gilt in der akuten Phase und schon vor Einsetzen von Willkürbewegungen insbesondere zur Verhinderung von Komplikationen wie Beinvenenthrombosen, Druckgeschwüren oder Gelenkversteifungen.

Im Rahmen der Rehabilitation nach Schlaganfällen werden verschiedene krankengymnastische Behandlungsverfahren eingesetzt, von denen diejenigen nach Bobath; Brunnström und Vojta am bekanntesten sind. Bei der Bobath-Methode oder Therapie handelt es sich um eine von dem englischen Ehepaar Bobath entwickelte Form mit dem Ziel, die Entstehung von Spastik (krankhaft erhöhter Muskelspannung) zu hemmen und den Aufbau grundlegender Bewegungsabläufe zu bahnen. Die Brunnström-Methode ist ein von einer Amerikanerin entwickelter krankengymnastischer Ansatz zur Rehabilitation von Schlaganfallpatienten mit besonderer Berücksichtigung unbewußter Mitbewegungen von Körperteilen so-

● **Tab. 28: Barthel-Index**

Bereich	unselbständig	selbständig
Essen		
völlig auf Hilfe angewiesen	0 Punkte	
mit Unterstützung z.T. alleine	5 Punkte	10 Punkte
Umsteigen aus dem Bett in (Roll-)Stuhl		
völlig bettlägerig	0 Punkte	
kann sitzen, benötigt aber Hilfe		
beim Umsteigen	5 Punkte	
nur geringe Hilfe/Überwachung	10 Punkte	15 Punkte
Körperpflege	0 Punkte	5 Punkte
Badbenutzung	0 Punkte	5 Punkte
Toilettenbenutzung	5 Punkte	10 Punkte
Gehen (auch mit Stock)		
rollstuhlpflichtig ohne Bewegung	0 Punkte	
mit Rollstuhl alleine mobil	5 Punkte	
kann mit Hilfe Gehen	10 Punkte	15 Punkte
Treppensteigen (auch mit Stütze)		
unfähig	0 Punkte	
mit Hilfe/Überwachung	5 Punkte	10 Punkte
Anziehen (ohne Schuhe)		
nur mit Hilfe	0 Punkte	
mit Unterstützung etwa 50 % alleine	5 Punkte	10 Punkte
Kontrolle des Stuhlgangs		
völlige Inkontinenz	0 Punkte	
teilweise Inkontinenz oder Hilfe	5 Punkte	10 Punkte
Kontrolle der Harnblase		
völlige Inkontinenz	0 Punkte	
teilweise Inkontinenz oder Hilfe	5 Punkte	10 Punkte

wie der Kräftigung der Armstrecker und Beinbeuger durch Beklopfen, Streicheln oder andere Reize. Daneben kommt vor allem die sogenannte propriozeptive neuromuskuläre Fazilitierung (PNF) nach Kabat zur Anwendung. Bei Blasenentleerungsstörungen ist ein spezielles Beckenbodentraining (Automatismus-Förderung oder bei Inkontinenz Blasentraining) günstig. Ergänzende physikalische Behandlungsmethoden sind die Eisbehandlung, die vor allem bei schmerzhaften spastischen Muskelkontraktionen eingesetzt werden kann, und Bewegungsübungen im Wasser, die durch teilweise Ausschaltung der Schwerkraft die Bewegung einer gelähmten Extremität erleichtern.

Die Krankengymnastik hilft einerseits die Rückbildung von Ausfällen zu beschleunigen, andererseits können verbliebene Störungen durch Training der Willkürfunktion oder von ausgleichenden Mechanismen verbessert werden. Dadurch kann es auch bei schwerwiegenderen Funktionsstörungen noch zu erstaunlichen Besserungen kommen. Insgesamt sollte so früh wie möglich und so lange wie nötig krankengymnastisch behandelt werden. Dabei ist zu Beginn jedoch vor Überanstrengungen zu warnen. Durch ein falsch verstandenes Zuviel ist eine frühzeitige Erschöpfung möglich, und es kann zu einer Funktionsverschlechterung kommen. Zusammen mit der Krankengymnastin sollte ein Plan erstellt werden, der Art und Dauer der Übungen festlegt und sie dem Leistungsvermögen bzw. den Bedürfnissen der Betroffenen anpaßt. Da die Krankengymnastik meist zeitlich begrenzt ist, sollte der Patient (und auch seine Angehörigen) Übungen erlernen, die er zu Hause selbständig oder auch mit Hilfe des Partners durchführen kann. Dafür stehen zwar auch Bücher mit entsprechenden Anleitungen zur Verfügung, vorzuziehen ist aber in jedem Fall die Anleitung bzw. zumindest Absprache mit einer Fachkraft.

Die Krankengymnastik kann durch Medikamente wie Antispastika oder physikalische Maßnahmen wie Sonodynator-Anwendungen unterstützt werden. Von rein passiven physikalischen Anwendungen ist dringend abzuraten, da sie für den Bewegungsablauf keinen Trainingseffekt haben. Gleiches gilt für »Hilfsmittel«: Schienen, Gehstützen oder ein noch nicht unbedingt erforderlicher Rollstuhl erleichtern zwar kurzfristig die Fortbewegung des Betroffenen, führen jedoch auf lange Sicht zu einer Verschlechterung der Funktionen.

Massagen sind ebenso wie eine elektrische Reizung selten von Nutzen, bei Spastik können sie sogar zu einer Zunahme führen und sollten daher vermieden werden. Gleiches gilt für Übungsgeräte, mit denen gleichbleibende Bewegungsabläufe wie z.B. Radfahrbewegungen eintrainiert werden.

Was ist bei der Logopädie und Ergotherapie zu beachten?

Logopädie ist die Kurzbezeichnung für Sprach-, Sprech- und Stimmheilkunde. Sie gehört schon in der Akutbehandlung von Schlaganfallbetroffenen zum unverzichtbaren Teil der Behandlung, sofern entsprechende Störungen vorliegen. Dies bedeutet auch, daß Kliniken ohne ein solches Angebot für eine zeitgemäße Behandlung nicht mehr in Frage kommen.

In der Rehabilitation spielt die Logopädie sowohl bei Aphasien als auch Dysarthrien (siehe S. 136) eine sehr wichtige Rolle, die durchaus mit derjenigen der Krankengymnastik verglichen werden kann.

Unter Ergotherapie versteht man eine besondere Form der Aktivierungs- und Beschäftigungstherapie, bei der unter Anleitung eines Ergotherapeuten Tätigkeiten des täglichen Lebens praktisch geübt und (wieder) erlernt werden. Ergotherapie ist darauf ausgerichtet, neben der Bewegungsfähigkeit, Körperwahrnehmung und Sensibilität auch Körperfunktionen wie Gedächtnis und Konzentrationsvermögen oder Leistungsfähigkeit und Ausdauer zu trainieren und zu fördern. Das Behandlungsziel besteht darin, krankheitsbedingt eingeschränkte oder sogar verlorengegangene Bewegungsabläufe und Funktionen zu üben, auszugleichen oder durch Hilfsmittel zu ersetzen.

Nach Schlaganfällen kann eine Ergotherapie dann sinnvoll sein, wenn eine Störung in einem Schub zurückbleibt, die die betroffenen Patienten bei den üblichen Verrichtungen im täglichen Leben behindert. Sie müssen dann lernen, diese Verrichtungen trotz der Behinderung durchzuführen, was letztendlich ein Training seines handwerklichen Geschicks bedeutet. Neben einer Verbesserung der Motorik durch wiederholte Übungen werden – teilweise unter Einsatz von Hilfsmitteln – Ersatzstrategien zur Förderung der Selbständigkeit erlernt. Rein funktionelle Behandlungen können dabei durch kreative Tätigkeiten ergänzt werden, die oft auch im Hinblick auf eine dauerhafte Motivation zu dieser Therapieform günstig sind. Oft bringt eine Kombination von Krankengymnastik und Ergotherapie die besten Erfolge für eine weitestgehende Eigenständigkeit.

Sozialmedizinische Fragen

Wie steht es mit dem Autofahren?

Wie für andere Krankheiten auch gibt es für Durchblutungsstörungen des Gehirns keine direkten gesetzlichen Bestimmungen zu dieser Frage. Die Begutachtungsleitlinien »Krankheit und Kraftverkehr« eines gemeinsamen Beirats für Verkehrsmedizin beim Bundesminister für Verkehr und beim Bundesminister für Jugend, Familie und Gesundheit wird jedoch von vielen Behörden als weitgehend verbindlich angesehen. Der Text zur Fahrtauglichkeit bei »kreislaufabhängigen Störungen der Hirntätigkeit« (zuletzt 1996 in 5. Auflage erschienen) wird nachfolgend wiedergegeben. Dabei wird nach den neuen europäischen Richtlinien zwischen zwei Fahrzeuggruppen unterschieden (Gruppe 1 = bisher Mofa/Motorrad sowie PKW, Gruppe 2 = bisher LKW):

»Leitsätze«:

- Wer infolge einer Hirnblutung oder Durchblutungsstörung des Gehirns (auch intermittierende ischämische Attacke) unter Anfällen mit Bewußtseinsstörungen oder zentralen neurologischen Ausfällen (z.B. Lähmungen, Aphasien, Gesichtsfeldausfällen) leidet, ist im akuten und subakuten Stadium nicht in der Lage, den gestellten Anforderungen zum Führen von Kraftfahrzeugen beider Gruppen gerecht zu werden.
- Nach erfolgreicher Therapie und nach Abklingen des akuten Ereignisses ohne erhebliche Rückfallgefahr kann, abhängig von den besonderen Umständen des Einzelfalles, angenommen werden, daß der Betreffende bedingt wieder in der Lage ist, Kraftfahzeuge der Gruppe 1 zu führen. Die Beurteilung setzt in der Regel eine stationäre Durchuntersuchung voraus.
- Progressive Hirnleistungsstörungen (auch atrophisierende Prozesse) oder der Verdacht auf solche Krankheiten sowie isolierte zerebrale Leistungsmängel (auch unklarer Ursache) erfordern eine eingehende Untersuchung, damit relevante psychophysische Leistungsschwächen oder psychopathologische Erscheinungen ausgeschlossen werden können.
- Begründen die Untersuchungen, daß ein Betroffener trotz Störung umschriebener Leistungen (z.B. Lähmungen) unter besonderen Bedin-

gungen wieder in der Lage ist, ein Kraftfahrzeug sicher zu führen, so ist nach den »Sicherheitsmaßnahmen bei körperbehinderten Kraftfahrern« zu verfahren, bei Schäden am optischen System gemäß Kapitel 1 (jeweils separate Texte). Nachuntersuchungen bei Annahme, daß ein Betroffener den Anforderungen bei Führen eines Kraftfahrzeuges der Gruppe 1 gerecht werden kann, sind je nach Lage des Falles, im allgemeinen aber nach 1, 2 und 4 Jahren zur Auflage zu machen.

Begründung:

- Mit kreislaufabhängigen Störungen der Hirntätigkeit ist eine erhöhte Gefährdung verbunden. Selbst wenn bei intermittierendem Verlauf die Leistungsfähigkeit nicht sofort erheblich beeinträchtigt ist, so besteht doch die Gefahr eines hirnorganischen Zwischenfalles (z.B. transitorische Attacken, Apoplexie) sowie einer Verschlechterung des Grundleidens.

- Für die Beurteilung ist daher die Feststellung des Grundleidens wichtig. Darum müssen vor einer Eignungsbeurteilung gesicherte, durch klinische Untersuchungen erhobene Befunde vorliegen. Erst wenn sich ergibt, daß im Einzelfall die allgemeine Prognose des Krankheitsverlaufes und insbesondere der Wiederholungsgefahr als günstig anzusehen ist, kann die Untersuchung auf spezifische Leistungsausfälle durch eine neuro-psychologische Überprüfung sinnvoll erscheinen.

- In der Praxis können sich Schwierigkeiten durch die kaum normierbaren Begriffe ›akut‹ und ›subakut‹ ergeben. Für die Annahme, daß ein akutes oder subakutes Stadium überwunden wurde, ist zumindest der Symptomenstillstand bei stabilisiertem Allgemeinzustand für längere Zeit (nicht weniger als ein Jahr) Voraussetzung. Auch danach bleibt die Gefahr wieder einsetzender und fortschreitender Verschlechterung erhöht, so daß Nachuntersuchungen in Abständen von 1, 2 und 4 Jahren zu empfehlen sind, insbesondere bei älteren Kraftfahrern.

- Da es sich in jedem Falle von Hirnblutung und Hirndurchblutungsstörungen um ein mit Leistungsausfällen und/oder Rückfallgefahren verbundenes Leiden handelt, können die Belastungen, wie sie beim Führen eines Kraftfahrzeuges der Gruppe 2 entstehen, dem Kranken nicht zugemutet werden.

Diese Richtlinien bedeuten, daß alle von einer Durchblutungsstörung des Gehirns betroffenen Menschen mindestens ein Jahr lang kein Auto fahren dürfen. Eine weitere Tätigkeit als Berufskraftfahrer ist schon nach einer TIA auf Dauer nicht mehr möglich.

Wann können Kuren sinnvoll sein, und was sollte bei Urlaubsreisen beachtet werden?

Wie bei den meisten Krankheiten sind Kuren auch nach einem Schlaganfall oft nicht allzu sinnvoll. Kurmaßnahmen verleiten viele Menschen eher dazu, sich nur während dieser Zeit auf ihre Gesundheit zu konzentrieren und beispielsweise auf ihre Ernährung oder ihren Blutdruck zu achten. Dieses Verhalten führt zum sogenannten Sägezahneffekt von Kuren mit Abfall zum Beispiel des Körpergewichtes während der Kur und langsamem, aber gleichmäßigem Wiederansteigen danach. Von einer Kur versprechen sich zwar viele Menschen eine allgemein günstige Wirkung auf ihre Gesundheit, für die meisten ist es aber letztlich nur eine Art bezahlter Zusatzurlaub. Durch eine Kur werden auch viele Verhaltensstörungen wieder zu einem Problem des Arztes oder einer Kureinrichtung, was von der Eigenverantwortung der Betroffenen ablenkt. Bei bestehenden Behinderungen ist eine aktive – und für viele Betroffene anstrengendere und daher unangenehmere – Krankengymnastik erforderlich.

Bei Urlaubsreisen gibt es keine besonderen Einschränkungen für Menschen, die eine Durchblutungsstörung des Gehirns hinter sich haben und ansonsten in einem guten Allgemeinzustand sind. Dies gilt auch für Flugreisen sowie Winter- oder Badeurlaube. Es wurde zwar wiederholt behauptet, es gebe einen Einfluß des Wetters auf Schlaganfälle, insgesamt sind die entsprechenden Veröffentlichungen aber uneinheitlich und zum Teil sogar widersprüchlich. So wurden vermeintliche Häufungen von Schlaganfällen sowohl bei Wetterumschwüngen nach feuchtkalt als auch beim Auftreten von Warmfronten oder Hitzeepisoden beschrieben.

Betroffene sollten sich durch aufgetretene leichtere Durchblutungsstörungen des Gehirns nicht davon abhalten lassen, weiterhin ein möglichst aktives und ausgefülltes Leben zu führen. Dazu gehören auch Urlaubsreisen. In Abhängigkeit vom Alter und sonstigen Krankheiten empfiehlt es sich, Extrembelastungen zu meiden. Gerade ältere Menschen sollten in heißeren Gegenden auch an eine ausreichende Flüssigkeitszufuhr denken.

Welche sozialrechtlichen Ansprüche und Rechte haben Schlaganfallbetroffene und ihre Angehörigen?

Sozialrecht

Durch die seit 1995 in Deutschland geltende Pflegeversicherung ist die Pflege von schwer Schlaganfallbetroffenen in wesentlichen Bereichen abgedeckt. Die Pflegeversicherung ergänzt neben der Kranken-, Unfall-, Arbeitslosen- und Rentenversicherung als »fünfte Säule« das System der Sozialversicherungen. Dies gilt auch für privat Krankenversicherte, weil die Leistungen der privaten Versicherungsgesellschaften für vorgeschriebene Pflegeversicherungen denjenigen der gesetzlichen Krankenkassen entsprechen. Schon pflegebedürftige Mitglieder privater Kassen kamen ebenso wie die Mitglieder gesetzlicher Kassen von Anfang an in den Genuß der neuen Bestimmungen.

Pflegebedürftig im Sinne der Pflegeversicherung sind »Personen, die wegen einer körperlichen, geistigen oder seelischen Krankheit oder Behinderung für die gewöhnlichen und regelmäßig wiederkehrenden Verrichtungen im Ablauf des täglichen Lebens auf Dauer, voraussichtlich auf mindestens sechs Monate, in erheblichem oder höherem Maße der Hilfe bedürfen«. Die Pflegebedürftigkeit muß darauf beruhen, daß die »Fähigkeiten, bestimmte Verrichtungen im Ablauf des täglichen Lebens auszuüben, eingeschränkt oder nicht vorhanden sind. Maßstab der Beurteilung der Pflegebedürftigkeit sind daher ausschließlich die Fähigkeit zur Ausübung dieser Verrichtungen und nicht Art und Schwere vorliegender Erkrankungen... oder Schädigungen... Entscheidungen in einem anderen Sozialleistungsbereich über das Vorliegen einer Behinderung (z.B. GdB) oder die Gewährung einer Rente haben keine bindende Wirkung für die Pflegekasse und sagen auch nichts aus über das Vorliegen von Pflegebedürftigkeit.

Die von der Pflegeversicherung abgedeckten »gewöhnlichen und regelmäßig wiederkehrende Verrichtungen« im Sinne einer sogenannten Grundpflege sind dabei:

1. im Bereich der Körperpflege das Waschen, das Duschen, das Baden, die Zahnpflege, das Kämmen, das Rasieren, die Darm- und Blasenentleerung,
2. im Bereich der Ernährung das mundgerechte Zubereiten oder die Aufnahme der Nahrung,
3. im Bereich der Mobilität das selbständige Aufstehen und Zubettgehen, An- und Auskleiden, Gehen, Stehen, Treppensteigen oder das Verlassen und Wiederaufsuchen der Wohnung,

4. im Bereich der hauswirtschaftlichen Versorgung das Einkaufen, Kochen, Reinigen der Wohnung, Spülen, Wechseln und Waschen der Wäsche und Kleidung oder Beheizen« (§ 14).

Entsprechend kommt die Pflegeversicherung für Aufgaben wie Waschen, Duschen oder Baden, Bettenmachen, Hautpflege, Haar- und Mundpflege, An- und Ausziehen, Lagern und Mobilisieren, Vorbeugung von Druckgeschwüren, Gelenkversteifungen oder Thrombosen und Lungenentzündungen ebenso auf wie für Rasieren oder Anlegen von Korsetten oder Prothesen. Die Kosten einer auf vier Wochen begrenzten häuslichen Krankenpflege werden nach ärztlicher Verordnung nur dann übernommen, wenn sie der Vermeidung oder Verkürzung eines Krankenhausaufenthalts dienen.

Im Gegensatz zu dieser Grundpflege handelt es sich bei der sogenannten Behandlungspflege um ärztlich verordnete Maßnahmen, die der Sicherung einer medizinischen Behandlung dienen. Diese Leistungen bleiben weiterhin Leistungen der Krankenkassen und bestehen beispielsweise im Spritzen von Insulin oder anderen Medikamenten, Verbandwechsel, Legen oder Wechseln von Blasenkathetern, Bereiten von Einläufen, Blutzucker-, Blutdruck- und Pulskontrolle, Einreibungen oder Wickeln, Kompressionsverbänden, Versorgen von Druckgeschwüren oder Verabreichen von Augentropfen.

Eine Gewährung von Leistungen aus der Pflegeversicherung wird von der im jeweiligen Einzelfall vorhandenen Hilfs- und Pflegebedürftigkeit abhängig gemacht. Dazu wird der Pflegebedürftige einer von drei Pflegestufen (siehe Tabelle 29) zugeordnet. Die Ursache einer Pflegebedürftigkeit muß stets eine organisch bedingte Krankheit oder Behinderung sein. Es reicht also nicht aus, wenn ein Hilfsbedarf zum Beispiel aufgrund eines mangelnden Interesses an der Körperpflege oder wegen fehlender Fertigkeiten bei der hauswirtschaftlichen Versorgung besteht.

Die Feststellung und Einstufung der Pflegebedürftigkeit erfolgt bei gesetzlicher Pflegeversicherung nach Antragstellung des Kranken beziehungsweise seiner Angehörigen durch die für sie zuständige Pflegekasse. Die Entscheidung erfolgt unter maßgeblicher Berücksichtigung einer ärztlichen Untersuchung und Begutachtung durch den Medizinischen Dienst der Krankenkassen (MDK). Dazu übergibt die Pflegekasse dem MDK den Antrag und weitere für die Begutachtung erforderliche Unterlagen zum Beispiel über frühere Krankheiten und Klinikaufenthalte. Die behandelnden Ärzte, insbesondere der Hausarzt, und die Betreuer von

● Tab. 29: Stufen der Pflegebedürftigkeit in der Pflegeversicherung

Hilfebereiche	Stufe I (erhebliche Pflegebedürftigkeit)	Stufe II (Schwerpflege- bedürftigkeit)	Stufe III Schwerstpflege- bedürftigkeit)
	Hilfebedarf ist erforderlich		
Körperpflege			
– Waschen			
– Duschen			
– Zahnpflege	mindestens 1x	mindestens 3x	rund um die Uhr
– Kämmen			
– Rasieren	täglich für	täglich für	(auch nachts), bei
– Darm- oder			
Blasenentleerung	wenigstens zwei	wenigstens zwei	mehreren Verrich- tungen
Ernährung			
– mundgerechtes Zu-	Verrichtungen	Verrichtungen	aus den Bereichen
bereiten oder Auf-			
nahme der	aus den Bereichen	aus den Bereichen	Körperpflege,
Nahrung			
Mobilität			
– Aufstehen und	Körperpflege,	Körperpflege,	Ernährung oder
Zubettgehen			
– An- und Auskleiden	Ernährung oder	Ernährung oder	Mobilität
– Gehen			
– Stehen	Mobilität	Mobilität	
– Treppensteigen			
– Verlassen und			
Wiederaufsuchen			
der Wohnung			
Hauswirtschaft			
– Einkaufen			
– Kochen			
– Wohnungs-			
reinigung	zusätzlich mehrfach wöchentlich		
– Spülen			
– Wechseln und Wa-			
schen der Wäsche			
und Kleidung			
– Beheizen			

Kranken werden soweit wie erforderlich in die Vorbereitung der Begutachtung einbezogen. Die Begutachtung selbst erfolgt durch Ärzte, Pflegefachkräfte oder sonstige Fachkräfte. Auch die privaten Pflegeversicherungen beauftragen damit einen Arzt oder sonstiges Fachpersonal. Die Untersuchung soll in der Regel im Wohnbereich des Antragstellers erfolgen und in angemessenen Zeitabständen wiederholt werden. Feststellungen zu pflegerischen Fragen können auch durch Pflegefachkräfte sowie Krankenschwestern und Krankenpfleger erfolgen.

Es ist Aufgabe des Arztes, alle für die Beurteilung der Pflegebedürftigkeit wichtigen medizinischen Feststellungen zu treffen, insbesondere was den ursächlichen Zusammenhang des Hilfebedarfs mit einer Krankheit oder Behinderung betrifft. Aufgabe von Pflegekräften ist es, auf der Grundlage der Verrichtungen des täglichen Lebens den konkreten Hilfebedarf zu ermitteln, die Pflegesituation im Einzelfall zu beurteilen und einen individuellen Pflegeplan zu entwerfen. Der Arzt des MDK teilt sein Untersuchungsergebnis der Pflegekasse mit und empfiehlt dabei neben einem individuellen Pflegeplan mit Art und Umfang der Pflegeleistungen bei Bedarf auch Maßnahmen zur Behandlung. Bei Beantragung von Pflegegeld wird auch dazu Stellung genommen, ob die häusliche Pflege in geeigneter Weise gewährleistet ist. Aufgrund dieser gutachterlichen Untersuchung trifft die Pflegekasse ihre Leistungsentscheidung und teilt diese dem Antragsteller schriftlich mit. Die tägliche Mindestpflegezeit soll in den Stufen I, II und III bei einer, drei und fünf Stunden liegen.

Die möglichen Leistungen der Pflegeversicherung für Schlaganfallbetroffene sind recht umfangreich und in der Tabelle 30 zusammengestellt. Pflegebedürftige erhalten entsprechend ihrer Pflegestufe eine in einer Grundpflege und hauswirtschaftlichen Versorgung durch geeignete Pflegekräfte bestehende häusliche Pflegehilfe bis zu einem Gesamtwert von 2 800,– DM, in Härtefällen auch bis zu 3 750,– DM je Kalendermonat. Die Zahl der dafür zustehenden Pflegeeinsätze und die maximalen Kosten pro Pflegeeinsatz werden zwischen den Pflegekassen und Leistungserbringern vereinbart. Für eine häusliche Pflegehilfe ist Voraussetzung, daß der Pflegebedürftige in seinem Haushalt oder in demjenigen der Pflegeperson betreut wird. Dieser Haushalt kann zwar auch in einem Altersheim sein, dann muß aber eine erkennbare Trennung von einem eventuell unter demselben Dach vorhandenen Pflegeheim bestehen.

Anstatt häuslicher Pflege kann ein monatliches pauschales Pflegegeld von bis zu 1 300,– DM zur Bezahlung der Grundpflege und hauswirtschaftlichen Versorgung des Pflegebedürftigen durch Angehörige, Nach-

● **Tab. 30: Leistungen der Pflegeversicherung**

Hilfebereiche	Stufe I (erhebliche Pflegebedürftigkeit)	Stufe II (Schwerpflege- bedürftigkeit)	Stufe III (Schwerstpflege- bedürftigkeit)
1. Pflegesachlei- stung/Kostener- stattung für häus- liche Pflegehilfe je Kalendermonat	750,– DM	1 800,– DM -	2 800,– DM (in Härtefällen 3 750,– DM)
2. Pflegegeld für selbstbeschaffte Pflegehilfen je Kalendermonat	400,– DM	800,– DM	1 300,– DM
3. Kombinationslei- stung aus 1. und 2. je Kalendermonat			z.B. 2 240,– DM aus 1. (= 80 %) und 260,– DM aus 2. (= 20 %)
4. Häusliche Pflege bei Verhinderung der Pflegeperson	bis 2 800,– DM/Jahr	bis 2 800,– DM/Jahr	bis 2 800,– DM/Jahr
5. Pflegehilfsmittel u. technische Hilfen			
– Verbrauchsmittel	bis 60,– DM/Monat	bis 60,– DM/Monat	bis 60,– DM/Monat
– technische Hilfs- mittel			
– Zuschüsse zur Verbesserung des Wohnumfeldes	bis zu 5 000,– DM	bis zu 5 000,– DM	bis zu 5 000,– DM
6. Tages- und Nacht- pflege (teilstationär) je Kalendermonat	bis 2 100,– DM	bis 2 100,– DM	bis 2 100,– DM
7. Kurzzeitpflege (vollstationär) je Kalenderjahr	bis 2 800,– DM	bis 2 800,– DM	bis 2 800,– DM
8. Vollstationäre Pflege je Kalendermonat	bis 2 800,– DM	bis 2 800,– DM	bis 2 800,– DM
9. Leistungen zur so- zialen Sicherung der Pflegeperson je Kalendermonat	bis 600,– DM	bis 600,– DM	bis 600,– DM
10. Pflegekurse für Angehörige und ehrenamtliche Pflegepersonen	kostenlos	kostenlos	kostenlos

barn oder Freunde beansprucht werden. In der Pflegestufe I muß dabei einmal im Halbjahr, in der Pflegestufe II einmal im Vierteljahr ein »professioneller« Pflegeeinsatz überprüfen, ob die notwendige Pflege auch tatsächlich durchgeführt wird. Es kann auch eine Kombination aus Pflegegeld und Pflegesachleistung gewählt werden. Hat ein Kranker ihm zustehende Sachleistungen beispielsweise nur zu 80 % in Anspruch genommen, steht ihm ein auszuzahlendes Pflegegeld in Höhe von 20 % des vollen dafür vorgesehenen Betrages zu. Voraussetzung zur Übernahme der Kosten für eine Ersatzpflegekraft (für längstens 4 Wochen im Jahr und bis zu 2 800,– DM) bei Verhinderung der üblichen Pflegeperson wegen Urlaub, Krankheit oder aus sonstigen Gründen ist eine mindestens einjährige Pflege vor einer ersten Inanspruchnahme.

Für zum Verbrauch bestimmte Hilfsmittel wie Windeln, Unterlagen oder Desinfektionsmittel wird als Sachleistung ein Betrag von bis zu 60,– DM im Monat zur Verfügung gestellt. Teure technische Hilfsmittel wie Pflegebetten und Notrufanlagen sollen vorzugsweise leihweise überlassen werden. Zur Verbesserung der Wohnverhältnisse wie eine Verbreiterung von Türen oder ein Einbau von Duschen beziehungsweise Haltegriffen und -stangen können Zuschüsse bis zur Höhe von 5 000,– DM gewährt werden.

Wenn eine häusliche Pflege nicht in ausreichendem Umfang sichergestellt ist, besteht Anspruch auf eine teilstationäre Betreuung in Tages- oder Nachtkliniken. Die Aufwendungen dafür liegen in der Pflegestufe III bei höchstens 2 100,– DM im Monat. Auch hier ist eine Kombination von stationärer Pflege, Pflegegeld und häuslicher Pflegehilfe möglich, ohne daß die Höchstbeträge für die häusliche Pflegehilfe überschritten werden dürfen. Bis zu vier Wochen im Jahr kann unter gewissen Voraussetzungen eine ganztägige, vollstationäre Pflege in einem Heim in Anspruch genommen werden, wobei die von den Pflegekassen zu übernehmenden Kosten auf 2 800,– DM pro Jahr begrenzt sind.

Wenn eine häusliche oder teilstationäre Pflege nicht möglich ist oder im Einzelfall aus anderen Gründen nicht in Betracht kommt, besteht Anspruch auf eine ganztägige, vollstationäre Pflege in einem Heim, wobei die Kassen die Kosten seit dem 1. Juli 1996 bis zu einem Betrag von 2 800,– im Monat und 30000,– DM im Jahr übernehmen. Dabei sind die Kosten für Unterkunft und Verpflegung (»Hotelkosten«) nicht berücksichtigungsfähig und müssen von dem Pflegebedürftigen und gegebenenfalls anderen Kostenträgern wie Beihilfestellen oder der Sozialhilfe getragen werden.

Zur sozialen Sicherung nicht berufstätiger Pflegepersonen, die Kranke in dessen Wohnung pflegen und dafür Pflegegeld erhalten, sieht die Pflegeversicherung Zahlungen von Rentenversicherungsbeiträgen, eine beitragsfreie gesetzliche Unfallversicherung während der Pflegetätigkeit und ein Unterhaltsgeld für solche Fälle vor, in denen Pflegepersonen nach Beendigung der Pflege wieder in das Berufsleben zurückkehren möchten. Voraussetzung für alle diese Leistungen ist, daß eine häusliche Pflege über mindestens 14 Stunden wöchentlich erfolgt. Für die höchstens 600,– DM monatlich betragenden Rentenversicherungsbeiträge wird außerdem gefordert, daß die Betreffenden anderweitig nicht mehr als 30 Stunden wöchentlich beschäftigt oder selbständig tätig sind. Teilen sich mehrere Personen die Pflege, werden auch die Versicherungsbeiträge entsprechend aufgeteilt.

Schließlich sollen die Pflegekassen für Angehörige und sonstige an einer ehrenamtlichen Pflegetätigkeit interessierte Personen kostenlose Schulungskurse anbieten, die die notwendigen Fähigkeiten zur Durchführung der Pflege vermitteln und ihnen darüber hinaus helfen sollen, mit den körperlichen und seelischen Belastungen der Pflege besser fertig zu werden. Hierauf besteht auch ein Anspruch, wenn weniger als 14 Wochenstunden gepflegt wird.

Versorgungsrecht

Grundlage der Beurteilung von Krankheiten im sozialen Entschädigungsrecht und nach dem Schwerbehindertenrecht sind die vom Bundesminister für Arbeit und Sozialordnung zuletzt 1983 herausgegebenen »Anhaltspunkte für die ärztliche Gutachtertätigkeit«. Darin sind unter anderem Tabellen enthalten, die den Rahmen für die Einstufung des *Grades der Behinderung (= GdB)* festlegen. Schlaganfälle sind nicht als eigenes Krankheitsbild aufgeführt, sondern fallen unter die große Gruppe der »Hirnschäden«. Dazu heißt es unter anderem:

»*Hirnbeschädigte* sind Behinderte, bei denen das Gehirn … durch Krankheit… organische Veränderungen erlitten und nachweisbar behalten hat. Als *nachgewiesen* ist ein solcher *Hirnschaden* anzusehen, wenn Symptome einer organischen Veränderung des Gehirns… festgestellt worden sind.

Bestimmend für die Beurteilung des GdB ist das Ausmaß der bleibenden Ausfallserscheinungen. Dabei sind der neurologische Befund, die Ausfallserscheinungen im psychischen Bereich unter Würdigung der prämorbiden Persönlichkeit und ggf. das Auftreten von zerebralen Anfällen zu beachten …

	GdB

A. *Allgemeine Grundsätze zur Bildung des Gesamt-GdB* bei
Hirnbeschädigungen:
1. Hirnbeschädigung mit geringer Leistungsbeeinträchtigung   30– 40 %
2. Hirnbeschädigung mit mittelschwerer Leistungsbeeinträchtigung   50– 60 %
3. Hirnbeschädigung mit schwerer Leistungsbeeinträchtigung   70–100 %

B. Bemessung des *GdB bei isoliertem Vorkommen* (bei Begutachtung im sozialen Entschädigungsrecht auch zur Feststellung der Schwerstbeschädigtenzulage):

Organisch-psychische Störungen

Hierbei wird zwischen der Hirnleistungsschwäche und der oft schwerer wiegenden hirnorganischen Wesensänderung unterschieden, die jedoch fließende Übergänge zeigen. Zur *Hirnleistungsschwäche* werden vor allem Beeinträchtigungen der Merkfähigkeit und der Konzentration, vorzeitige Ermüdbarkeit, Einbuße an Überschau- und Umstellungsvermögen und psychovegetative Labilität (z.B. Kopfschmerzen, vasomotorische Störungen, Schlafstörungen, affektive Labilität) gerechnet.

Die *hirnorganische Wesensänderung* wird von einer Verarmung und Vergröberung der Persönlichkeit mit Störungen des Antriebs und der Stimmungslage, mit einer Einschränkung des Kritikvermögens und des Umweltkontaktes bis hin zur schwersten Persönlichkeitsveränderung bestimmt. Auf der Basis der organisch-psychischen Veränderungen entwickeln sich nicht selten zusätzliche *psychoreaktive Störungen*.

	GdB
Psychische Störungen (je nach Art)	
leicht	40– 50 %
mittelgradig	50– 70 %
schwer	70–100 %

Aus diesem Auszug aus den »Anhaltspunkten« folgt, daß jedem von einem Schlaganfall Betroffenen mit Ausnahme leichtester Störungen ein *Schwerbehindertenausweis* zusteht. Dies hat nicht nur steuerliche Vorteile, sondern kann auch wichtig sein, wenn es krankheitsbedingt zu beruflichen Problemen kommt. Schwerbehinderte genießen einen Kündigungsschutz, was bei Rentenverfahren von großem Vorteil sein kann. Schwerbehindert ist jeder, der nicht nur vorübergehend einen Grad der Behinderung von mindestens 50 % hat. Dies kann auch schon bei ganz leichten Durchblutungsstörungen des Gehirns der Fall sein, wenn – wie bei den meisten älteren Menschen – noch andere Krankheiten bestehen.

Einem Schlaganfallbetroffenen stehen auch *Vergünstigungen bei Fahrten im öffentlichen Personenverkehr* zu, wenn er entweder infolge »von Störungen der Orientierungsfähigkeit nicht ohne erhebliche Schwierigkeiten oder nicht ohne Gefahren für sich selbst oder andere Wegstrecken im Ortsverkehr zurückzulegen vermag, die üblicherweise noch zu Fuß zurückgelegt werden« oder die Notwendigkeit einer ständigen Begleitung besteht.

Steuervergünstigungen

Steuervergünstigungen sind bei Schlaganfällen in verschiedenen Bereichen möglich (Werbungskosten, Sonderausgaben, außergewöhnliche Belastungen, Pauschalbeträge). Dies im einzelnen zu erläutern würde den Rahmen dieses Buches sprengen. Hier ist im Zweifelsfall Rat beim Finanzamt oder einem Steuerberater einzuholen. Von besonderem Interesse ist unter anderem die Möglichkeit, die krankheitsbedingten Kosten einer Hausgehilfin oder Haushaltshilfe als außergewöhnliche Belastung steuermindernd geltend zu machen.

Anhang

Adressen von Verbänden

Stiftung Deutsche Schlaganfall-Hilfe
Carl-Bertelsmann-Straße 256
Postfach 104
33311 Gütersloh
Tel. (0 52 41) 9 77 00
Fax (0 52 41) 70 20 71

Stiftung Rehabilitation
Dienstleistungszentrum für
Schwerbehinderte
Postfach 10 14 09
69004 Heidelberg
Tel. (0 62 21) 88-0

Bundesarbeitsgemeinschaft Hilfe
für Behinderte e.V.
Kirchfeldstraße 149
40215 Düsseldorf
Tel. (02 11) 3 10 06-0
Fax (02 11) 3 10 06 48

Bundesverband für die Rehabilitation
der Aphasiker e.V.
Straßburger Weg 23
53113 Bonn
Tel. (02 28) 23 07 21 oder 23 66 67

Diese Stiftung Deutsche Schlaganfall-Hilfe hat ein breites Netz von inzwischen fast 100 sogenannten ärztlichen Regionalbeauftragten für sich gewinnen können, die gemeinsam mit Krankenkassen und anderen Verbänden regelmäßig Fort- und Weiterbildungsveranstaltungen sowohl für Ärzte als auch für Betroffene durchführen und vor Ort als Ansprechpartner zur Verfügung stehen. Deren Adressen können ebenso wie laufend aktualisierte Anschriften von Selbsthilfegruppen dort angefordert werden.

Selbsthilfegruppen (Stand 05.01.1998)

01069 **Dresden**
Frau Christa Zumpe
Tel. (03 51) 48 26 352

01744 **Dippoldiswalde**
Frau Ruth Adamski
Tel. (0 35 04) 61 57 89

01968 **Senftenberg**
Frau Hensel
Tel. (0 35 73) 70 74–135

02977 **Hoyerswerda**
Frau Sigrid Fischer
Tel. (0 35 71) 92 21 91

04107 **Leipzig**
Herr Johannes Köster
Tel. (03 41) 97 24 256–258

04207 **Leipzig**
Herr Roland Schmidt
Tel. (03 41) 94 21 13 30

06406 **Bernburg**
Frau Mingram
Tel. (0 34 71) 23 109

06528 **Wallhausen**
Herr Klaus Thieme
Tel. (03 46 56) 30 812

08340 **Beierfeld**
Frau Gerda und Herr Johannes
Espig
Tel. (o 37 74) 61 625

10178 **Berlin**
Frau Gisela Kiank
Tel. (o 30) 285 18 43 01

10409 **Berlin**
Frau Jutta Lade
Tel. (o 30) 42 53 426

10711 **Berlin**
Frau Anita Figgel
Tel. (o 30) 892 25 09

12209 **Berlin-Steglitz**
Familie Hermann Wehling
Tel. (o 30) 77 33 463

12247 **Berlin**
Herr Paul Harry
Tel. (o 30) 774 01 73

13125 **Berlin-Buch**
Frau Hannelore Hiller
Tel. (o 33 38) 76 22 63

14480 **Potsdam**
Herr Otto Paul
Tel. (o 33 31) 61 03 07

14612 **Falkensee**
Frau Gisela Köhler
Tel. (o 33 22) 23 56 90

14712 **Rathenow**
Frau Tiefert
Tel. (o 33 85) 51 27 10

14772 **Brandenburg an der Havel**
Frau Rita Schmieder
Tel. (o 33 81) 70 26 59

15754 **Bindow**
Herr Wolfgang Stepke
Tel. (o 33 77 67) 80 118

16227 **Eberswalde-Finow**
Frau Angelika Czisch
Tel. (o 33 34) 35 82 19

17094 **Burg Stargard**
Frau Karola Pieper
Tel. (o3 96 03) 20 452 oder 21 179

17487 **Greifswald**
Frau Karin Hahnfeld
Tel. (o 38 34) 84 09 71

19061 **Schwerin**
Frau Marlies Greiner-Leben
Tel. (o3 85) 392 43 33

20251 **Hamburg-Eppendorf**
Herr Heinz Rieck
Tel. (o 40) 42 23 298

21039 **Börnsen**
Frau Ursula Stapelfeldt
Tel. (o 40) 720 33 77

21244 **Buchholz**
Familie Renate und Oskar Behrens
Tel. (o 41 81) 51 40

21337 **Lüneburg**
Herr Heinz Petersen
Tel. (o 41 31) 819 82

21397 **Barendorf**
Frau Anneliese Wohlfahrt
Tel. (o 41 37) 77 62

21717 **Fredenbeck**
Frau Gerda Koböck
Tel. (o 41 49) 72 89

22307 **Hamburg-Barmbek**
Herr Rainer Schulz
Tel. (o 40) 961 59 33

22399 **Hamburg-Nord**
Frau Ruth Kaven
Tel. (o 40) 602 96 76

22523 **Hamburg-Eidelstedt**
Familie Ingrid und Jan Behrens
Tel. (o 40) 57 88 34

22926 **Ahrensburg**
Herr Reinhard Schramm
Tel. (o 41 02) 530 82

23538 **Lübeck**
Frau Ellen Curtze
Tel. (04 51) 500 29 29

23774 **Heiligenhafen**
Frau Walburgis Heinicke
Tel. (0 43 62) 910

23847 **Meddewade**
Frau Marion Arpe
Tel. (0 45 31) 843 52

23970 **Wismar**
Herr Heribert John
Tel. (0 38 41) 21 48 48

24235 **Stein/Ostsee**
Familie Irmgard und Dietrich Pei-
nert
Tel. (0 43 43) 98 21

25693 **St. Michaelisdonn**
Herr Karl Hülse
Tel. (0 48 53) 15 72

26122 **Oldenburg**
Herr Hans-Dieter Brüggemann
Tel. (04 41) 60 19 14

26131 **Oldenburg**
Herr Gustav Brand
Tel. (04 41) 50 78 38

26382 **Wilhelmshaven**
Frau Marlies Thompsen
Tel. (0 44 21) 373 11

26419 **Schortens**
Herr Horst Pallat
Tel. (0 44 21) 704 45

27755 **Delmenhorst**
Frau Anssar
Tel. (0 42 21) 424 12 oder 402 87

28197 **Bremen**
Frau Antje Heidenreich-Franke
Tel. (04 21) 61 37 88

31141 **Hildesheim**
Herr Karl Jänicke
Tel. (0 51 21) 86 94 73

31275 **Lehrte**
Herr Siegfried Berger
Tel. (0 51 32) 82 53 01

31582 **Nienburg**
Frau Marianne Müller
Tel. (0 50 21) 159 68

31785 **Hameln**
Frau Marlies Goodall
Tel. (0 51 51) 576 10

32045 **Herford**
Frau Ricken
Tel. (0 52 21) 13 21 40

32469 **Petershagen**
Frau Steinbock
Tel. (0 57 05) 74 19

32469 **Petershagen**
Familie Sieglinde und Max Dorl
Tel. (0 57 07) 324

32602 **Vlotho**
Herr Dieter Cordes
Tel. (0 57 33) 84 30

32758 **Detmold**
Herr Norbert Gaida
Tel. (0 52 31) 209 73

33098 **Paderborn**
Herr Bernd Kronfuß
Tel. (0 52 51) 29 51 10

33392 **Gütersloh**
Frau Ute Metzger
Tel. (0 52 41) 70 17 07

33611 **Bielefeld**
Frau Renate Husmann
Tel. (05 21) 801 45 51

34117 **Kassel**
Herr Volker Stahl
Tel. (05 61) 127 11

34125 **Kassel**
Frau Margit Metz
Tel. (05 61) 980 34 18 (vormittags)

34497 **Korbach**
Frau Eckhard-Hoffmann
Tel. (0 56 31) 569 01 36

35789 **Weilmünster**
Frau Marianne Ilge-Reuter
Tel. (0 64 72) 602 18

37073 **Göttingen**
Herr Heinrich Keese
Tel. (05 51) 466 02

38011 **Braunschweig**
Herr Walter Bieler
Tel. (05 31) 480 33 95

38667 **Bad Harzburg**
Frau Iris Ciop
Tel. (0 53 22) 40 90

39124 **Magdeburg**
Herr Ulf Wiegmann
Tel. (03 91) 85 05–270

40699 **Düsseldorf-Erkrath**
Herr Klaus Lenzner
Tel. (02 11) 24 51 19

40880 **Ratingen**
Herr Karl-Josef Ellrott
Tel. (0 21 02) 44 32 30

40880 **Ratingen**
Herr Roland Frey
Tel. (0 21 02) 47 18 33

41238 **Mönchengladbach**
Frau Lulu Baumanns
Tel. (0 21 66) 167 64

41515 **Grevenbroich**
Frau Margarete Brosig
Tel. (0 21 81) 631 74

41812 **Erkelenz**
Herr Helmut Hasskerl
Tel. (0 24 31) 21 27

41836 **Hückelhoven**
Frau Karin Mailandt-Ritterbecks
Tel. (0 24 33) 10 88

42327 **Wuppertal**
Herr Kunibert Kenzler
Tel. (02 02) 78 45 23

42659 **Solingen**
Frau Gery Knedla
Tel. (02 12) 522 17

44359 **Dortmund**
Herr Otto
Tel. (02 31) 35 34 01

44563 **Castrop-Rauxel**
Herr Dieter Galuba
Tel. (0 23 05) 120 20

44652 **Herne**
Herr Rolf Sonnenschein
Tel. (0 23 25) 320 00

44866 **Bochum**
Herr Ewald Bernecker
Tel. (02 34) 43 52 04

45329 **Essen**
Herr Karl-Heinz Pape
Tel. (02 01) 33 38 40

45525 **Hattingen**
Herr Eckhard Bauer
Tel. (0 23 24) 50 22 61

45661 **Recklinghausen**
Herr Uwe Köhler
Tel. (0 23 61) 60 17 11 (vormittags)

45739 **Oer-Erkenschwick**
Herr Paul Foerster
Tel. (0 23 68) 567 01

45770 **Marl**
Herr Rolf Müller
Tel. (0 23 65) 477 71

45964 **Gladbeck**
Herr Dieter Even
Tel. (0 20 43) 416 09

46042 **Oberhausen**
Herr Klaus Oberschewen
Tel. (02 08) 828 24 77

46240 **Bottrop**
Herr Werner Günter
Tel. (0 20 41) 420 02

46395 **Bocholt**
Familie Maria und Harald Haschke
Tel. (0 28 71) 457 49

47441 **Moers**
Frau Imgard von Warburg
Tel. (0 28 41) 262 23

47475 **Kamp-Lintfort**
Herr Hans Koch
Tel. (0 28 42) 805 86

47551 **Bedburg-Hau**
Frau Doris Bonnes
Tel. (0 28 81) 66 75

47829 **Krefeld**
Herr Joachim Heiligers
Tel. (0 21 51) 489 37

48167 **Münster**
Frau Moslehner
Tel. (02 51) 32 47 67

48432 **Rheine**
Herr Reinhold Deters
Tel. (0 59 71) 725 50

48607 **Ochtrup**
Frau Petra Vorgerd
Tel. (0 25 53) 66 57

49082 **Osnabrück**
Frau Ulla Niemann
Tel. (05 41) 58 90 44 oder 58 76 98

49084 **Osnabrück**
Frau Elke Witte
Tel. (05 41) 57 13 25

49196 **Bad Laer**
Frau Krista Herzig
Tel. (0 54 24) 709 27

49661 **Cloppenburg**
Frau Rita Otten
Tel. (0 44 71) 94 69 21

50359 **Erftstadt**
Frau Natascha Gerlach
Tel. (0 22 35) 449 19

50996 **Köln**
Herr Kurt Nahrendorf
Tel. (02 21) 39 42 40

51107 **Köln**
Frau Klein
Tel. (02 21) 86 51 16 (ab 12 Uhr)

51789 **Lindlar**
Herr Thomas Heimig
Tel. (0 22 66) 913 51

55128 **Mainz**
Frau Christiane Gerhardt
Tel. (0 61 31) 936 80 30

55232 **Alzey**
Herr Volker Wagner
Tel. (0 67 31) 71 00

55595 **Hargesheim**
Herr Friedrich Müller
Tel. (06 71) 334 36

56414 **Meudt**
Frau Antje Fischer
Tel. (0 64 35) 88 75

57074 **Siegen**
Frau Gabriele Gaumann
Tel. (02 71) 333 43 84

57319 **Bad Berleburg**
Frau Gabriele Latt
Tel. (0 27 59) 70 69

57648 **Bölsberg**
Herr Ernst Kurrath
Tel. (0 26 61) 10 58

58540 **Meinerzhagen**
Familie Ingrid und Jürgen Radolff
Tel. (0 23 54) 55 87

59227 **Ahlen**
Herr Kamp-Link
Tel. (0 23 82) 40 90

59229 **Ahlen**
Herr Bernhard Bicking
Tel. (0 23 92) 69 12

59425 **Unna**
Herr Friedrich Fiene
Tel. (0 23 03) 600 74

59505 **Bad Sassendorf**
Frau Brigitte Hartmann
Tel. (0 29 21) 58 27

61231 **Bad Nauheim**
Frau Frigga Schotte
Tel. (0 60 32) 739 14

63071 **Offenbach**
Herr Stephan Detig
Tel. (0 69) 80 65–20 97

63486 **Bruchköbel**
Frau Christiane Fischer
Tel. (0 61 81) 742 28

63743 **Aschaffenburg**
Herr Hugo Schaser
Tel. (0 60 21) 424 61

65193 **Wiesbaden**
Herr Hans-Jochen Böhme
Tel. (06 11) 59 06 37

65193 **Wiesbaden**
Frau Edeltraut Längsfeld
Tel. (06 11) 52 09 47

65843 **Sulzbach**
Frau Gisela und Herr Diethard Lenz
Tel. (0 61 96) 721 30

66132 **Bischmisheim**
Herr Ingo Kroker
Tel. (06 81) 89 72 47

66333 **Völklingen**
Herr Rolf Köhler
Tel. (0 68 98) 219 60

66424 **Homburg**
Frau Monika und
Herr Karl-Heinz Frisch
Tel. (0 68 41) 605 45

66484 **Battweiler**
Herr Gerhard Rech
Tel. (0 63 37) 383

66570 **Neunkirchen**
Herr Evert
Tel. (0 68 21) 55 48 (ab 16 Uhr)

66763 **Dillingen**
Herr Erwin Müller
Tel. (0 68 31) 712 39

68169 **Mannheim**
Frau Margarete Weissel
Tel. (06 21) 30 23 50

70469 **Stuttgart**
Frau Kühnen
Tel. (07 11) 856 98 03

71155 **Böblingen**
Herr Gunter Budig
Tel. (0 70 31) 60 13 35

71404 **Korb**
Herr Werner Schiller
Tel. (0 71 51) 319 99

72250 **Freudenstadt**
Frau Andrea Günther
Tel. (0 74 41) 871 73

72270 **Baiersbronn**
Herr Holger Brunnert
Tel. (0 74 47) 911 24

72236 **Balingen**
Herr Manfred Wörner
Tel. (0 74 33) 10 02 00

73433 **Aalen**
Herr Josef Scholze
Tel. (0 73 61) 771 66

73479 **Ellwangen**
Herr Fritz Persy
Tel. (0 79 61) 41 46

74074 **Heilbronn**
Frau Angelika Czubatinski
Tel. (0 71 31) 680 36

75417 **Mühlacker**
Herr Joachim Herzog
Tel. (0 70 41) 86 12 16

77652 **Offenburg**
Herr Georg Schleicher
Tel. (07 81) 16 53

80804 **München**
Herr Johann Hackl
Tel. (0 89) 36 28 18 (13–18 Uhr)

83043 **Bad Aibling**
Frau M. Everhartz
Tel. (0 80 61) 90 30

83088 **Kiefersfelden**
Frau Claudia Fill
Tel. (0 80 33) 84 24

83404 **Ainring**
Familie Monika und Rupert Herbst
Tel. (0 86 54) 56 57

83707 **Bad Wiessee**
Frau Waltraud Zimmerer
Tel. (0 80 22) 836 41

84032 **Altdorf**
Frau Christel Walter
Tel. (08 71) 347 33

85757 **Karlsfeld**
Frau Hannelore Hünefeld
Tel. (0 81 31) 929 26

86157 **Augsburg**
Frau Maria Englisch
Tel. (08 21) 227 92 10

86179 **Augsburg**
Frau Tanja Zeller
Tel. (08 21) 80 87 70

86919 **Utting**
Herr Thomas Gindler
Tel. (0 88 06) 79 44

86971 **Peiting**
Frau Hedwig Nieberle
Tel. (0 88 61) 678 93

87487 **Wiggensbach**
Frau Roswitha Wandel
Tel. (0 83 70) 88 15

88299 **Leutkirch**
Frau Silvia Maucher
Tel. (0 75 61) 91 28 72

88400 **Biberach**
Herr Rolf-Jürgen Hellen
Tel. (0 73 51) 234 51 oder 295 80

89129 **Langenau**
Frau Annemarie Ehrhardt
Tel. (0 73 45) 91 95 60

89312 **Günzburg**
Herr Wieberg
Tel. (0 82 21) 96 22 82

90429 **Nürnberg**
Frau Christiane Glenk
Tel. (09 11) 26 61 97

91541 **Rothenburg**
Frau Milka Hauer
Tel. (0 98 61) 860 54

93047 **Regensburg**
Frau Waltraud Allhoff
Tel. (09 41) 515 11

95676 **Wiesau**
Herr Bertl Simon
Tel. (0 96 34) 15 14

96114 **Hirschaid**
Frau Renate Göller
Tel. (0 95 43) 94 06

97222 **Rimpar**
Herr Alois Ruf
Tel. (0 93 65) 97 35

99310 **Arnstadt**
Herr Fuß
Tel. (0 36 28) 708 67

Literatur

Allgemeinverständliche Bücher und Broschüren über den Schlaganfall bzw. Risikofaktoren für einen Schlaganfall

Aichner, F., E. Holzer (Hrsg.): Schlaganfall. Vorsorge, Behandlung und Nachsorge. Ein Ratgeber für Gesunde, Patienten und Angehörige. Springer-Verlag, Wien – New York 1996. ISBN 3-211-82851-6

Bundesministerium für Gesundheit (Herausgeber): Schlaganfall. Praktischer Ratgeber. Aktivierende häusliche Pflege durch Angehörige – Hilfsmittelversorgung für den Alltag. Bundesministerium für Gesundheit, Bonn 1995 (Nachdruck). Keine ISBN-Nr; kostenlos beim Bundesministerium für Gesundheit, 53108 Bonn, erhältliche Broschüre

Deecke, L., K. Zeiler: Wie vermeide ich den Schlaganfall? Beeinflußbare Risikofaktoren. Facultas Universitätsverlag, Wien 1990. ISBN 3-85076-271-8

Deutsche Liga zur Bekämpfung des hohen Blutdrucks e.V.: Herz- und Kreislauferkrankungen: 200 medizinische Fachbegriffe für Patienten erläutert. Deutsche Liga zur Bekämpfung des hohen Blutdrucks e.V.: Herz- und Kreislauferkrankungen, Heidelberg 1990. ISBN 3-426955-66-X

Diehm, C.: Durchblutungsstörungen. Wer hilft bei Erkrankungen der Blut- und Lymphgefäße? Springer-Verlag, Berlin – Heidelberg – New York 1996. ISBN 3-540-60527-4

Diehm, C., C. Wilhelm: Gut leben mit Gerinnungshemmern. Wichtige Informationen für Patienten mit Herz- und Gefäßerkrankungen. TRIAS, Stuttgart 1997. ISBN 3-89373-386-8

Dommel, U.: Der Schlaganfall. Eine Informationsbroschüre für Pflegepersonal, Betroffene und Angehörige. Patientenservice Hoechst. Hoechst AG, Frankfurt 1996. Keine ISBN-Nr.; kostenlos bei der Hoechst Pharma Deutschland, Königsteiner Str. 10, 65812 Bad Soden am Taunus, erhältliche Broschüre

Hauner, D., H. Hauner: Leichter durchs Leben. Ratgeber für Übergewichtige, Strategien zum langfristigen Abnehmen. TRIAS, Stuttgart 1996. ISBN 3-89373-335-3

Huber, W., K. Poeck, L. Springer: Sprachstörungen. Ursachen und Behandlung von Sprachstörungen (Aphasien) durch Schädigungen des zentralen Nervensystems. TRIAS, Stuttgart 1991. ISBN 3-89373-151-2

Huemer-Drobil, B., G. Kletter, L. Langbein: Leben nach dem Schlaganfall. Ein Ratgeber für Kranke, ihre Familien und Betreuer (Bittere Pillen Patientenreihe). Verlag Kiepenheuer & Witsch, Köln 1987. ISBN 3-462-01857-4

Johnstone, M.: Die Hausbetreuung des Schlaganfallpatienten. Im Wiederherstellungsmuster leben. Gustav Fischer Verlag, Stuttgart – New York 1987. ISBN 3-437-11048-9

Kessler, C.: Der Schlaganfall. Bund-Verlag, Köln 1990. ISBN 3-7663-2214-1

Kinedater, H.: Aktiv gegen Herzinfarkt und Schlaganfall! Humboldt-Taschenbuchverlag Jacobi, München 1992. ISBN 3-581-66670-7

Krämer, G. Schlaganfall – Richtig vorbeugen. WDW-Wirtschaftsdienst, Eschborn/Frankfurt 1996. Keine ISBN-Nr.; kostenlos bei den Geschäftsstellen der AOK (Allgemeine Ortskrankenkasse) und beim Zweiten Deutschen Fernsehen (Postfach, 55100 Mainz) erhältliche Broschüre

Krämer, G.: Schlaganfall von A–Z. TRIAS, Stuttgart 1997. ISBN 3-89373-378-7

Krämer, G.: Dem Schlaganfall vorbeugen, 2. Auflage. TRIAS, Stuttgart 1997. ISBN 3-89373-366-3

Kröger, C.: Schlaganfall. Centaurus Verlag, Pfaffenweiler 1993. ISBN 3-89085-710-8

Kroker, I.: Sprachverlust nach Schlaganfall. Ein Leitfaden für Aphasiker und deren Angehörige. 2, überarbeitete Auflage. Verlag für Medizin Dr. Ewald Fischer, Heidelberg 1989. ISBN 3-88463-125-X

Mäurer, H.-C., R. Maurer: Der Schlaganfall. Ursachen, Vorbeugung, die Behandlung im Krankenhaus, Rehabilitation und Rückkehr in den Alltag. Ein Ratgeber für Patienten und Angehörige. TRIAS, Stuttgart 1991. ISBN 3-89373-148-2

Middeke, M., E. Pospisil, K. Völker. Bluthochdruck senken ohne Medikamente. Risikofaktoren und Ursachen für Bluthochdruck - erlaubte und empfohlene körperliche Aktivitäten – Rezepte für kochsalzarme, kaliumreiche Ernährung – Streßabbau und Entspannung. 3. Auflage. TRIAS, Stuttgart 1994. ISBN 3-89373-289-6

Reichardt, H.-J. (Bundesselbsthilfeverband Schlaganfallbetroffener und gleichartig Behinderter e.V., Hrsg.): Schlaganfall ... und nun? Nachschlagwerk von A–Z zum Thema Schlaganfall. Bundesselbsthilfeverband

Schlaganfallbetroffener und gleichartig Behinderter (BSB) e.V., Essen 1993. Keine ISBN-Nr., früher direkt bei dem zwischenzeitlich allerdings aufgelösten BSB in Essen erhältliche Broschüre

Schlierf, G., R.-D .Giess, G.E. Vogel: Der Cholesterin-Ratgber. Ursachen für erhöhte Blutfettspiegel – Mit richtiger Ernährung das Risiko senken. 4. Auflage. TRIAS, Stuttgart 1992. ISBN 3-89373-210-1

Schmidt, K., M. Zerbst: Aspirin®: mehr als nur ein Kopfschmerzmittel. TRIAS, Stuttgart 1997. ISBN 3-89373-379-5

Soyka, D.: Schlaganfall. Ein Ratgeber für Patienten und deren Angehörige. 4. Auflage. Gustav Fischer Verlag, Stuttgart – Jena – New York 1995. ISBN 3-437-00845-5

Standl, E., H. Mehnert: Das große TRIAS-Handbuch für Diabetiker. Wie Sie unbeschwert und aktiv mit Diabets leben. TRIAS, Stuttgart 1998. ISBN 3-89373-420-1

Steinke, W., M. Hennerici: Schlaganfall. Risiken mindern – Folgen lindern. Wort & Bild Verlag, Baierbrunn 1996. Keine ISBN-Nr.; nur in Apotheken erhältlich

Vollmer, H.: Herzinfarkt und Schlaganfall. Vorbeugung, Diagnose, Therapie. Ehrenwirth Verlag, München 1995. ISBN 3-431-03376-8

Zippel, C.: Schlaganfall. Verlag Ullstein, Frankfurt/Main-Berlin 1994. ISBN 3-548-27807-8

Erfahrungsberichte und Erzählungen von Betroffenen

Bauby, J.-D.: Schmetterling und Taucherglocke. Paul Zsolnay Verlag, Wien 1997. ISBN 3-552-04869-3

Baursch, E.: Die Blitze des Zeus. Tagebuchaufzeichnungen eines Schlaganfall-Patienten. Verlag Andrea Schmitz, Overrath 1992. ISBN 3-427442-14-3

Birchmeier, A., D.W. Bucher: Schlagseite. Crea Verlag, Wetzikon (Schweiz) 1996. ISBN 3-921116-9-4

Holubetz, C.: Schlaganfall als Lebenserfahrung. Selbstverlag, Albertis Hofbuchhandlung, Hanau 1988. Keine ISBN-Nr.; über Buchhandlungen oder direkt bei der Albertis Hofbuchhandlung (Langstr. 47, 63450 Hanau) erhältliche Broschüre

Kägi, U.: Am Ende – am Anfang. Gespräche mit Hiob. 3., erweiterte Auflage. Rothenhäusler Verlag, Stäfa (Schweiz) 1995. ISBN 3-907960-38-6

Menninger, D.: Lerne Abschied nehmen. Protokolle eines Schlaganfalls. Fischer Taschenbuch-Verlag, Frankfurt 1992. ISBN 3-596-11089-0

Perry-Lyman, D.: Tausend Tage Lebensende – Ein Weg durch Krankheit und Pflege. Knaur Taschenbuchverlag, München 1986. ISBN 3-426-04009-3

Sommerfeldt, H.: Geänderte Tage: Leben nach einem Schlaganfall. Aletko, Klagenfurth 1987. ISBN 3-400743-04-5

Tropp Erblad, I.: Katze fängt mit S an. Aphasie oder der Verlust der Wörter. Fischer Taschenbuchverlag, Frankfurt 1994. ISBN 3-596-12397-6

Zimmer, D.: Die gelbe Karte. Bastei Lübbe Taschenbuch. Gustav Lübbe Verlag, Bergisch Gladbach 1996. ISBN 3–404–61361–9

Dank

Mein Dank geht zunächst an eine Reihe von Kollegen sowie Schlaganfall-betroffene und deren Angehörige, die frühe Fassungen des Manuskriptes oder Teile davon durchgesehen und mir mit ihren Verbesserungsvor-schlägen geholfen haben. Besonderer Dank geht in diesem Zusammen-hang an Herrn Professor Otto Busse in Minden. Frau Uta Spieldiener vom TRIAS-Verlag gebührt Dank für ihr besonderes Entgegenkommen beim Abgabetermin des Manuskriptes und Frau Dr. Ingrid Hönig danke ich für das aufmerksame Lektorieren.

Zu danken habe ich auch einer Reihe von Fachleuten, die sich wissen-schaftlich mit dem Schlaganfall beschäftigen. Beim Schreiben dieses Bu-ches habe ich mich außer auf meine eigene ärztliche Erfahrung auf viele Fachbücher und Zeitschriftenartikel gestützt. Um den Text leichter lesbar zu halten, habe ich auf einen bei wissenschaftlichen Veröffentlichungen üblichen Quellennachweis verzichtet. Verbliebene Unklarheiten und Fehler gehen natürlich allein zu meinen Lasten.

Frau Privatdozentin Dr. Wibke Müller-Forell (Neuroradiologie, Univer-sitätsklinikum Mainz) danke ich für die CT- und MRT-Bilder. Der größte Dank geht wie stets an meine Familie.

Sachverzeichnis

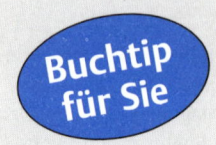
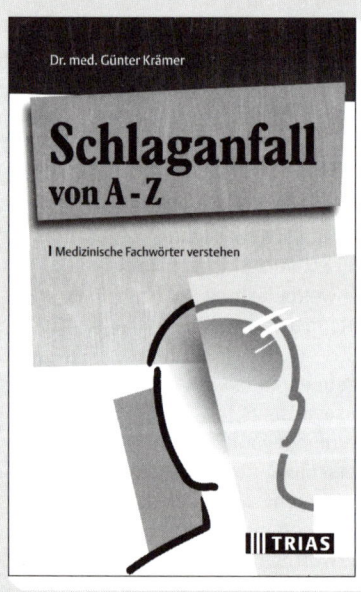
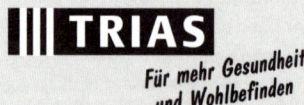